王
李治贵 邱昌明

快速上手——
超声引导区域阻滞和血管穿刺技术

KUAISU SHANGSHOU
CHAOSHENG YINDAO QUYU ZUZHI HE
XUEGUAN CHUANCI JISHU

世界图书出版公司
上海·西安·北京·广州

图书在版编目(CIP)数据

快速上手——超声引导区域阻滞和血管穿刺技术 / 李治贵,邱昌明,李娜主编. —上海：上海世界图书出版公司，2022.11(2023.2重印)
 ISBN 978-7-5192-3261-0

Ⅰ. ①快… Ⅱ. ①李… ②邱… ③李… Ⅲ. ①超声应用—神经阻滞麻醉 Ⅳ. ①R614.4

中国版本图书馆 CIP 数据核字(2022)第 192278 号

书　　名	快速上手——超声引导区域阻滞和血管穿刺技术
	Kuaisu Shangshou — Chaosheng Yindao Quyu Zuzhi he Xueguan Chuanci Jishu
主　　编	李治贵　邱昌明　李　娜
责任编辑	陈寅莹
出版发行	上海世界图书出版公司
地　　址	上海市广中路88号9-10楼
邮　　编	200083
网　　址	http://www.wpcsh.com
经　　销	新华书店
印　　刷	杭州锦鸿数码印刷有限公司
开　　本	787mm×1092mm　1/16
印　　张	11.5
字　　数	260千字
版　　次	2022年11月第1版　2023年2月第2次印刷
书　　号	ISBN 978-7-5192-3261-0/ R·639
定　　价	158.00元

版权所有　翻印必究
如发现印装质量问题,请与印刷厂联系
(质检科电话：0571-88855633)

编写者名单

主 审

王　云（首都医科大学附属北京朝阳医院）
麻伟青（中国人民解放军联勤保障部队第九二〇医院）

主 编

李治贵（中国人民解放军联勤保障部队第九二〇医院）
邱昌明（中国人民解放军联勤保障部队第九二〇医院）
李　娜（中国人民解放军联勤保障部队第九二〇医院）

副主编

李文锋（中国人民解放军联勤保障部队第九二〇医院）
杨云丽（中国人民解放军联勤保障部队第九二〇医院）
虎　磐（中国人民解放军联勤保障部队第九二〇医院）
黄章翔（中国科学院大学附属肿瘤医院）
杨　涛（中国人民解放军空军军医大学第二附属医院）

审 校

唐　帅（北京协和医院）
崔旭蕾（北京协和医院）
赵达强（泰康西南医学中心）

解剖顾问

严志文（昆明医科大学海源学院人体解剖学实验室）
杨　彩（昆明医科大学海源学院人体解剖学实验室）

编 委（以姓名拼音为序）

曹　霖（中国人民解放军联勤保障部队第九二〇医院）
陈　飞（中国人民解放军联勤保障部队第九二〇医院）
甘宝龙（中国人民解放军联勤保障部队第九二〇医院）
贺焱峰（云南省中医院）
洪英才（中国人民解放军联勤保障部队第九二〇医院）
黄治国（中国人民解放军联勤保障部队第九二〇医院）
李　财（中国人民解放军联勤保障部队第九二〇医院）
李　睿（中国人民解放军联勤保障部队第九〇九医院）
刘　超（中国人民解放军联勤保障部队第九二〇医院）
鲁　月（中国人民解放军联勤保障部队第九二〇医院）
平　苹（中国人民解放军联勤保障部队第九二〇医院）
普俊杰（中国人民解放军联勤保障部队第九二〇医院）
荣　易（中国人民解放军联勤保障部队第九二〇医院）
王玲玲（中国人民解放军联勤保障部队第九二〇医院）
魏辉明（中国人民解放军联勤保障部队第九二〇医院）
肖红玉（中国人民解放军联勤保障部队第九二〇医院）
晏　毅（中国人民解放军联勤保障部队第九二〇医院）
杨民锋（中国人民解放军联勤保障部队第九二〇医院）
殷　维（中国人民解放军联勤保障部队第九二〇医院）
于　涛（昆明同仁医院）
张　静（中国人民解放军联勤保障部队第九二〇医院）
张莹松（昆明医科大学）
赵南南（中国人民解放军联勤保障部队第九二〇医院）
左津榕（曲靖市第一人民医院）

视频编辑

深圳华声医疗技术股份有限公司

序 一

局部(区域)麻醉是一项古老的医学技术。自古以来,疼痛一直烦扰着人类。数千年前,南美人发现咀嚼古柯叶(含可卡因)可以止痛,这是局部麻醉历史的最早起源。哥伦布发现新大陆后,古柯叶的效应也逐步被传播到南美以外的其他地区。随着注射器的发明,1884年卡尔·科勒(Karl Koller)将可卡因引入眼科手术,标志着局部麻醉学科发展的开端。浸润麻醉、传导阻滞麻醉、静脉内区域麻醉、脊髓麻醉和硬膜外麻醉等局部麻醉技术在19世纪下叶和20世纪上叶先后被发明,有力促进了外科学的发展,同时也使局部麻醉作为一门学科初现轮廓。

尽管局部麻醉的历史悠久,但局部麻醉在20世纪末以前几乎完全是依靠主观方法来实施的,从业人员需要较长时间的实践才能逐步掌握,而且效果经常不能得到保证,这一弊端致使局部麻醉长期落后于全身麻醉的发展。近20年来,随着神经刺激器、便携式超声仪引入局部麻醉领域,局部麻醉才具备了必要的方法和技术手段,其可重复性和客观性明显增强,从而使局部麻醉技术获得了迅猛的发展,成为麻醉学领域中一个十分耀眼的亚专业。近年来,国际上已认识到局部麻醉相对于全身麻醉有许多不可比拟的优势,能够提高患者的术后转归,促进患者的术后康复。超声带来的局部麻醉学的迅猛发展恰逢"加速康复外科"理念的盛行,两者的碰撞使得局部麻醉学正面临着又一次的发展高潮。近10年来,越来越多的局部麻醉技术被充满聪明才智的麻醉医生创新和发明,这些新技术和新理念大大拓展了局部麻醉学的领域,使得局部麻醉学成为一门既有理论又有技术、充满魅力的知识"花园",吸引着无数麻醉医生前来探索"奇葩",并为之折腰。

时至今日,超声已经成为麻醉医生临床工作中必不可少的一项重要工具。一名优秀的麻醉医生,首先应该是一名精通超声的临床医生。麻醉医生亟须加强超声知识的学习,而目前国内有关超声在麻醉学领域应用的相关书籍仍比较匮乏。有鉴于此,李治贵主任团队组织全国同行专家主编了《快速上手——超声引导区域阻滞和血管穿刺技术》一书。该书具有简明扼要,内容全面等特点。该书的出版将成为我国麻醉医生学习麻醉超声相关知识的一本不可多得的参考书,为广大麻醉科医师提供珍贵的学习参考资料。新时代的麻醉医师只有掌握超声技术,才能站在学科发展的高地,与时俱进,促进学科发展和造福患者!

祝贺《快速上手——超声引导区域阻滞和血管穿刺技术》一书的出版!

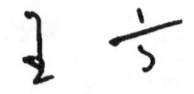

教授,博士生导师

首都医科大学附属北京朝阳医院麻醉与疼痛医学科

2022年10月

序 二

19世纪80年代,周围神经阻滞技术被引入局部麻醉,霍尔斯特德(Halsted)和霍尔(Hall)将可卡因注射到尺神经、肌皮神经、滑车上神经和眶下神经,成功实施了神经阻滞;詹姆斯·莱纳德·科宁(James Leonard Corning)和海因里希·F. W. 布朗(Heinrich F. W. Braun)分别于1885年和1903年将弹力绷带作为"物理止血带"、肾上腺素作为"药物止血",以延长可卡因作用时间和减少局部麻醉药组织吸收进而降低局部麻醉药的毒性作用;1905年,布朗将传导阻滞麻醉作为专业术语引入了教材中;1920年,加斯顿·拉巴特(Gaston Labat)编著的《局部麻醉技术与应用》在30年内被公认为局部麻醉的权威教科书。经过百年的变迁,"寻找异感"成了区域阻滞定位的经典技术。随着超声引导技术的应用,麻醉医师实施的区域阻滞和血管穿刺置管技术能够更加准确地定位目标并实时引导穿刺,可谓使麻醉学科翻开了可视化的新篇章。超声引导下的麻醉操作,提高了麻醉有创操作的精准性,避免了传统操作难以克服的个体解剖差异,提升了操作的成功率和安全性,已成为麻醉医师的"第三只眼"。

超声技术在国内麻醉领域已应用近20年,利用超声可以直接观察到神经及周围组织的实时动态影像,对穿刺针位置、药液注射后的扩散情况清晰可见。另外,个体解剖差异是实施阻滞失败的潜在原因之一,而超声可以看到这些变异神经的解剖关系和位置。

区域阻滞技术可用于整个围术期镇痛及慢性疼痛患者的诊疗,能够根据不同的手术部位、不同的手术时间、患者的康复计划选择不同入路的区域阻滞技术,并能调整术后镇痛的时间,尤其对于膝关节、髋关节、肩关节等四肢手术,可促进患者进行早期康复训练,加速术后康复。同时,区域阻滞能降低术中阿片类药物的用量,减少术后对镇痛药物的需求,减少恶心、呕吐的发生率,促进胃肠功能恢复,从而提高患者的满意度。超声引导下的区域阻滞技术为麻醉医师和疼痛医师提供更多的麻醉方案和疼痛治疗方案，为患者提供理想的麻醉及镇痛服务。超声引导下血管穿刺置管技术可用于麻醉给药、输液输血和血流动力学的监测、目标导向液体治疗等，尤其对于危重、老年、小儿等特殊患者更凸显其优势。

10余年前，我首次聆听了四川大学华西医院刘进教授的专题讲座，了解到超声技术在麻醉科的应用前景和价值，并有幸到华西医院麻醉科进行了短暂的参观学习，从而与刘进教授有了第一次的面对面的交流，了解到超声技术在麻醉领域的重要性。2009年，我院成为云南省首家将彩色多普勒超声诊断系统引进麻醉科并应用于临床麻醉的单位，从此开辟了我科超声引导下的可视化神经阻滞技术和血管穿刺置管技术的时代，同时也为超声技术在云南省及周边省份麻醉科的推广应用做出了贡献。我们在云南省首次举办了"超声可视化神经阻滞技术和血管穿刺置管技术学习班"；连续10余年在省年会、省级和国家级"继续医学教育"学习班开设区域神经阻滞技术和血管穿刺置管技术专场学术研讨会；每季度开设小型"手把手"的专场示范式教学；超声可视化学术会议邀请了国内该领域20余位知名专家进行专题讲座并亲自带教，学员遍及全省各市、地、州、县及邻近贵州、四川等区域；也有来自全国各地的麻醉医师到我科进修超声可视化技术，取得了良好的反响，促进了超声技术在省内外麻醉领域的发展。

本书的主编之一邱昌明医师是我科最早培养的麻醉超声应用人员，从2009年开始历经10余年，从对超声一窍不通到产生兴趣再到专注学习研究，可以说，对超声可视化技术的学习和钻研从未停止。10余年来，我们一直致力于在云南省及周边地区推广超声可视化技术，踏遍了云南省的山山水水，远及祖国的边境线，努力开拓云南省麻醉医师的认知和视野，使发展不均衡的状况得以改善。同时使我们的麻醉医师本着"提高麻醉质量与安全"的目标，学习和掌握更多更好的知识和技术，使患者受益。

本书涵盖了超声基本功能和参数的调节技巧，以及四肢、躯干、头面部等相关超声引导区域阻滞的操作要点、中心静脉和外周血管的穿刺置管技巧，内容包含人体解剖结构、超声引导操作技术、示范视频和操作贴士，是麻醉和疼痛医师可选择的参考书与学习工具书。学则进、改则进，希望我们共同学习，一起推动超声可视化技术在麻醉和疼痛领域的全面发展，为患者提供更加优质、安全的麻醉、手术和疼痛治疗服务。

本书的出版要由衷地感谢刘进教授、王云教授、江伟教授、梅伟教授、王爱忠教授、唐帅教授、罗富荣教授、余斌教授、赵达强教授、崔旭蕾教授等,他们为推进和提高云南省超声可视化技术的发展付出了辛勤汗水。

教授,硕士研究生导师
中国人民解放军联勤保障部队第九二〇医院麻醉疼痛科
2022年10月

前　言

区域阻滞和血管穿刺置管技术是所有麻醉医师都绕不过去的一个坎。过去，实施区域阻滞都是"盲打"，即通过体表解剖定位穿刺直至患者出现"异感"，以此作为穿刺位置准确的标志，操作全凭麻醉医师的个人经验，麻醉和镇痛效果也常因人而异，而血管穿刺也常出现出血、气胸等并发症。提高区域阻滞麻醉和镇痛以及血管穿刺置管技术的满意度，是所有麻醉医师孜孜不倦的追求。直到超声应用于临床麻醉，这个问题才得以很好地解决。超声就如同给麻醉医师装上了一双能透视的"眼睛"，使麻醉医师在实施区域阻滞时，由过去的"盲探"变为"可视"。超声使区域阻滞和血管穿刺置管技术有了一个可靠的影像依据，并且能使我们的临床操作更加规范。一个刚入行的年轻麻醉医师，在经过一定周期的超声学习和训练后，能达到甚至超过有经验的高年资麻醉医师那样的区域阻滞满意率。从这个方面来讲，现在的麻醉医师是幸福的。

由于医院层级和地域差异等因素的影响，有很多基层医院目前还没有开展超声引导的区域阻滞和血管穿刺置管技术，同时每年有成千上万的麻醉专业医学生毕业入职，让这部分麻醉医师快速掌握超声引导区域阻滞和血管穿刺置管技术是我们编写这本书的初衷。

本书内容涉及超声基础知识、外周神经解剖图谱、超声影像和操作图谱，要特别说明的是，我们在一些需要读者特别注意的操作细节方面附有二维码，读者可以通过扫描二维码观看视频资料。我们希望通过这些方法，使读者能更加直观地学习和掌握超声引导区域阻滞和血管穿刺置管技术。希望通过此书，能缩短刚接触超声技术的麻醉医师的学习曲线，能在更短的时间内学习和掌握相关技术并应用到临床麻醉工作中，服务于广大患者。本书描述了不同入路区域阻滞的操作方法和血管穿刺的技术要点，以文字、图像或视频的方式呈现给读者。"快速上手"是本书的精髓，我们的目标是即时学习，即时使用。

对于如何熟练掌握超声引导区域阻滞技术，我个人认为"勤奋"和"钻研"缺一不可。所谓业精于勤就是要求通过不断的练习达到熟极而流的程度，而钻研能让你找到规律和新的方法。我的一位同事，也是本书的主编之一邱昌明老师，他对超声技术的热爱令人敬佩，在自己身上试验（曾为感受喉上神经内侧支和外侧支的差异，请本书的另一位主编李娜老师给他实施了喉上神经阻滞）、在家人和同事身上扫查都是他常常干的事，有时为了找到新的阻滞入路或研究神经解剖，他会去麻烦医学院解剖实验室的老师，在尸体上做观察。希望本书的读者都能继续保持"勤奋"和"钻研"的精神，也希望本书能成为超声可视化技术中的一本对大家有用的书。

本书的操作图片、超声影像和视频均由本编写团队自主完成，书中所有插图均为本书编委绘制。随着区域阻滞技术的发展和解剖研究的发现与知识更新，未来将会有更多新的阻滞入路和选择。本书的不足之处，望读者批评指正。

最后，我真诚地感谢麻伟青教授、王云教授和本书的编写团队，也感谢深圳华声医疗技术股份有限公司的大力支持与技术合作。

李治贵

2022 年 10 月

目　录

第一章　操作前必知要素 ……………………………………… 1
　　第一节　超声八大功能 ………………………………………… 1
　　第二节　操作技巧和贴士 ……………………………………… 8

第二章　血管穿刺置管技术 ……………………………………… 15
　　第一节　颈内静脉穿刺置管 …………………………………… 15
　　第二节　锁骨下静脉穿刺置管 ………………………………… 18
　　第三节　股静脉穿刺置管 ……………………………………… 19
　　第四节　中心静脉穿刺置管注意事项 ………………………… 22
　　第五节　外周动脉穿刺置管 …………………………………… 24
　　第六节　外周静脉穿刺置管 …………………………………… 27

第三章　颈部和上肢区域阻滞技术 ……………………………… 29
　　第一节　颈椎脊神经根阻滞 …………………………………… 29
　　第二节　颈丛神经阻滞 ………………………………………… 31
　　第三节　副神经阻滞 …………………………………………… 34
　　第四节　肌间沟臂丛神经阻滞 ………………………………… 36
　　第五节　锁骨上窝入路臂丛神经阻滞 ………………………… 39
　　第六节　锁骨下入路臂丛神经阻滞 …………………………… 41
　　第七节　肋锁间隙入路臂丛神经阻滞 ………………………… 43
　　第八节　喙突旁入路臂丛神经阻滞 …………………………… 45
　　第九节　肌皮神经阻滞 ………………………………………… 48
　　第十节　腋路臂丛神经阻滞 …………………………………… 49
　　第十一节　腋神经阻滞 ………………………………………… 51
　　第十二节　肩胛上神经阻滞 …………………………………… 53
　　第十三节　肩胛背神经阻滞 …………………………………… 55

第十四节　肘部神经阻滞 ……………………………………………………… 58
　　第十五节　腕部神经阻滞 ……………………………………………………… 61

第四章　腰骶部和下肢区域阻滞技术 …………………………………………… 64
　　第一节　腰丛神经阻滞 ………………………………………………………… 64
　　第二节　骶丛神经阻滞 ………………………………………………………… 69
　　第三节　腰骶干神经阻滞 ……………………………………………………… 72
　　第四节　PENG 阻滞 …………………………………………………………… 74
　　第五节　股神经阻滞 …………………………………………………………… 75
　　第六节　闭孔神经阻滞 ………………………………………………………… 77
　　第七节　股外侧皮神经阻滞 …………………………………………………… 80
　　第八节　髂筋膜间隙阻滞 ……………………………………………………… 81
　　第九节　生殖股神经阻滞 ……………………………………………………… 83
　　第十节　收肌管阻滞 …………………………………………………………… 85
　　第十一节　iPACK 阻滞 ………………………………………………………… 87
　　第十二节　股后皮神经阻滞 …………………………………………………… 88
　　第十三节　坐骨神经阻滞 ……………………………………………………… 90
　　第十四节　阴部神经阻滞 ……………………………………………………… 93
　　第十五节　踝部神经阻滞 ……………………………………………………… 95

第五章　躯干部区域阻滞技术 …………………………………………………… 99
　　第一节　胸壁阻滞 ……………………………………………………………… 99
　　第二节　胸横肌平面阻滞 ……………………………………………………… 101
　　第三节　前锯肌平面阻滞 ……………………………………………………… 103
　　第四节　肋间神经阻滞 ………………………………………………………… 105
　　第五节　上后锯肌平面阻滞 …………………………………………………… 107
　　第六节　胸椎旁间隙阻滞 ……………………………………………………… 108
　　第七节　ITP 阻滞 ……………………………………………………………… 111
　　第八节　胸神经根阻滞 ………………………………………………………… 113
　　第九节　竖脊肌平面阻滞 ……………………………………………………… 115
　　第十节　腰方肌阻滞 …………………………………………………………… 118
　　第十一节　椎板后阻滞 ………………………………………………………… 121
　　第十二节　腹横肌平面阻滞 …………………………………………………… 126
　　第十三节　腹横筋膜间隙阻滞 ………………………………………………… 127
　　第十四节　腹直肌后鞘阻滞 …………………………………………………… 129

第十五节　髂腹下神经和髂腹股沟神经阻滞 ································ 131

第六章　椎管内阻滞技术 ································ 134
第一节　胸椎硬膜外间隙阻滞 ································ 134
第二节　腰椎硬膜外间隙和蛛网膜下腔阻滞 ································ 136
第三节　骶管阻滞 ································ 139

第七章　头面喉部区域阻滞技术 ································ 142
第一节　耳大神经阻滞 ································ 142
第二节　枕小神经阻滞 ································ 143
第三节　枕大神经阻滞 ································ 145
第四节　第3枕神经阻滞 ································ 146
第五节　喉上神经阻滞 ································ 148
第六节　舌咽神经阻滞 ································ 150
第七节　颏神经阻滞 ································ 153
第八节　眶上神经阻滞 ································ 154
第九节　眶下神经阻滞 ································ 156
第十节　耳颞神经阻滞 ································ 157
第十一节　颧颞神经阻滞 ································ 158

第八章　超声新技术 ································ 160
第一节　3D/4D超声技术 ································ 160
第二节　弹性成像技术 ································ 160
第三节　人工智能（AI）技术 ································ 161
第四节　超声远程会诊技术 ································ 165

第一章

操作前必知要素

第一节　超声八大功能

超声医学包含了大量的声学物理知识和超声影像诊断思维,从声学原理到流体力学、从扫查技巧到临床经验,麻醉科医师很难像超声科医师一样将这些超声相关的系统知识较为全面地掌握并应用。

但随着超声影像和临床诊疗技术的结合越来越紧密,特别是超声实时引导下的各类介入操作逐渐发展起来,临床医师对超声相关基础知识的学习和掌握变得刻不容缓。超声实时引导的临床操作在实施过程中,图像质量对介入操作全过程的影响巨大,尤其是深部组织的介入操作,甚至可以直接决定临床操作成功与否。因此,越来越多的临床医师重新开始学习超声基础知识,努力掌握超声设备各项功能和参数的意义和调节技巧,尽可能在为每一位患者实施超声引导介入操作前,将超声图像调节得更加清晰,以提高介入操作的质量。

对于临床工作中常遇到的不同年龄、不同体型、不同 BMI 指数、不同解剖结构和不同透声条件的患者,如果临床医师不善于甚至不会调节超声设备的功能和参数以优化图像,就很可能在开机后的默认功能和参数条件下,完成不同条件患者的超声引导介入操作,这对临床医师的操作成功率影响很大,这也是我们需要学习超声基础知识、设备功能和参数调节技巧的重要原因。

笔者将麻醉医师最常用的超声设备参数和功能调节技巧总结为八大功能,力求将我们最需要学习和掌握的超声基本参数意义和调节技巧简要地表述出来。

(一) 增益

超声设备将脉冲—回波信号转化为由纯白至纯黑的 256 个色阶构成的二维灰阶图像,以表达不同回波信号的幅度,在屏幕显示为不同的灰度,增益是对灰度(或亮度)显示的调节,其实质是数字式超声波探测仪的回波幅度调节量。

在实际操作中,通过增大或减小灰阶增益,得到变亮或变暗的不同强度的灰阶图像。然而,增益过大会使图像"变白变亮",容易遗漏低密度、较疏松的组织图像信息;增益过小又会使图像"变黑变暗",容易遗漏高密度、较致密的组织图像信息。因此,适合的增益可以使临床医师在一个视野范围内既能辨识致密组织图像又能辨识疏松组织图像,这是十分重要的。但非超声专业的临床医师往往更倾向于将灰阶增益调节过大,认为"越明亮的图像越能看得清楚",这是错误的理解(图1-1)。

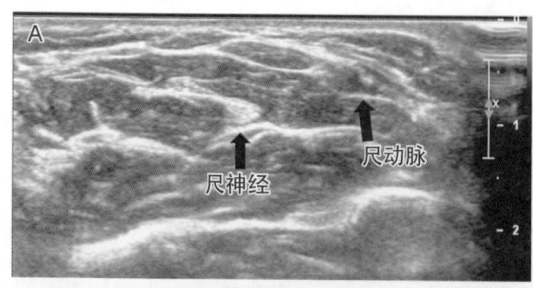

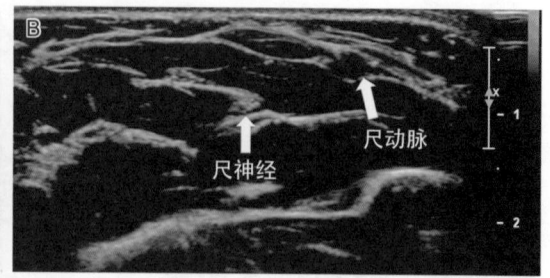

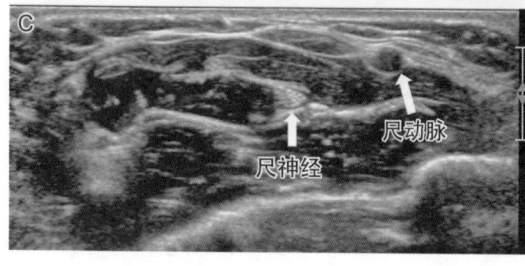

图1-1 不同增益下的尺神经和尺动脉
A. 增益过大。B. 增益过小。C. 增益适合

(二) 深度

深度指的是探头发射的超声声束所能探查到的组织深度,并在屏幕上将扫查深度范围内的图像信息显示出来。通过调节深度,可以轻松得到目标深度的图像,但不同的探头有不同的深度极限,一般高频线阵探头深度调节极限设置在8 cm左右,低频凸阵探头深度调节极限设置在30 cm左右(某些特殊探头除外)。

随着图像深度的增加,纵向分辨率、时间分辨率和帧频等参数会逐渐降低,使远场图像暗淡且模糊不清,即使调节时间增益补偿(TGC),图像往往也较难让人满意,此时可考虑更换低频凸阵探头进行扫查。另外,增加深度会使脉冲重复频率下降,影响图像质量,同时会将目标图像缩小,虽然通过焦点或焦区的调节可以改善,但优化空间有限。因此,调节适合的深度十分重要,尤其对于体型肥胖的患者。建议在扫查目标图像时,最佳深度的调节应该是把目标物的图像调节到整个屏幕的中央位置,即为理想深度,小儿患者应适当将深度调节得更浅或适度使用图像放大功能(图1-2)。

(三) 焦点(焦区)

焦点(焦区)指电子探头所采用的电子聚焦技术,该技术能将特定深度发射或接收的声束变窄,从而提高特定深度图像的侧向分辨率,使特定深度的图像得到优化。不同的超声设备有不同的聚焦方式,主要包括多点式焦点调节、范围可调式焦区调节和全程实时动态聚焦等方式。目前,很多POC超声设备采用了全程实时动态聚焦技术,可以使不同深度的图像

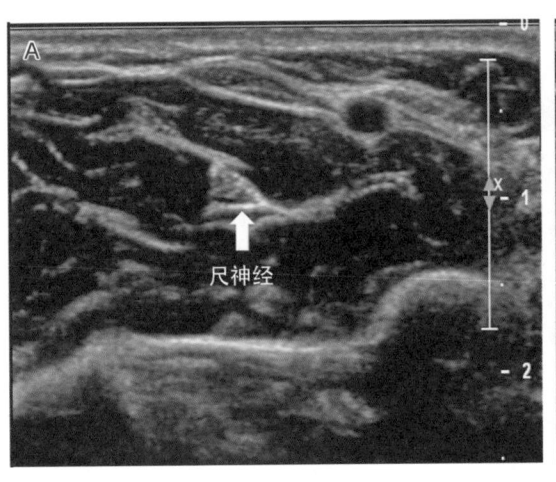

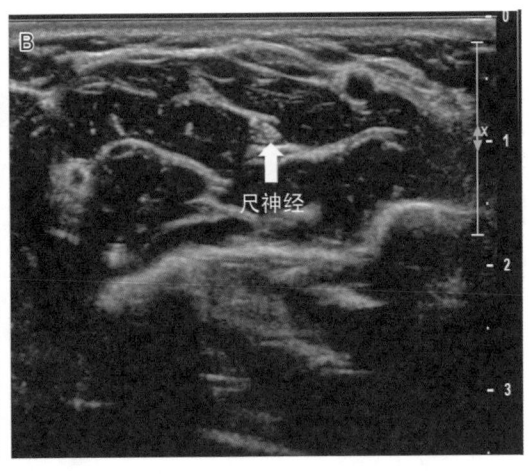

图 1-2 不同深度下的尺神经

A. 深度 2.5 cm,尺神经图像理想。B. 深度 3.5 cm,尺神经图像缩小且图像分辨率和帧频下降

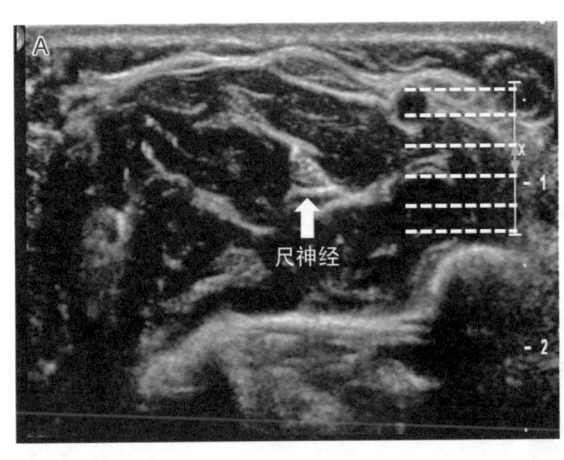

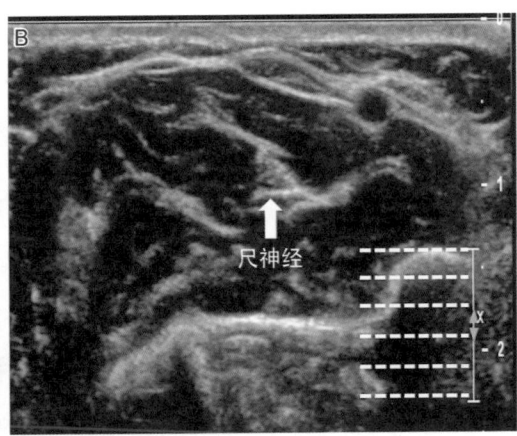

图 1-3 设置不同焦区(焦点)的尺神经图像

A. 焦区设置在尺神经深度时,尺神经图像分辨率较高。B. 焦区设置在尺神经深面的深度时,尺神经图像分辨率较低

都达到较好的侧向分辨率。多点式焦点调节技术则会因焦点数量的增加而使设备发射更多的脉冲波,从而使帧频明显降低,影响图像质量,因此,采用多点式焦点调节技术的超声设备,在调节焦点时应尽量减少增设多个焦点(图 1-3)。

实施超声引导的介入操作时,在调节好深度和增益两项参数后,可将焦点(焦区)设置到目标图像深度,一般仅需要一个焦点(或较小的焦区)即可,会明显感受到目标图像分辨率较之前更高,更优质的图像会使医师在介入操作全程中都能获得一个理想的超声图像。

(四) 彩色多普勒

彩色多普勒是以多普勒效应为基础,应用自相关技术和高性能显示等技术,将血流信号进行彩色编码,使彩色图像叠加在灰阶图像上,实现血流信号的检测功能。红色代表迎向探头的血流信号,蓝色代表背离探头的血流信号,混合花色代表超出血流量程的高速血流信号。建议应用彩色多普勒检测血流时要注意以下几点。

1. 设置取样框大小

彩色多普勒取样框设置宜小不宜大,一般设置为仅覆盖感兴趣或需要检查的区域即可,此时帧频较好。临床上,偶有医师将取样框扩大,甚至全屏化,认为扩大取样框甚至取样框设置为全屏可以检测到视野范围内所有的大小血管。然而,取样框设置过大反而会降低血流检测的敏感性,使帧频下降。尤其对于内径较小的血管,常在大范围取样框内难以显示彩色血流信号(图1-4)。

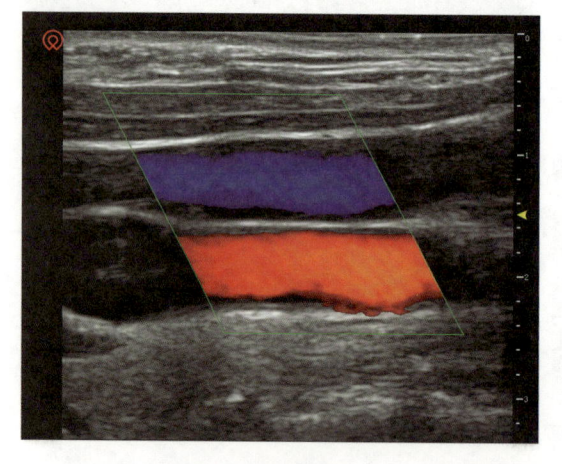

图1-4 彩色多普勒取样框仅覆盖目标范围

2. 声束与血管的夹角

使用高频线阵探头的彩色多普勒功能扫查血管时,打开彩色多普勒功能后,取样框呈方形设置。在实施血管长轴切面扫查时,需调节取样框的偏转角度,即调节声束的偏转角度,可获得更理想的彩色血流图像。简单来说,方形取样框的左右边框可代表声束方向,而声束与血管长轴血流方向的夹角须保持在30°~60°,最大不超过70°,这样做可以最大限度地采集彩色血流信号,减少信号缺失。若取样框向相反方向调节(即向反方向偏转),血流颜色会出现翻转(图1-5)。

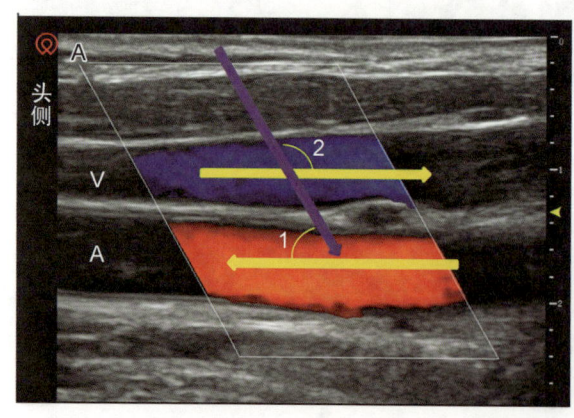

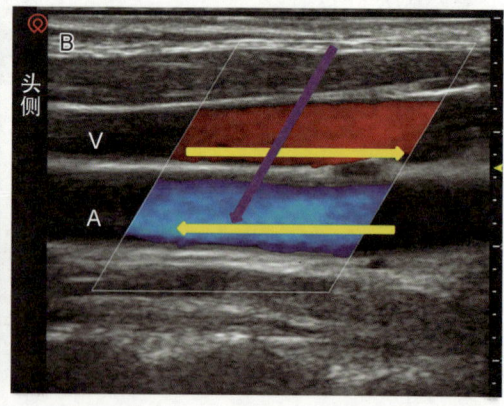

图1-5 彩色多普勒取样框偏

A. 颈总动脉(黄色字母A)和颈内静脉(黄色字母V)的血管长轴切面,紫色箭头表示声束方向,黄色箭头表示血流方向,颈总动脉血流方向和声束之间的夹角(∠1)设置为45°。B. 取样框向反方向偏转,血流颜色反转

实施血管短轴切面扫查时,彩色多普勒取样框仅能检测到较窄的血管横断面血流,并且常因探头(声束)与血管垂直而造成声束覆盖到的血管面积过小,使彩色血流信号缺失。临床上为了能快速检测到更多的彩色血流信号,可将探头倾斜,扩大声束覆盖范围,从而得到

更充盈的彩色血流信号,可快速增加细小血管的彩色血流信号检出率。

3. 最佳彩色增益的调节

实质是调节彩色多普勒信号输出的幅度,最佳彩色增益能在不出现镜面伪像或信号外溢的前提下,使彩色多普勒的敏感性处于最佳状态,这样更利于检测不同内径血管的彩色血流信号。然而,过大或过小的彩色增益都容易使医师出现误诊。推荐一种常用的快速调节最佳彩色增益的方法:将探头置于探头架上,探头不碰触患者或任何物体,此时打开彩色多普勒功能并逐渐加大增色增益直至图像中出现较多伪彩信号,之后开始缓慢减小彩色增益,可观察到伪彩信号也逐渐减少,直至伪彩信号刚好全部消失时,即为最佳彩色增益状态(视频1-1)。

→•视频1-1

最佳彩色增益调节

4. 其他功能

越来越多的超声设备增加了能量多普勒(CPA)或其他低速血流及小血管检测功能,多是以多普勒能量积分为基础的超声成像技术,这些功能一般只反映血细胞的多少,而并不提供血流方向信息,但可观察到更多细小血管的血流信号。这些功能有助于器官组织血流灌注的彩色显像或低速血流检测。其优点是检测敏感度较高,一般是彩色多普勒功能的5倍或更高;缺点是容易产生伪彩。因此,在检查时,探头须保持稳定,并减少患者呼吸造成的体动影响。

(五) 动态范围

"动态范围"是麻醉医师最需要了解的重要超声参数之一,原因是麻醉医师应用超声实施的介入操作多半是基于肌骨超声系统的神经区域阻滞、疼痛介入治疗或血管穿刺等操作,而肌骨超声对超声图像的要求远没有超声科医师对实质性脏器检查时,用于肿瘤分级诊断的图像要求更高。

动态范围是反应超声设备输出功率最大阈值和最小阈值的相对比值,是设备对回波信号处理能力的图像表达。临床上,一般只用得到整个动态范围的一部分,即灰阶图像可显示的由纯黑至纯白的256级色阶的一部分,麻醉医师所需要的动态范围较超声科医师更窄。为方便理解,笔者将动态范围比喻为彩笔颜色,麻醉医师一般用48色彩笔可完成一幅画,但超声科医师需要100色的彩笔完成一幅画,对超声科医师而言,每个颜色都分出许多不同的级别,因此,超声科医师在诊断组织肿物时,需要更多不同细分级别的灰度来对肿物进行分级。

然而,动态范围调节过高,会因采集到过量的回波信号,而产生旁瓣效应和干扰伪像,出现不同强度的回声信号相差无几,图像显示"灰蒙蒙"感。动态范围调节过低,图像的显示又会遗漏大部分的灰阶信息,使高回声和稍高回声之间或者低回声和稍低回声之间无法分辨,图像出现"毛糙感"(图1-6)。

麻醉医师常用相对较低动态范围的图像(即较窄的动态范围),认为神经、肌肉、血管、筋膜或骨皮质等组织结构显示得更清晰或者感觉图像对比度更强。而超声科医师需要较高动

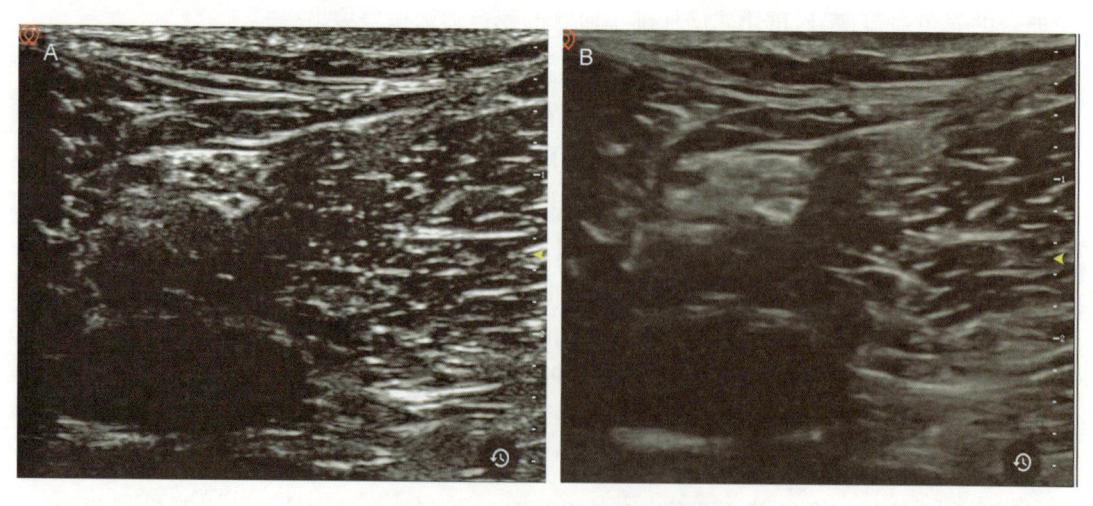

图 1-6 不同动态范围图像表现

A. 低动态范围(30)。B. 高动态范围(180)

态范围的图像(即更宽的动态范围),这样可以获取更多层次的图像信息或更多灰度差异的图像表现来判断疾病程度,或者说需要更多不同程度的色阶来观察不同组织的超声表现。这些图像的微小色阶差异,是诊断病灶或肿瘤分级的重要依据。

(六) M 型超声

M 型超声也称为运动成像功能,是指探头对某一纵向位置执行连续扫查,以得到体内某一扫描轴线上各点与探头的距离随时间变化的曲线。纵坐标代表组织深度,横坐标代表不同深度的界面在一段时间内的运动曲线,获取较为详细的动态组织结构情况并可测量相关数据。可用于评估心脏、肺和下腔静脉等器官的形态和功能(图 1-7)。

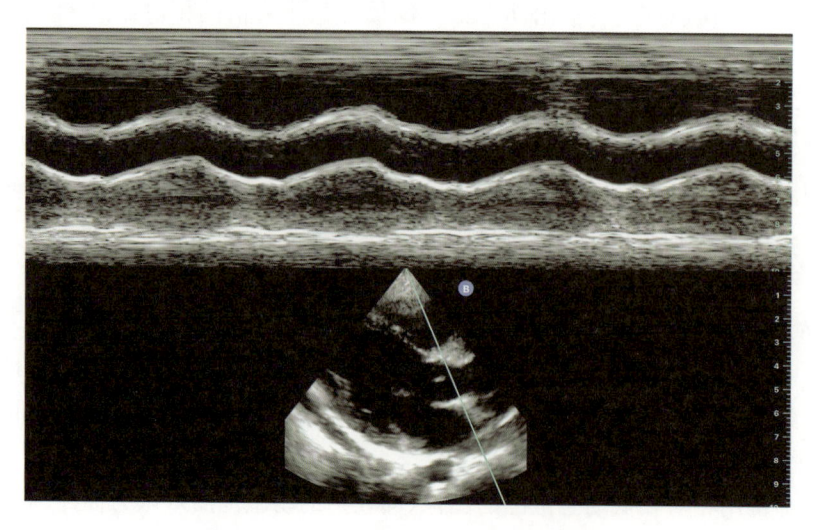

图 1-7 胸骨旁左室长轴切面 M 型超声

（七）放大技术

放大技术是超声设备的一个常规功能，可将图像局部放大，便于观察微小细致的组织结构，麻醉医师常用于婴幼儿患者的区域阻滞或血管穿刺引导等操作。但随目标图像逐渐放大，分辨率会明显下降，图像越大越模糊。因此，应用该功能时，适度放大即可。

（八）频谱多普勒

频谱多普勒包括脉冲多普勒和连续多普勒，指超声换能器的同一个（或一组）晶片发射和接受一群短波，该功能具有距离选通效应，能提供距离信息，用于血流定性评估和定量分析，也可提供血流流速、方向及血管病变等信息，并通过图像和声音表达信息。因麻醉医师应用连续多普勒的场景较少，本节仅介绍脉冲多普勒。脉冲多普勒功能开启后，纵坐标表示多普勒频移大小，横坐标表示时间，在频谱中间位置有一条基线（以实线表示），基线上下分别表示正向和负向的频移，频移朝向探头是显示为正向频移，背向探头显示为负向频移，图像冻结后可以测量周期血流速度（图1-8）。

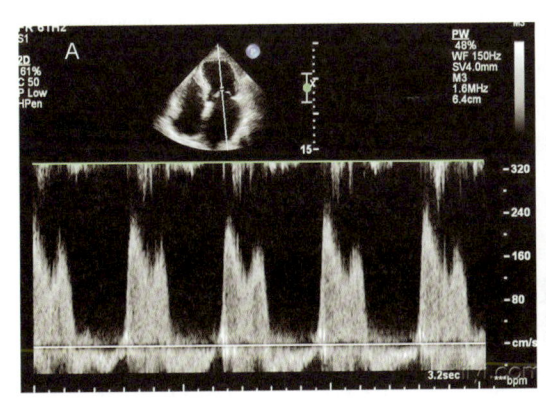

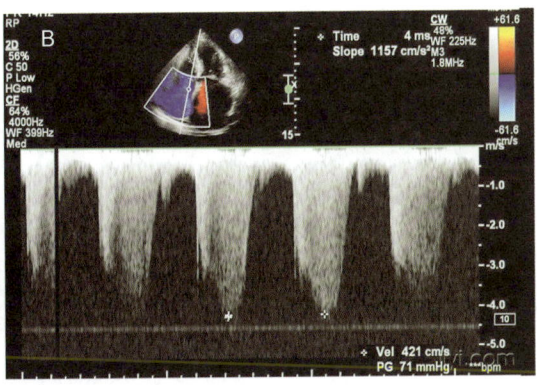

图1-8 频谱多普勒在心脏彩超检查中的应用
A. 脉冲多普勒。B. 连续多普勒

麻醉医师选择使用脉冲多普勒的场景较多，原因是在行血管穿刺置管或部分区域阻滞和疼痛介入治疗时，可用于难以通过探头加压或彩色多普勒功能区分属性的血管鉴别，以及血流的定性和定量分析。

麻醉医师在使用脉冲多普勒时，需要注意呈"＝"样的脉冲多普勒取样容积大小的调节，一般调节到目标血管前、后壁内侧（即取样容积框的大小刚好小于血管内径大小），另外脉冲多普勒的取样线在三相超声（即灰阶超声、彩色多普勒和脉冲多普勒）同时开启时，是随彩色多普勒偏转的，如需调节，也需要将取样线偏转角度调节至与血管长轴血流方向之间的角度小于60°的范围。在定量分析时，标尺和基线数据也需要根据需要调节。

总的来说，面对功能强大的POC超声设备，麻醉医师很难全面地掌握各种功能、操作技巧和数据判读,但我们也不能将功能强大的超声设备用得过于简单,就像不应将一部智能手机用成一部只能打电话的老年手机一样。因此,总结了以上八大基本功能。然而,面对患者病情的复杂性,特别是应用 POC 超声实施急危重症患者的评估或抢救工作时,需要扩展应用超声的其他功能,以应对临床需要,麻醉医师还需不断学习。

不论是 X 线、CT、超声还是 MRI,利用医学影像引导的临床介入操作,影像质量是十分重要的。高清晰度或高质量的影像无疑会提高介入操作的质量和水平,未来的科技进步和学术发展将会使麻醉医师和疼痛医师的介入操作更加精准,值得期待。

第二节 操作技巧和贴士

(一) 探头的保护

超声探头(超声换能器)是超声设备最核心且昂贵的部件,麻醉医师每天实施大量的超声引导下介入操作,很容易损伤探头表面的灰色层面(声透镜和匹配层),尤其是新手实施浅表目标(深度<1 cm 的目标)的平面内穿刺技术时,针尖可能在进针点远端穿出皮肤并戳伤探头表面。

在使用超声的过程中,养成良好的使用习惯十分重要,除了防止探头敲击摔落,也要尽量避免碘伏、酒精或戊二醛等消毒剂在探头表面直接擦拭,更不可将探头长时间浸泡在消毒液中,这样会使探头开裂。在实施超声引导的介入操作前,用无菌探头保护耗材来包裹探头,再使用无菌耦合剂或碘伏作为耦合物。

另外,探头(超声换能器)是高精密声学设备,在探头未接触患者皮肤前,应使探头保持"冻结状态",开始扫查时再"解冻",这样做可以在很大程度上减少探头的工作时间,避免探头内部发热和部件损耗,保护换能器内压电晶片和其他组件,延长探头使用寿命(图1-9)。

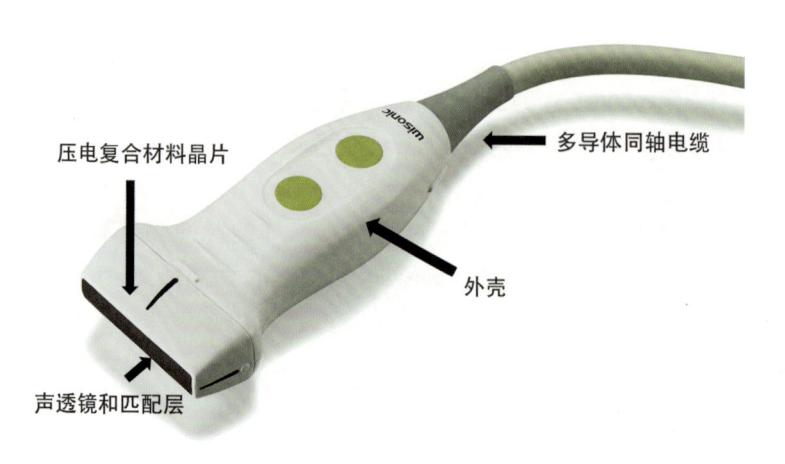

图 1-9 探头结构简图

(二) 穿刺针的选择

区域阻滞技术应选择较细的、长度和硬度适中且针尖开口斜面≥30°的穿刺针，以尽可能地减少锋利的针尖斜面对神经纤维和其他组织的损伤。

另外，目前已有不同材质、不同技术、不同功能的新型穿刺针，更利于超声下穿刺针的显影和组织的保护，如激光雕刻神经阻滞针等（图1-10）。

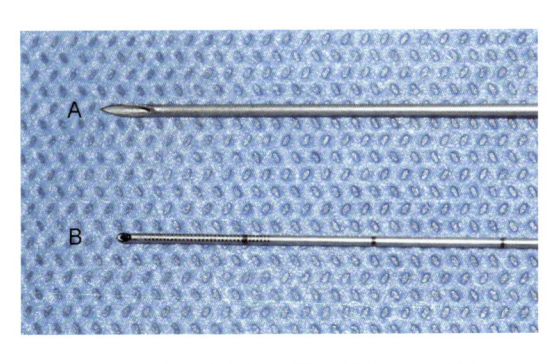

图1-10 针尖开口斜面不同的穿刺针
A. 针尖开口斜面＜30°，较锐利。B. 针尖开口斜面≥30°，较钝

(三) 人机位置

POC床旁超声更适合麻醉手术中心具有机动性的临床麻醉工作，设备小巧并自带电池和台车是这一类超声设备的特点，也有很多医院的麻醉科或疼痛科已使用掌上超声。由于POC超声的便携性，使麻醉科医师在实施超声引导下介入操作或重症超声评估时，能在不接入电源的情况下轻松地将超声设备放置于手术床周围的任何位置，并减少开关机流程。另外，简单的操作界面、探头自定义功能键等设计在日常工作中也有很大帮助。

实时超声引导的介入操作，要求麻醉科医师双手同时操作，即一手持探头、一手持针，手手配合和手眼配合的熟练掌握是关键。操作时，超声设备应放置于患者健侧，麻醉医师位于患侧，这样做可以保证穿刺时麻醉医师视线平直，避免设备和麻醉医师位于同侧带来的转身或扭头等不协调感，使操作更加顺畅（图1-11）。

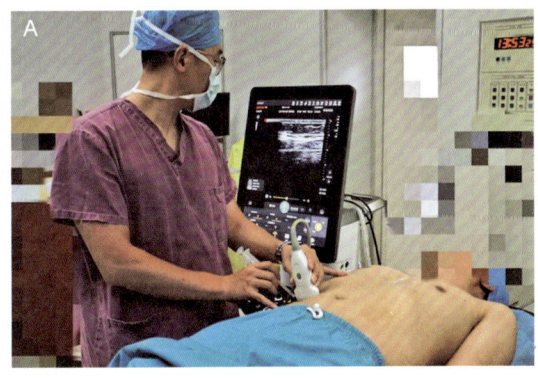

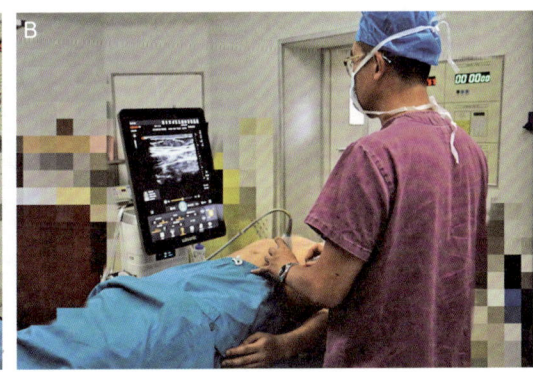

图1-11 人机位置
A. 麻醉医师和超声设备都在患者一侧，实施操作时需转身或扭头。B. 麻醉医师在患侧，超声设备在对侧，操作时麻醉医师视线平直

(四) 操作姿势

临床上，操作姿势各种各样，尤其是在实施平面内穿刺技术时，某些姿势由于不利于麻

醉医师判断探头和穿刺针的位置关系,使穿刺针显影更加困难。

建议在实施平面内穿刺技术时,采用麻醉医师视线与探头长轴一致的姿势,这样可以使视线、探头长轴和穿刺针三者在一条直线上。若图像中难以找到针影,麻醉医师可观察左右手配合情况,判断穿刺针是否在探头的声束范围内,即使出现探头和穿刺针偏离,也能立即做出调整,保证穿刺针始终在声束扫查范围内。

除一些特殊位置(如超声引导下椎管内阻滞技术)外,实施平面内穿刺技术时,应尽量避免麻醉医师视线垂直于探头长轴,这样不利于观察和判断穿刺针和探头的位置关系(图1-12)。

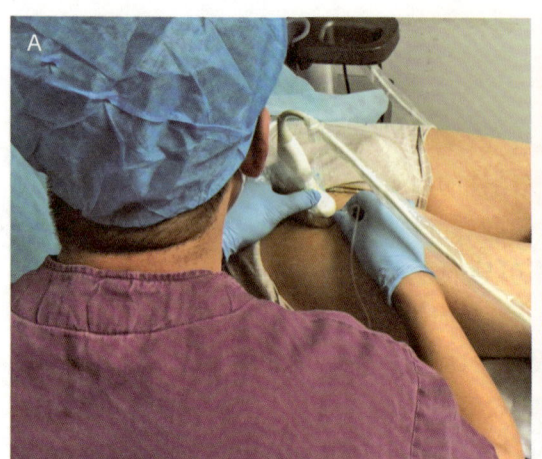

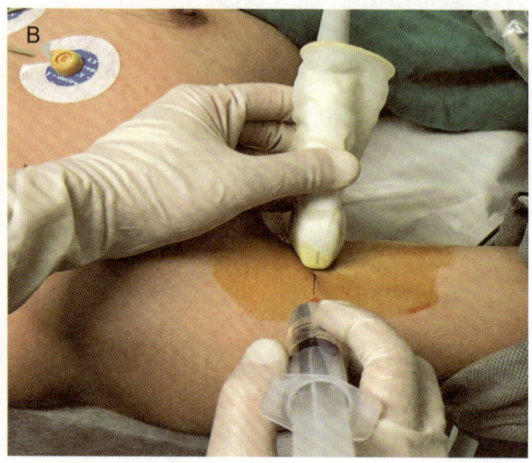

图 1-12 建议实施平面内穿刺技术的操作姿势

A. 视线和探头长轴垂直(不建议)。B. 以操作者视角实施阻滞,视线、探头长轴和穿刺针合并在一条直线上,利于观察穿刺针是否在声束范围内(建议)

(五)持针手法

不同科室有不同种类的穿刺针,不同医师也有不同的持针手法。建议使用"执笔式"持针,利于优化穿刺体验,也利于麻醉医师掌握"探头手"和"持针手"的"手手配合"协调性。如需要连接穿刺针和延长管时,执笔式持针有助于固定穿刺针和延长管连接处的稳定(图1-13)。

(六)操作中的下意识动作

刚开始做超声引导下神经区域阻滞的医师,在实施平面内穿刺过程中,常出现以下2种情况。

(1)穿刺时,希望将超声图像中的穿刺针针影显示得更清楚,常会下意识将探头向穿刺针方向(或麻醉医师身体方向)滑动。这种滑动常使探头侧缘压住穿刺针针干,导致探头侧缘离开皮肤造成的近端图像部分缺失,也会使目标图像发生改变,失去阻滞目标的最佳切面

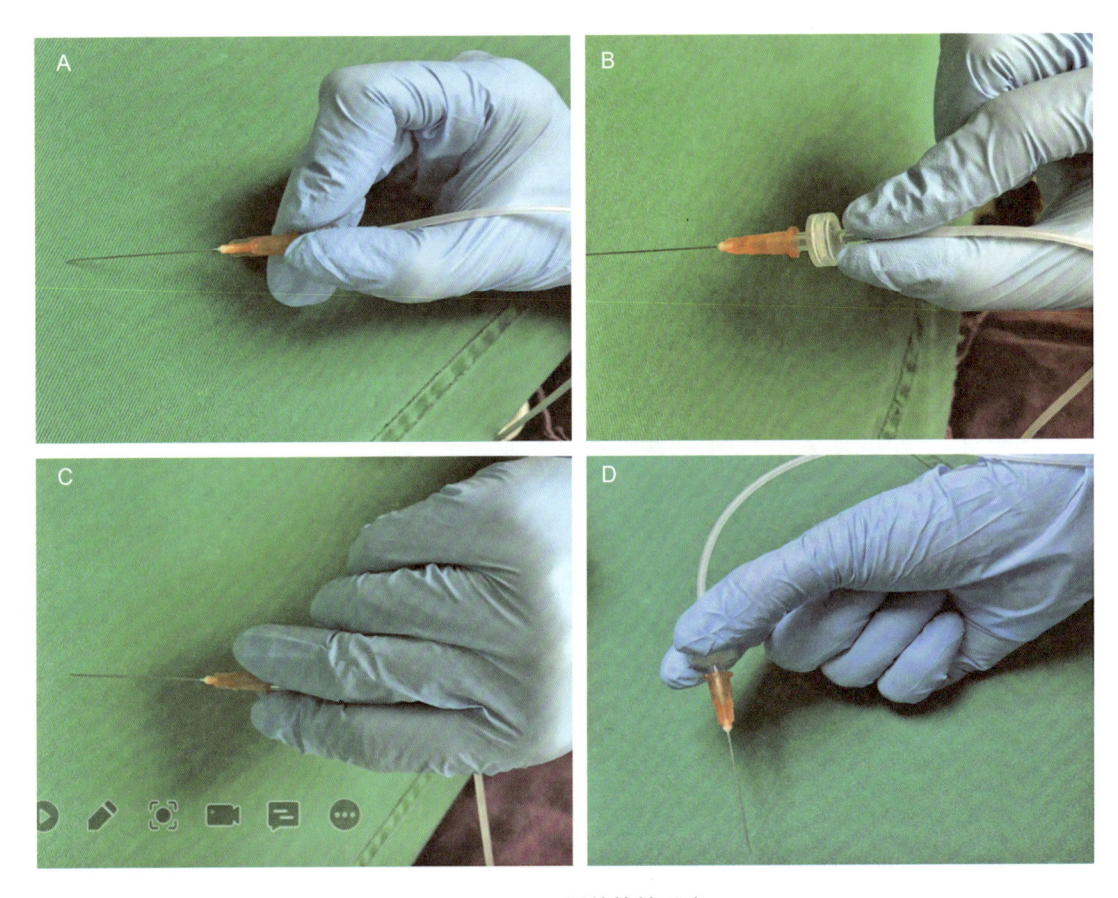

图 1-13 不同的持针手法

A. 推荐的持针手法。B. C. D. 不推荐的持针手法

图像。因此,麻醉医师在操作中须稳定探头位置,防止探头滑动,避免探头侧缘压住穿刺针。

(2) 实施平面内穿刺时,若手持探头不稳定,会出现探头顺时针或逆时针的轻微旋转,此时超声图像上看不到完整的穿刺针针影,而只显影穿刺针的前半部分或后半部分的高回声针影,这对穿刺有很大影响,甚至会损伤神经或其他组织。因此,当屏幕中只出现"半个针影",提示穿刺针和探头偏离,需检查自己的左右手位置,观察探头和穿刺针是否出现了偏转角度,并及时调整。

与超声科医师不同的是,超声科医师一般手持探头的中段或尾端,以方便滑动探头,而麻醉科医师在实施超声扫查时,应手持探头头端,使用不同的扫查手法扫查,一旦找到目标并确定最佳切面图像后,将持探头手的鱼际肌贴住患者身体,以保持探头稳定,固定切面图像。若穿刺针显影不佳,需尽量通过调整穿刺针位置找到针影,而避免通过调整探头找到针影,因为探头的轻微移动,很可能失去目标的最佳切面图像,造成阻滞失败(视频 1-2)。

视频 1-2
操作中的下意识动作

(七) 血管内注药征象

正常血管内的灰阶图像是无回声的"液性暗区",一般情况下,灰阶图像下即可辨识血管,结合彩色多普勒功能,几乎所有的血管都可辨识。但对于一些血管分布丰富的神经阻滞入路而言(如腋路臂丛神经),即使在彩色多普勒功能下观察到神经周围的细小血管,也很难在穿刺时完全避免损伤这些小血管。穿刺过程中一旦刺破细小血管,回抽时可能使破损的血管壁因回抽负压覆盖到针孔,造成回抽无血,但推药时就可能将局部麻醉药注入血管内。因此,对于血管分布丰富的神经阻滞入路实施回抽注药时,回抽力度应减小,并注意观察。

另外,血管内注药本身会加速红细胞流速,出现"红细胞叠套现象",超声下表现为血管内快速的一过性的"云雾状征象"。此征象可作为另一个判断针尖在血管内注药的依据。该征象一旦出现,应立即停止注药,观察并监测患者有无局部麻醉药中毒症状(视频1-3)。

(八)感受注射器推注压力

临床上常使用10 mL、20 mL、30 mL或50 mL注射器来配制局部麻醉药,不同规格的注射器推注针栓的阻力感受也不同,注射器容量越大,推注针栓的阻力也越大。例如在中心静脉内做生理盐水推注试验,使用10 mL注射器推注阻力最小,使用50 mL注射器推注阻力最大。

另外,穿刺针针尖在空腔、血管、肌肉、筋膜、骨皮质、神经等不同的组织中推注针栓的阻力也有差异,而注药时除了观察超声图像外,注射器推注阻力也可以作为一个客观反馈,从另外一个角度为麻醉医师提供额外的信息,特别是因某种原因导致穿刺针针尖显影不佳时,推注生理盐水感受针栓推注阻力变得更有意义。10 mL注射器能提供最适合的推注阻力感受,但不建议使用大于20 mL容量的注射器完成神经区域阻滞。

(九)看到组织动不等于看到针

阻滞过程中,随着穿刺针的深入,针体周围组织也会出现牵涉动,特别是肌肉组织更加明显,但看到周围组织的牵涉动不等于看到穿刺针,组织的牵涉动说明声束距离穿刺针更近,此时针尖可能还没有到达最佳注药点,适度调整则能看到强回声的穿刺针针影。因此,不管是平面内技术还是平面外技术,都要尽可能显示穿刺针针影,确定针干和针尖位置后再注药(视频1-4)。

(十)应用中位线功能和探头中点标记

POC超声设备大多都有中位线功能,能在屏幕中间位置显示一条虚线利于定位,而探头表面中点也有中点标记。该功能在实施平面外穿刺技术时,对穿刺过程有一定价值。在实施平面外穿刺时,偶有穿刺针进针点和目标偏离的情况,看到针影后需要左右调整角度,穿刺针才能到达靶目标,此种情况会增高阻滞失败率,也更容易损伤其他组织。中位线功能和探头中点标记可提高平面外阻滞的准确性。

建议在实施平面外穿刺前,打开中位线功能后滑动探头,将目标置于屏幕中央位置,使中位线穿过靶目标,穿刺针再从探头中点标记处进针,可以避免进针后调节穿刺针左右角度,降低阻滞难度,提高穿刺成功率(图1-14)。

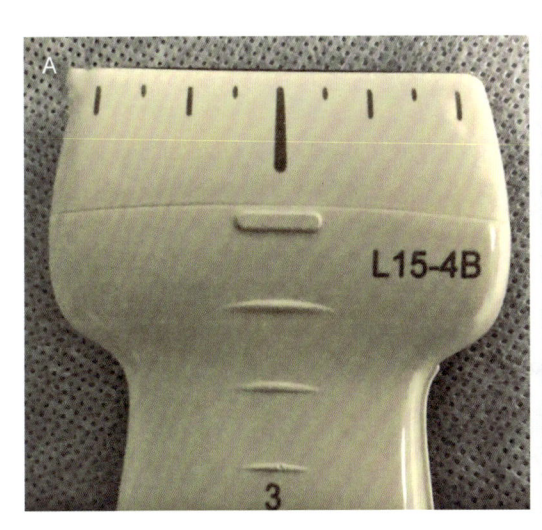

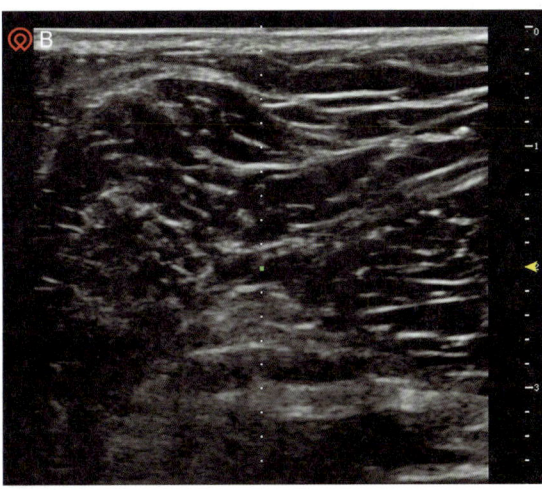

图1-14 探头中点标记和中位线功能
A. 探头中点标记。B. 超声图像中位线穿过坐骨神经短轴图像

(十一)阻滞前靶目标深度评估

超声引导下的介入操作,无论实施平面内技术还是平面外技术,进针前预估目标与皮肤间的距离,既可以帮助麻醉医师选择长度适合的穿刺针,也可以让麻醉医师在穿刺前预判进针深度,从而优化穿刺路径和技巧。

例如行股骨中上段坐骨神经短轴平面内穿刺技术时,成年患者在该入路的坐骨神经往往较深,评估深度后若提示穿刺路径较长,则应选择更长的穿刺针。若无长针,可左右滑动探头,使坐骨神经移向进针点一侧,以缩短穿刺路径利于穿刺。

若行股骨中上段坐骨神经短轴平面外穿刺技术,则在确定坐骨神经图像后,通过观察屏幕一侧深度标尺预估坐骨神经深度,再实施穿刺。

(十二)参照物(标记物)的重要性

超声引导下的区域阻滞对穿刺目标的扫查一般不能像超声科医师做脏器扫查一样,可以直接扫查脏器表面(如肝脏、肾脏)判断目标图像,麻醉医师常需要根据穿刺目标周围的解剖参照物协助快速找到或快速确定穿刺目标,这些参照物也可称为标记物,是我们定位目标神经或最佳注药点的重要依据,尤其对于解剖条件不佳或透声条件较差的患者更为重要。这些参照物可以是血管、筋膜、脂肪、肌肉、腺体、骨影等。例如,肌间沟臂丛神经阻滞,常需要神经周围的颈总动脉、颈内静脉、前斜角肌、中斜角肌、胸锁乳突肌、椎前筋膜或椎体横突等组织协助定位臂丛神经图像,若因高龄或肥胖等原因造成超声图像难以识别肌肉的正常解剖结构和位置,则更难定位臂丛神经,此时麻醉医师可先扫查甲状腺、颈总动脉和颈内静脉等典型参照物,以此为线索逐步确定前斜角肌和臂丛神经应在位置以缩小扫查范围,后再细致观察不典型的臂丛神经图像,可提高麻醉医师的识图能力。

(十三) 提高识图能力和阻滞技巧

单一入路阻滞技术的学习曲线并不长,但全身的区域阻滞入路较多,若想一一掌握则需要较长的学习曲线。另外,对解剖条件不理想的患者实施完善的神经区域阻滞技术则更依赖于麻醉医师的识图能力和穿刺技巧。多扫查、多观察不同解剖条件的患者超声图像,是提高识图能力的有效途径。另外,扫查自己身体不同部位的超声图像同样有利于快速提高识图能力。

在阻滞技巧方面,"手眼配合"和"手手配合"同样需要麻醉医师利用模具反复练习。麻醉科医师使用模具练习超声引导下阻滞技术,就像外科医师用模拟器完成腔镜模拟训练一样,都是熟能生巧的过程。

第二章

血管穿刺置管技术

第一节 颈内静脉穿刺置管

（一）解剖概述

颈内静脉在颈静脉孔处与乙状窦相延续，在颈中、下段沿颈总动脉外侧下行，至胸锁关节后方与锁骨下静脉共同汇合成头臂静脉，是头臂静脉最大的属支。颈内静脉内径较大，一般成年患者约为 15～20 mm，是头颈部静脉回流的主干。大多数情况下，颈内静脉走行于颈总动脉的外侧浅面，但也有少数患者存在解剖异常（图 2-1）。

（二）适应证

主要用于快速输液、输血或静脉给药，也用于化疗药物输注、血流动力学监测、肠外营养等。

（三）禁忌证和并发症

1. 禁忌证

穿刺部位感染、颈部皮下气肿、血栓、凝血功能异常、多发淋巴结肿大等。

2. 并发症

出血、感染、气胸、血胸、深静脉血栓、肺损伤等。

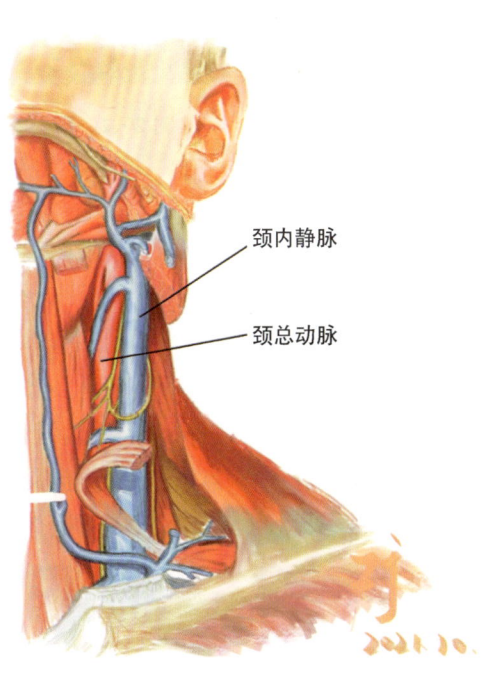

图 2-1 颈部血管解剖关系

（四）超声引导操作方法

不论患者是否为首次进行中心静脉穿刺，建议麻醉医师在穿刺前先完成目标血管的超声评估，主要针对目标血管周围的解剖关系、血管内径、血管条件等进行评估。

1. 短轴平面外技术

患者平卧位,头偏向对侧,选用高频线阵探头,操作前探头套无菌保护套。碘伏消毒铺单,探头以血管短轴切面进行扫查,探头垂直于皮肤,避免过度压迫。确定穿刺位置后,将颈内静脉置于屏幕中央,从探头中点标记处进针。先注射局部麻醉药,再行穿刺,随着穿刺针逐渐进入,探头须同时向尾侧滑动或者探头尾端向头侧倾斜,使声束向尾侧移动,以追踪针尖位置,观察针尖突破静脉前壁并有流畅回血后放下探头,双手完成后续置管操作(图 2-2)。

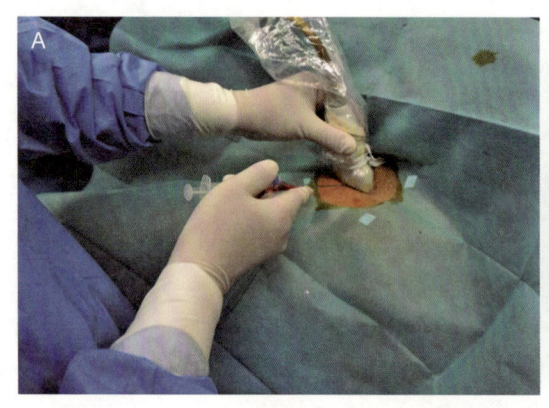

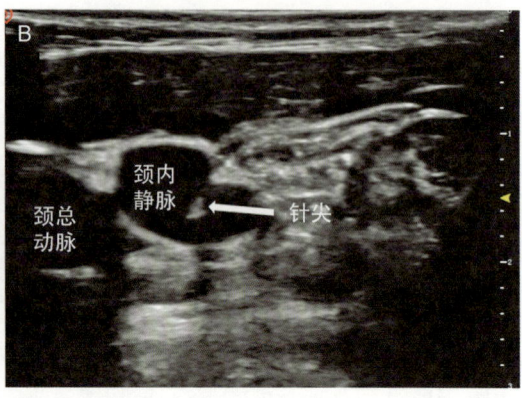

图 2-2 颈内静脉短轴切面平面外穿刺置管

2. 长轴平面内技术

患者平卧位,头偏向对侧,选用曲棍球探头或高频线阵探头,操作前探头套无菌保护套。碘伏消毒铺单,探头以血管长轴切面进行扫查,探头垂直于皮肤,避免过度压迫。可以血管长轴切面从腋后线向腋前线方向扫查,一般扫查到的第一支宽大的血管即为颈内静脉。也可通过探头加压、彩色多普勒、频谱多普勒和灰阶图像下观察血管壁厚度等方法确定血管属性。辨识颈内静脉后,将探头向尾侧滑动至锁骨上缘,以尽可能显露穿刺点(曲棍球探头较小,一般不会阻挡穿刺点)。从头侧向尾侧行平面内穿刺技术,针尖突破血管壁至有流畅回血后,放下探头,双手完成后续置管操作(图 2-3)。

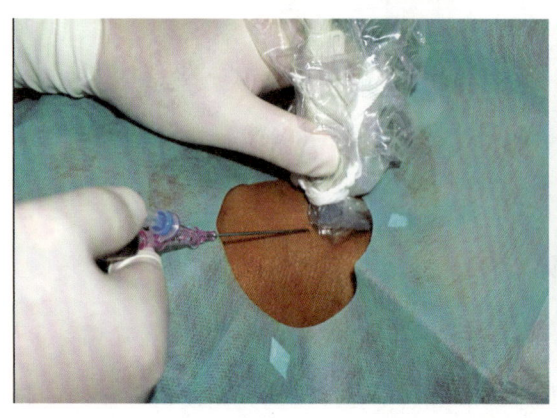

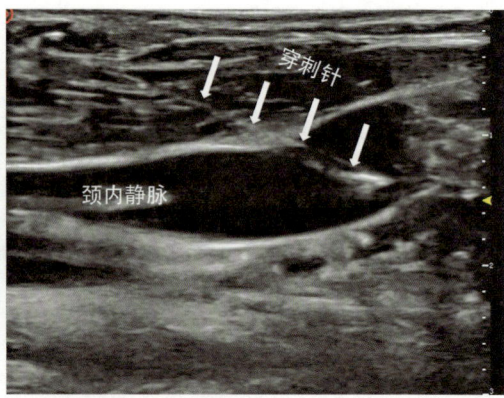

图 2-3 颈内静脉长轴切面平面内穿刺置管(曲棍球探头)

(五) 贴士

(1) 不论患者是否为首次进行中心静脉穿刺,穿刺前的超声评估都是十分必要的,除了评估血管条件外,也用于观察周围组织情况,如淋巴结肿大、皮下气肿、动脉夹层或占位性病变等。血管评估须实施短轴和长轴两个切面的扫查,建议先以短轴切面扫查,从下颌端扫查至锁骨端,来回多次,观察不同位置血管内径、血管条件以及周围组织情况,后再以血管长轴切面扫查,观察血管内壁条件(如血栓、斑块、静脉瓣等)。无论短轴还是长轴扫查,探头轻贴皮肤即可,尽可能减轻因探头压迫造成的静脉形变(图2-4)。

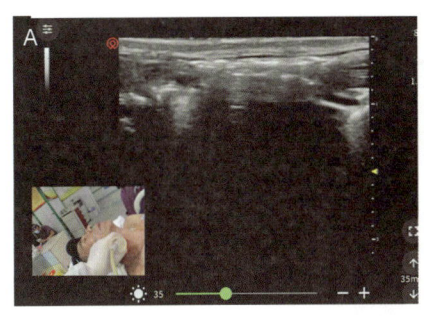

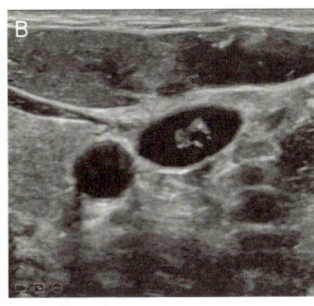

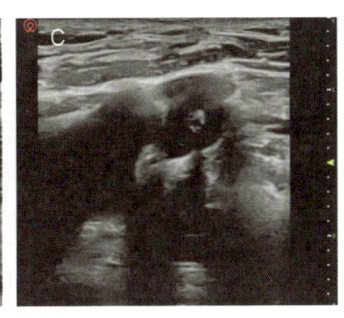

图2-4 中心静脉穿刺置管前超声评估目标血管异常情况
A. 皮下气肿。B. 颈内静脉血栓(血管短轴切面)。C. 动脉瘤

(2) 超声引导颈内静脉穿刺置管,首选血管短轴平面外穿刺技术,可避免穿刺点被遮挡,尤其是颈部较短的患者。若需行血管长轴平面内穿刺技术,应选择曲棍球探头或其他较小的线阵探头。也有麻醉医师行斜轴平面内穿刺技术完成颈内静脉穿刺置管。

(3) 穿刺前,可使用超声设备的辅助功能,提高穿刺成功率。

① 屏幕一侧的深度标尺,可协助麻醉医师预估目标血管深度,从而预估进针深度。穿刺针与皮肤的角度越小,穿刺针路径越长。

② 实施短轴平面外穿刺,可打开中位线功能,将颈内静脉置于屏幕中央,使中位线穿过血管,后在探头中点标记处进针。进针后,随穿刺针深入,探头要逐渐向尾侧滑动或探头尾端向头侧倾斜,使声束向尾侧移动,以追踪针尖位置。

(4) 高龄患者在置入导丝时,要注意手感,可能因血管壁病变,容易在感受不到明显阻力时就将导丝置出血管后壁,建议以血管长轴切面监测导丝置入过程。另外,颈部较长的患者血管常不充盈,可能会造成穿刺或置管困难。穿刺前可将手术床调整至头低脚高位,以改善颈内静脉充盈度。

(5) 颈内静脉穿刺置管尽量选择右侧,原因是右侧无胸导管且右侧胸膜较左侧稍低。

第二节 锁骨下静脉穿刺置管

（一）解剖概述

锁骨下静脉在第1肋外侧缘由腋静脉延续而成，并向内侧走行，在胸锁关节后方与颈内静脉汇合成头臂静脉。锁骨下静脉内侧部分几乎被锁骨覆盖，外侧部分则能轻易被超声扫查到，部分患者超声下可见锁骨下静脉外侧部分有静脉瓣存在（图2-5）。

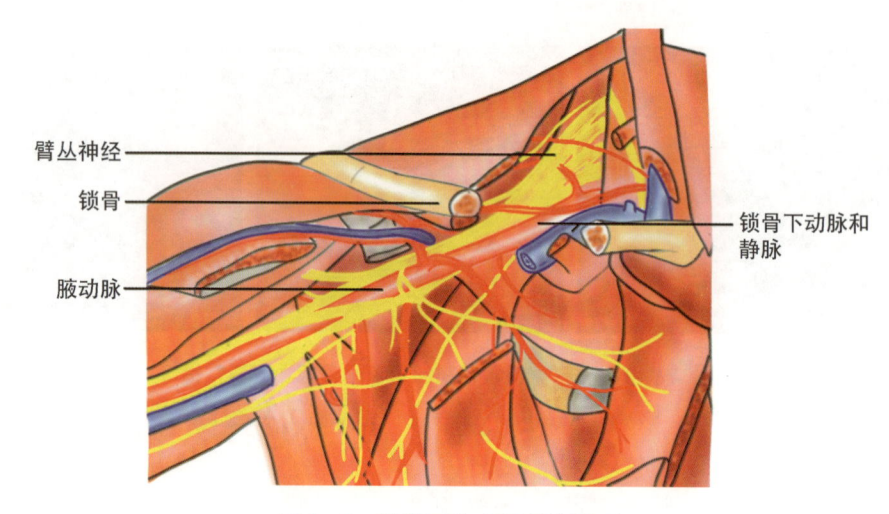

图2-5 锁骨下动、静脉解剖关系

（二）适应证

用于快速输液、输血或静脉给药，也用于化疗药物输注、血流动力学监测、肠外营养等。

（三）禁忌证和并发症

1. 禁忌证

穿刺部位感染、锁骨或肋骨骨折、血栓、动脉夹层和凝血功能异常等。

2. 并发症

出血、气胸、血胸、感染或肺损伤等。

（四）超声引导操作方法

虽然锁骨下静脉能以长轴和短轴2个切面进行扫查，也能以平面内或平面外技术完成穿刺置管，但锁骨下静脉距离胸膜较近且与锁骨下动脉伴行，若选择平面外穿刺技术，则损伤胸膜和动脉的风险较大。因此，建议行锁骨下静脉长轴切面平面内穿刺技术，以提高操作的安全性。

患者平卧位,头偏向对侧,选用高频线阵探头,操作前探头套无菌保护套。碘伏消毒铺单,探头置于锁骨下缘中段位置,以锁骨下静脉长轴切面进行扫查。扫查时,探头尾端稍向尾侧倾斜直至超声图像内侧显示第1肋短轴骨影、外侧则显示锁骨下静脉长轴图像,锁骨下动脉位于锁骨下静脉外下方。从外侧向内侧行平面内穿刺技术,注射局部麻醉药后行平面内穿刺,保持穿刺针影清晰,观察针尖突破静脉前壁并有流畅回血后放下探头,双手完成后续置管操作(图2-6)。

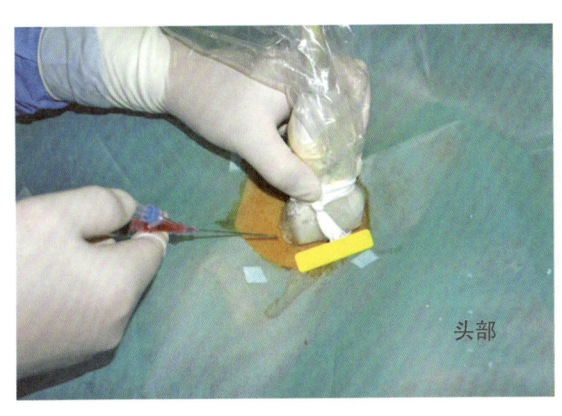

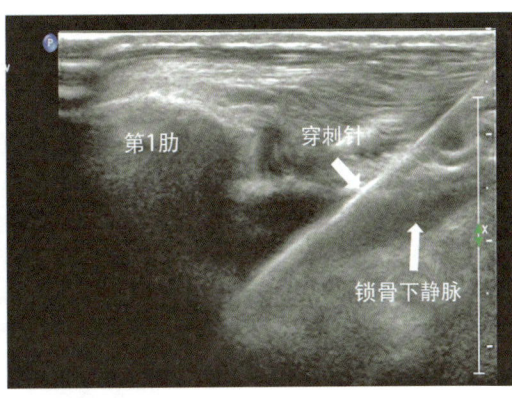

图2-6 锁骨下静脉长轴切面平面内穿刺置管(左图黄色标注代表锁骨)

(五)贴士

(1)临床上,锁骨的解剖有一定的差异,有的患者锁骨较平,有的患者锁骨肩峰端稍向上翘。对于锁骨肩峰端上翘的患者,扫查锁骨下静脉长轴切面时,探头可先置于锁骨下缘中点位置,后保持探头内侧端不动,将探头外侧端稍向尾侧滑动,常能得到理想的锁骨下静脉长轴切面图像。

(2)一般情况下,锁骨下动脉位于锁骨下静脉的外侧深面,但有的患者血管解剖存在异常。当无法根据解剖位置判断动、静脉属性时,使用最简单的探头加压技术,因受肋骨和锁骨的阻挡,也难以将静脉压扁来判断血管属性,此时使用频谱多普勒功能协助判断动、静脉属性最为快速(受呼吸相性的影响,锁骨下静脉频谱波形也稍受影响,但动脉波形和静脉波形有明显差异)。

(3)超声扫查锁骨下静脉时,部分患者有静脉瓣存在,在置入导丝的过程中,若导丝置至静脉瓣瓣根,则会导致导丝置入受阻,此时可在超声引导下调整穿刺针角度,再置入导丝。

第三节 股静脉穿刺置管

(一)解剖概述

腘静脉上行,穿收肌腱裂孔移行为股静脉。股静脉伴随股动脉上行,从股动脉外侧转至内侧,至腹股沟韧带深面延续为髂外静脉。股静脉有两大属支,分别为大隐静脉和股深静脉。股静脉收纳下肢、腹前臀下部、外阴处的静脉血流(图2-7)。

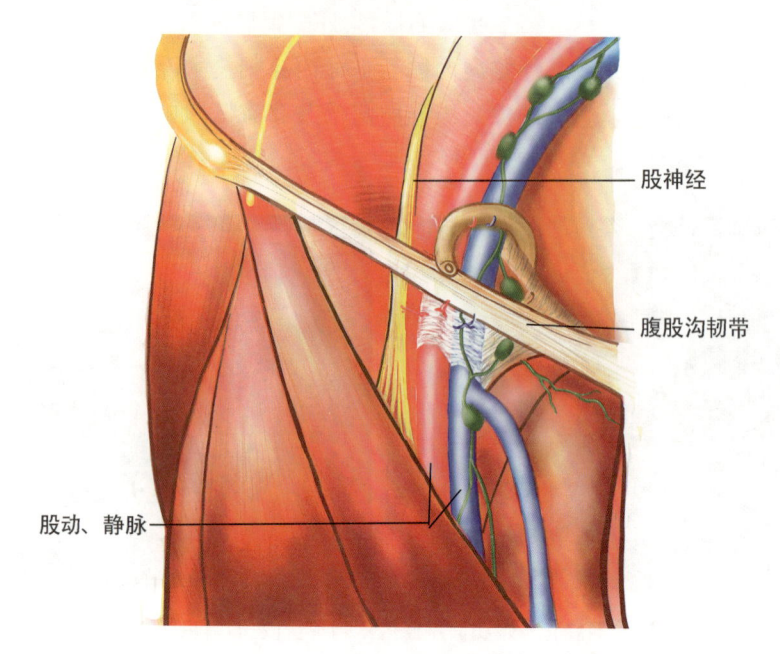

图 2-7 股动、静脉解剖关系

(二) 适应证

用于快速输液、输血或静脉给药,也可用于化疗药物输注等。由于下肢静脉回流较慢和护理难度较大等原因,股静脉一般不作为中心静脉穿刺置管的首选,但在某些特殊情况下,仍会选择股静脉穿刺置管,如造血干细胞采集、颈内静脉或锁骨下静脉不具备穿刺条件等。

(三) 禁忌证和并发症

1. 禁忌证

穿刺部位感染、髋部骨折、血栓、凝血功能异常等。

2. 并发症

出血、神经损伤、感染、深静脉血栓等。

(四) 超声引导操作方法

1. 短轴平面外技术

患者平卧位,下肢稍分开,双手抱于胸前。选用高频线阵探头,操作前探头套无菌保护套。碘伏消毒铺单,探头置于腹股沟横纹处,以血管短轴切面进行扫查,股静脉位于股动脉内侧,探头稍加压可将股静脉压迫形变,股动脉一般不发生形变。

确定静脉图像后,左右滑动探头,将股静脉置于屏幕中央位置,注射局部麻醉药后从探头中点标记处进针穿刺血管。随着穿刺针逐渐进入,探头尾端缓慢向尾侧倾斜,以追踪针尖位置,针尖突破静脉前壁并有流畅回血后,双手完成后续置管操作(图2-8)。

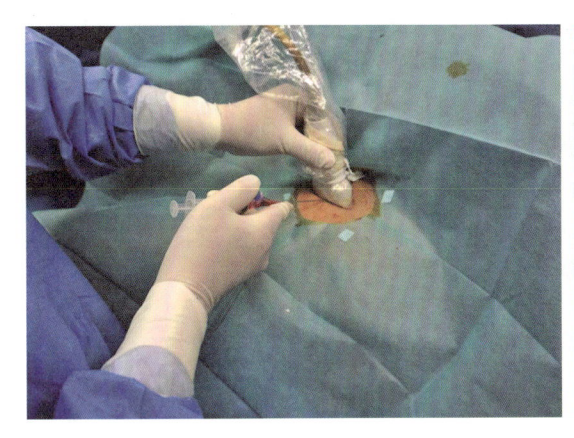

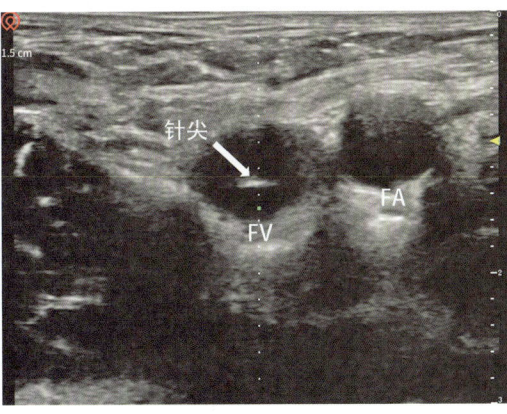

图2-8 股静脉短轴切面平面外穿刺置管(右图FV为股静脉;FA为股动脉)

2. 长轴平面内技术

患者平卧位,下肢稍分开,双手抱于胸前。选用高频线阵探头,操作前探头套无菌保护套。碘伏消毒铺单,探头以血管长轴切面置于腹股沟横纹处,从腹股沟内侧向外侧滑动探头可见股静脉,探头继续向外侧滑动可见股动脉,使用彩色多普勒、脉冲多普勒或探头加压技术可确定血管属性。

确定股静脉长轴图像,注射局部麻醉药后由尾侧向头侧行平面内穿刺技术,针尖突破血管前壁并有流畅回血后,双手完成后续置管操作(图2-9)。

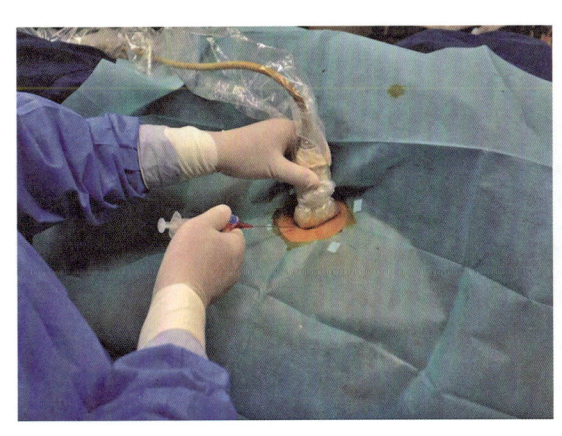

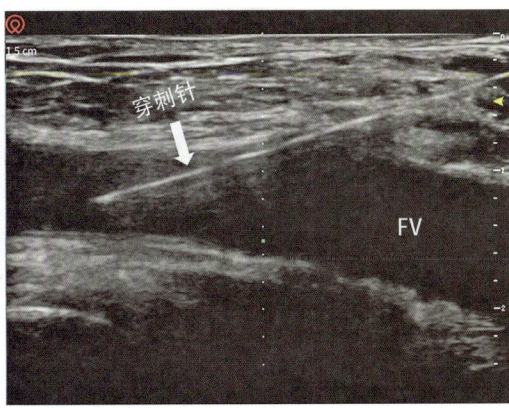

图2-9 股静脉长轴切面平面内穿刺置管(右图FV为股静脉)

(五)贴士

(1)股动、静脉在腹股沟横纹处最浅表,动、静脉解剖位置毗邻,利于穿刺。若探头从腹股沟横纹继续向尾侧滑动,可见股静脉逐渐走行至股动脉深面,被股动脉阻挡,不利于穿刺。

(2) 穿刺前,下肢屈膝旋外的体位对股动、静脉解剖关系无明显影响,但或便于麻醉医师操作。

(3) 超声下股静脉血栓较难发现,尤其是新鲜血栓。通过超声扫查评估血管条件时,需本着"两个切面确定一个诊断"的原则,以长、短轴两个切面在血管不同节段交替扫查,细致观察血管腔内情况,使用探头加压、彩色多普勒功能、能量多普勒功能或脉冲多普勒等技术协助诊断。

(4) 实施短轴平面外穿刺技术时,建议使用中位线功能,配合探头中点标记,可提高穿刺准确性。

(5) 肥胖患者穿刺前取头高脚低位,可使血管适度充盈。肥胖患者对股静脉实施探头加压试验的有效压力应以探头加压至股动脉稍出现形变为宜。

第四节 中心静脉穿刺置管注意事项

(一) 血管解剖差异

不同患者中心静脉的解剖位置关系不尽相同,以颈内静脉和颈总动脉解剖关系为例,有文献报道颈内静脉位于颈总动脉内侧的发生率为 1.0%、位于颈总动脉内上方的发生率为 4.5%、位于颈总动脉正上方的发生率为 22.5%、位于颈总动脉外上方的发生率为 49.8%、位于颈总动脉外侧的发生率为 22.2%,由此可见在实时超声引导下行中心静脉穿刺置管的必要性。

因此,不论患者是否为第一次实施中心静脉穿刺置管,穿刺前的超声评估和穿刺中的实时引导都十分必要。

(二) 穿刺部位异常情况

1. 甲状腺包块

甲状腺包块的大小和性质各不相同,通过观察患者体表,包块一般不易被发现,但较大的包块常会压迫颈内静脉和颈总动脉,使两者向外侧偏移,有的甚至会压迫气管。

2. 淋巴结肿大

患者穿刺部位淋巴结肿大一般不能通过体表观察到,盲穿过程中极有可能穿刺到肿大的淋巴结,较大的淋巴结甚至会压迫目标血管,造成穿刺失败。

3. 皮下气肿

皮下气肿患者触诊时可有捻发感,也较难触及动脉搏动。由于超声波无法穿过气体,因此皮下气肿患者行超声扫查时,无法看到气肿深部图像,也无法判断血管条件和血管位置,应选择对侧静脉或其他部位进行穿刺置管。

4. 静脉狭窄

静脉狭窄多见于高龄患者的血管生理改变或目标血管因反复穿刺造成血管壁损伤以致狭窄的患者。以颈内静脉为例,超声扫查可见静脉部分节段内径逐渐减小甚至无法扫查到血管。

5. 皮肤损伤

因机械损伤、烧伤、感染或其他疾病所致的皮肤损伤,应避免行该区域的中心静脉穿刺置管操作。

(三) 穿刺前的超声扫查

1. 颈内静脉

先以血管短轴切面实施颈部扫查,主要评估颈内静脉不同节段血管内径、颈内静脉和颈总动脉解剖关系、静脉内异常回声和伪影、血管与周围组织的解剖关系等。再以长轴切面实施颈部扫查,主要评估在短轴切面有异常征象的区域、血管走行、血管内壁斑块或血栓等。对高度怀疑血栓或斑块等异常情况区域,须反复在该区域行血管短轴和长轴的交替扫查,做到"两个切面确定一个诊断"的扫查原则。

2. 锁骨下静脉

受锁骨的阻挡,超声扫查锁骨下静脉常不能在一个切面看到完整的静脉长轴图像,需在锁骨上和锁骨下进行扫查,这也给评估锁骨下静脉血栓或斑块造成一定困难。超声引导下锁骨下静脉穿刺置管多采用平面内穿刺技术,能在最大程度避免并发症的同时使穿刺更加精确。

扫查锁骨下静脉时,探头以横断面置于锁骨下缘,再将探头尾端向尾侧倾斜,得到肋骨短轴切面骨影和其外侧的静脉长轴图像。若静脉血管内壁可见两支对称的向心脏方向开放的半月形囊袋状薄膜图像,则提示静脉瓣存在,置入导丝时应在超声实时引导下完成。另外,锁骨下动、静脉受肋骨和锁骨影响,难以对血管实施加压试验,使用脉冲多普勒能准确鉴别血管动、静脉属性。

3. 股静脉

股静脉的超声扫查一般选择在腹股沟横纹处,此处股动、静脉解剖位置毗邻,静脉穿刺不受阻挡。探头向尾侧滑动,股静脉逐渐走行至股动脉深面,穿刺易受股动脉阻挡。肥胖患者腹股沟周围脂肪较厚,股动、静脉解剖位置较深,受声衰减等因素的影响,血管壁往往不清晰,可在彩色多普勒功能下评估血管。

4. 中心静脉血栓

血栓是常见的血管病变,一般情况下,若穿刺部位有血栓,则须避免在该部位实施深静脉穿刺置管操作,超声检查是方便的血栓筛查手段。静脉血栓一般分为急性期血栓、亚急性期血栓和慢性期血栓。急性期血栓机化程度低,超声下常表现为无回声或低回声图像,一般不易发现,须结合超声其他功能评估;亚急性期血栓表现为血管内壁有稍强回声信号,血栓相对固定且面积较小,探头加压后可使血管压扁,并可出现再通血流信号;慢性期血栓表现为管腔内强回声信号可伴有弥漫性增厚,血管内径缩小,血栓机化伴有彩色血流信号通过。

(四) 拔管前、后的超声评估

1. 拔管前的超声评估

深静脉导管容易形成输液导管相关静脉血栓(CRT),导管留置时间越长,形成血栓面积可能越大,患者的风险也越大。因此在拔出深静脉导管前,进行深静脉血栓的超声评估是十分重要的。麻醉医师在评估深静脉血栓时,须实施短轴和长轴的交替扫查,对血管内壁和导管外壁可能形成的血栓仔细观察,联合探头适度加压试验和彩色多普勒功能等综合分析判断。

另外,虽然目前还没有有力证据显示输液导管相关静脉血栓的拔管指针,但抗凝治疗能有效促进新鲜血栓机化稳定。

2. 拔管后的超声评估

拔管后一般需要按压止血,但按压力度不易过大,以免发生血栓脱落。建议导管拔除后再次扫查深静脉并评估血栓情况,尤其对于血栓不稳固的患者,应告知患者拔管后切勿拍打、搓揉深静脉穿刺部位,以防血栓脱落。

(五)静脉管腔内的"云雾状征象"

穿刺前超声评估深静脉时,部分患者会持续性地出现静脉管腔内"云雾"状图像,以颈内静脉最为多见,彩色多普勒不显示彩色血流信号,因此可能被麻醉医师判断为静脉血栓或血栓前期表现。然而,这种情况一般是由于静脉回流速度减慢所致。以颈内静脉为例,颈内静脉回流主要依赖重力作用,患者直立时,静脉回流流速较快,当平卧时,重力因素减弱,静脉回流速度减慢,出现"红细胞叠套"现象,红细胞显影更加清晰,图像可见"云雾状征象",伴彩色多普勒血流信号缺失。一般患者恢复坐位或站立位后,重力因素改变,"云雾状征象"可减弱或消失。麻醉医师需鉴别"红细胞叠套"现象与血栓的区别(视频2-1)。

▶视频2-1
静脉管腔内"云雾状征象"

第五节　外周动脉穿刺置管

(一)解剖概述

外周动脉穿刺置管常用于监测患者实时动脉血压,一般选择桡动脉或足背动脉进行穿刺。桡动脉是肱动脉的分支之一,肱动脉在肘部主要分成桡动脉、尺动脉,两者继续下行,桡动脉又分出桡侧返动脉,当走行至腕部时,再分出桡动脉掌浅支和指掌侧固有动脉等其他分支。足背动脉是胫前动脉的分支之一,胫前动脉走行至踝部,分为外踝前动脉、内踝前动脉和足背动脉,足背动脉继续下行又分为跗内侧支、跗外侧支和弓状动脉(图2-10)。

(二)适应证

用于连续的动脉血压监测、心功能监测或血气分析血样采集等。

(三)禁忌证和并发症

1. 禁忌证

穿刺部位感染、凝血功能异常、抗凝治疗期血压监测、改良Allen试验阳性、外周血管疾病等。

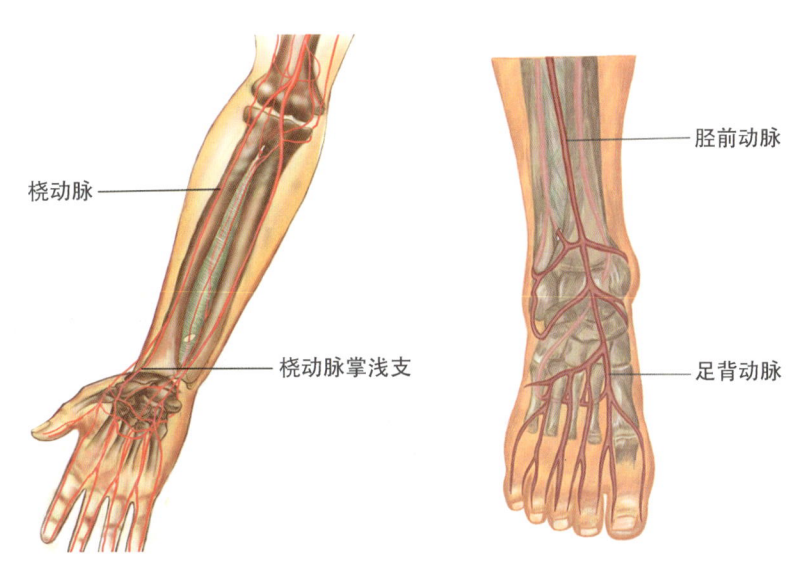

图 2-10 上肢和下肢部分外周动脉解剖关系

2. 并发症

动脉损伤、出血、外周神经损伤、血栓或气栓等。

（四）超声引导操作方法

以桡动脉穿刺置管为例。

1. 短轴平面外穿刺技术

患者平卧位或坐位，上肢外展，掌心向上，腕部下方可垫一枕，充分暴露腕部，固定四指。选用高频线阵探头，操作前探头套无菌保护套。碘伏消毒铺单，探头以血管短轴切面置于患者腕部桡侧。确定桡动脉短轴图像后，将桡动脉置于屏幕中央位置，打开中位线功能，使中位线穿过桡动脉，从探头中点标记处行平面外穿刺，观察穿刺针突破血管前壁后，置入导管（图 2-11）。

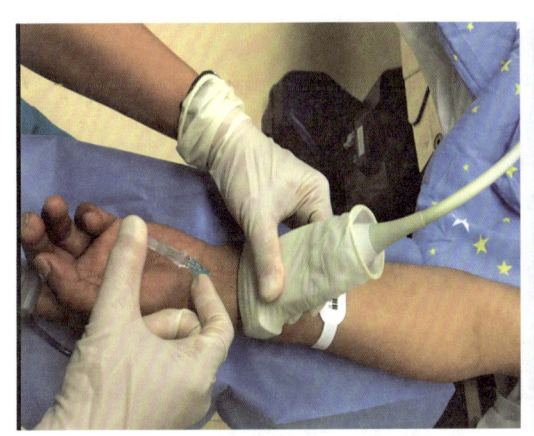

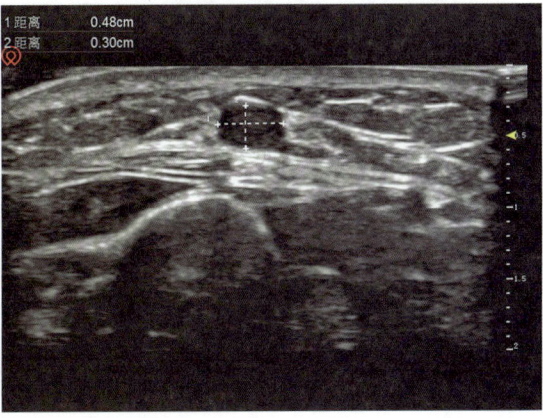

图 2-11 桡动脉短轴平面外穿刺置管

2. 长轴平面内穿刺技术

患者平卧位或坐位，上肢外展，掌心向上，腕部下方可垫一枕，充分暴露腕部，固定四指。选用高频线阵探头或曲棍球探头，操作前探头套无菌保护套。碘伏消毒铺单，探头以血管长轴切面置于患者腕部桡侧。确定桡动脉长轴图像并评估桡动脉内径和血管走行，选择较为平直的动脉节段，行平面内穿刺技术，进针点距离探头边缘 5～10 mm，以减小穿刺针与外周动脉的角度，针尖突破血管前壁后置入导管（图 2-12）。

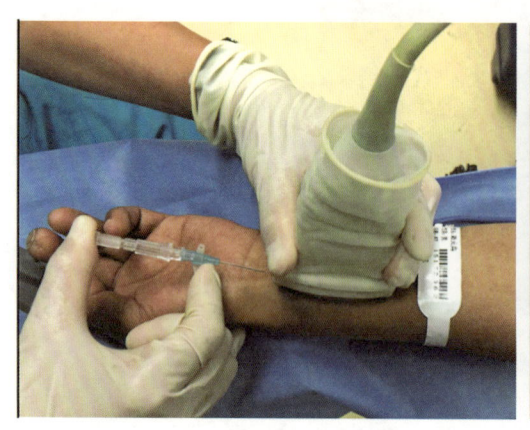

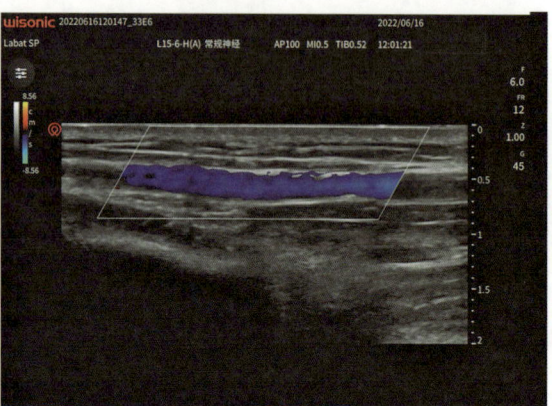

图 2-12 桡动脉长轴平面内穿刺置管

（五）贴士

（1）行短轴平面外穿刺前，可先以动脉长轴切面扫查目标动脉，选择血管走行平直的节段，避开血管走行曲折的节段，再改用短轴平面外技术穿刺置管（图 2-13）。穿刺过程中，追踪针尖是重要步骤。因外周动脉较为浅表，穿刺时探头稍作倾斜即可追踪到针尖，无需滑动探头，针尖突破血管前壁即可置管。

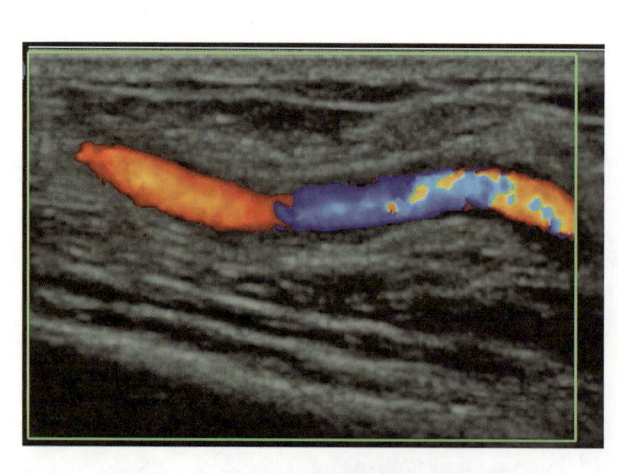

图 2-13 在桡动脉走行曲折的节段穿刺，容易造成"穿刺易、置管难"

（2）行外周动脉穿刺前，降低超声图像深度并放大图像可提高穿刺成功率，一般深度设置在 1.5～2 cm 为宜，再适度放大图像后，目标血管图像显示更加理想，利于穿刺。

（3）外周动脉因穿刺目标较小，对探头稳定度要求更高，麻醉医师确定动脉最佳切面后，须将鱼际肌贴出患者皮肤以稳定探头。另外，建议行长轴平面内穿刺技术，更有利于穿刺置管时观察穿刺针角度和穿刺置管过程。

（4）超声引导下外周动脉穿刺，偶

尔会出现看到穿刺针进入血管但无回血的情况，由于探头所发出的声束有一定厚度，扫查时，若不能扫查到动脉中心位置，那么即使从探头中央位置进针，也可能穿刺至动脉边缘（即血管侧壁），该情况下图像中仍然能看到动脉血管和穿刺针，但可能无回血。因此，在扫查动脉时，确定最佳切面十分重要，尤其在长轴平面内穿刺技术中，探头扫查到动脉长轴图像后，需轻微缓慢地左右滑动或摆动探头，使探头扫查到动脉最大内径切面，即为血管中心切面，再从探头中央位置进针，保持穿刺针始终在声束范围内。

第六节 外周静脉穿刺置管

（一）解剖概述

外周静脉穿刺置管主要用于以输液或静脉给药为目的的静脉穿刺置管，临床上首选手背或足背的静脉网进行穿刺，其次是前臂的头静脉或贵要静脉以及下肢的大隐静脉等。上肢远端的静脉主要有头静脉、肱静脉、贵要静脉和肘正中静脉，最终汇入腋静脉。下肢远端的静脉主要有股深静脉和大隐静脉，最终汇入股静脉（图2-14）。

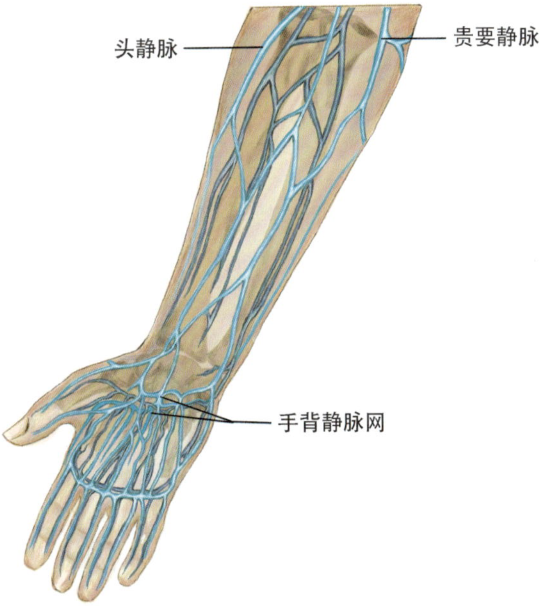

（二）适应证

用于静脉输液、给药、采集静脉血、肠外营养等。

（三）禁忌证和并发症

1. 禁忌证

穿刺部位感染、静脉炎、外周静脉血栓等。

2. 并发症

静脉炎、导管堵塞、液体渗漏和皮下血肿等。

图2-14 手背静脉网

（四）超声引导操作方法

由于外周静脉十分浅表且内径更小，极容易被压闭而无法在超声下观察，因此不建议以血管短轴切面完成穿刺，而选择血管长轴切面行平面内穿刺技术更为适合。

患者平卧位或坐位，穿刺肢体固定不动，选用高频线阵探头，操作前探头套无菌保护套。碘伏消毒铺单，探头置于穿刺部位，以血管长轴切面进行扫查。扫查时，以鱼际肌为支点稳定探头,确定目标血管位置后,行平面内穿刺技术,进针点距探头边缘 5~10 mm,使穿刺针尽可能与声束垂直,针尖进入血管前壁后置入导管(图 2-15)。

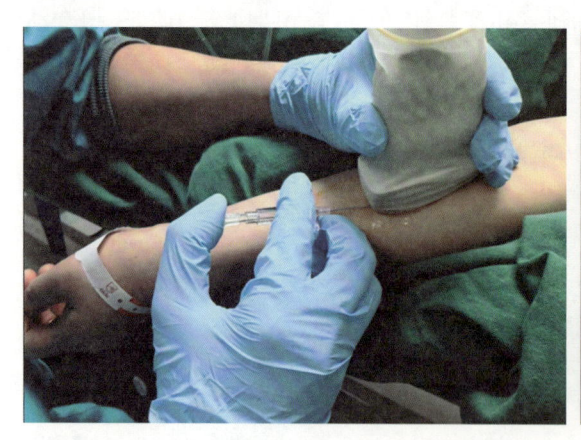

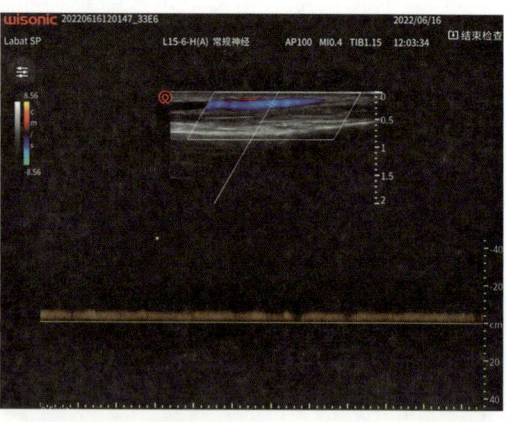

图 2-15　前臂头静脉分支长轴平面内穿刺置管

(五) 贴士

(1) 超声引导的外周静脉穿刺置管具有很强的血管条件依赖性,探头轻压就会使静脉压闭,因此穿刺前的扫查可以帮助麻醉医师评估目标静脉的内径、走行等血管条件等。扫查时,应涂抹较厚的耦合剂,使不可避免的探头压力作用在耦合剂上,尽可能不对皮肤和血管造成压迫,也可使用更小的曲棍球探头和无菌耦合剂改善操作条件。

(2) 患者手背或足背静脉网不充盈时,建议选择贵要静脉、头静脉或大隐静脉等内径更大的血管完成穿刺。

(3) 为使外周静脉更加充盈,确定目标血管后,可在穿刺点近端扎止血带,使静脉充盈,但止血带使静脉血流被阻断,彩色多普勒无法显示血流信号,麻醉医师可一边在彩色多普勒功能下观察血管、一边用手挤压目标静脉,人为造成轻微的血液流动,彩色多普勒取样框内可显示挤压后的短暂血流信号,帮助麻醉医师确定目标血管具体位置和最佳切面,再行穿刺(视频 2-2)。

视频 2-2
外周静脉扎止血带后使静脉扩张,挤压目标静脉人为造成血液流动

(4) 与外周动脉穿刺置管一样,穿刺前降低图像深度并适度放大图像,可提高穿刺成功率。

第三章

颈部和上肢区域阻滞技术

第一节 颈椎脊神经根阻滞

(一) 解剖概述

颈椎包括 7 个椎体，8 对脊神经。其中 $C_1 \sim C_4$ 脊神经前支组成颈丛神经，$C_5 \sim C_8$ 脊神经前支和 T_1 脊神经前支的大部分纤维组成臂丛神经。

C_1 发出单纯的运动神经，无感觉支，支配头颈部的部分肌肉；C_2 脊神经前支参与组成颈丛，后支分支成为枕大神经、C_2 升支和 C_2 降支；C_3 脊神经前支参与组成颈丛，后支分支成为内侧支和外侧支，内侧支支配颈部肌群，外侧支支配颈部皮肤；C_4 脊神经前支参与组成颈丛，后支参与支配背部和枕部的部分肌肉和皮肤；$C_5 \sim C_8$ 脊神经和 T_1 脊神经的前支组成臂丛，后支分支成为外侧支和内侧支，外侧支支配背部深浅长肌，内侧支支配枕深部短肌及枕部近中线皮肤（图 3-1）。

(二) 适应证

适用于颈部、肩部或其他上肢手术，也适用于上肢疼痛或颈源性头痛的诊断和治疗，对感觉功能的抑制强于运动功能。创伤面积较小的手术不建议行该阻滞技术。

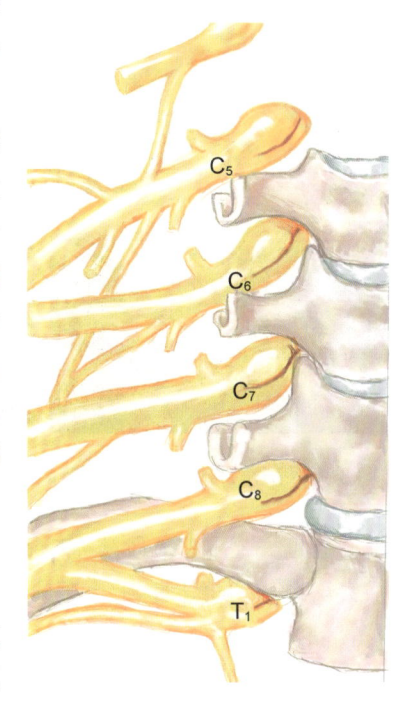

图 3-1 颈椎脊神经根解剖关系

(三) 禁忌证和并发症

1. 禁忌证

穿刺部位感染、颈椎骨折、颈部多发淋巴结肿大、皮下气肿、神经根病变等。

2. 并发症

神经根损伤、感染、出血、高位硬膜外麻醉或全脊髓麻醉等。

(四) 超声引导操作方法

患者平卧位,头偏向健侧,选用高频线阵探头,操作前探头套无菌保护套。碘伏消毒铺单,探头以脊柱短轴切面置于锁骨上缘,先确定颈总动脉和颈内静脉短轴图像,后将探头缓慢向头侧滑动,于颈内静脉外侧、前斜角肌深面可见 C_7 横突膨大的后结节骨影,在后结节腹侧 C_7 神经根表现为圆形或类圆形低回声图像,两者共同形成"沙滩椅"征。

探头继续向头侧滑动,可见 C_6 横突前、后结节骨影,前、后结节间可见圆形或类圆形低回声图像为 C_6 神经根,表现为"碗口"征,C_6 前、后结节间距最大。随着探头逐渐向头侧滑动,可逐一扫查其他节段横突前、后结节骨影,前、后结节间距向上逐渐变窄。大部分患者容易获得 C_4~C_7 椎体横突和神经根图像,但更高节段图像由于解剖结构等原因,须仔细辨识。C_8 神经根图像常在锁骨下动脉外侧获得,呈圆形或类圆形低回声图像(图 3-2)。

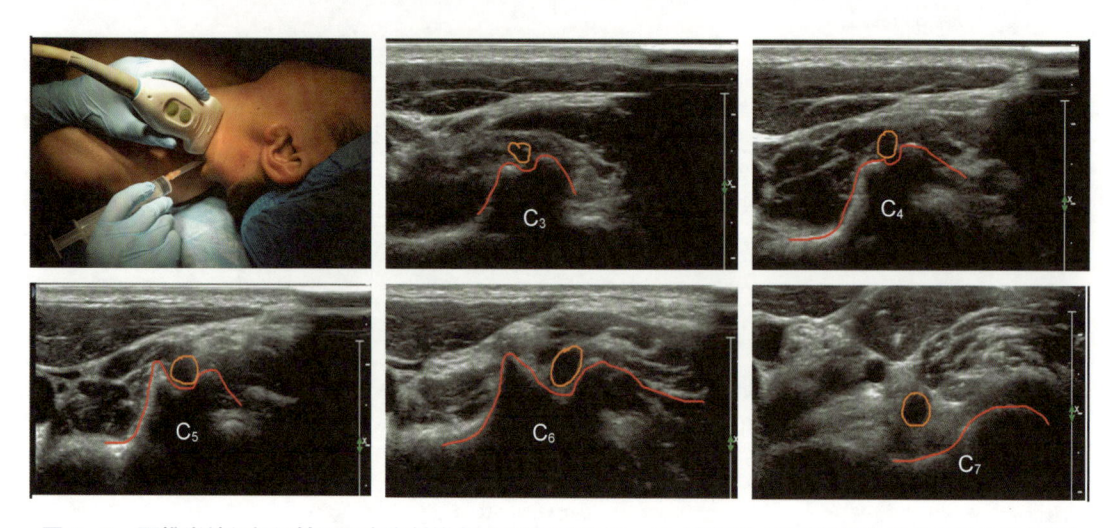

图 3-2 颈椎脊神经根短轴平面内穿刺技术(红线标注为 C_3~C_7 横突前、后结节骨影,橙色标注为神经根)

确定需要阻滞节段神经根图像后,穿刺针从背侧向腹侧行平面内穿刺技术,针尖穿刺至横突后结节表面,回抽无血后注药,使药液向前扩散包绕神经根,建议单支神经根局部麻醉药容量<5 mL。

(五) 贴士

(1) 超声扫查颈椎横突图像来确定颈椎椎体节段是快速准确的方法,建议从 C_7 水平开始扫查,原因是 C_7 横突结节辨识度最高。另外,扫查 C_6 横突前、后结节时,常出现前结节高于后结节特征图像或前、后结节等高特征图像。

(2) 穿刺前,使用彩色多普勒功能检查穿刺路径和横突周围是否有血管,穿刺路径须避开血管,特别是 C_7 水平,该节段椎动脉距离神经根较近。

(3) 神经根阻滞应选择短轴平面内穿刺技术,穿刺针显影不佳时须及时调整,不可盲目穿刺。当针尖穿刺至后结节表面时,回抽无血即可注药,针尖不宜过深,以免造成神经根损伤。

(4) 要获得并准确判断清晰的神经根图像,探头扫查手法有一定技巧,当探头滑动至目标椎体横突水平,探头保持和皮肤接触点稳定并缓慢来回摆动,类似于用探头"轻揉皮肤",获取横突前、后结节最佳切面图像,以便确定神经根的最佳切面图像。

(5) 因高龄或肥胖等原因造成横突或神经根图像不佳时,不建议行神经根阻滞。

第二节 颈丛神经阻滞

(一) 解剖概述

颈丛神经由 C_1~C_4 脊神经前支组成,这些神经从各自的椎间孔发出后,于胸锁乳突肌和椎前筋膜深面形成颈丛神经主要分支,包括颈深神经丛、颈中神经丛(颈神经通路)和颈浅神经丛(图 3-3)。

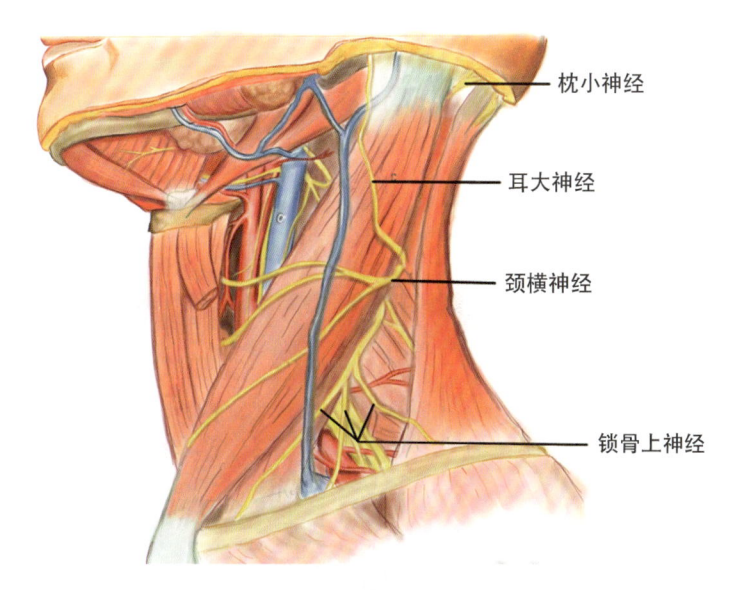

图 3-3 颈丛神经解剖关系

(1) 颈深丛由 C_1~C_4 脊神经前支组成,神经出各自的椎间孔后相互交通形成颈袢和膈神经,支配深部肌群和膈肌(膈神经支配),其中 C_2~C_4 神经根发出的交通支汇入副神经参与支配斜方肌。

(2) 颈中丛,又称颈神经通路,主要分支包括枕小神经、耳大神经、颈横神经和锁骨上神经,走行于胸锁乳突肌后缘中点、封套筋膜和椎前筋膜之间的间隙,支配部分枕后部、颈肩部和胸部上缘的皮肤。

(3) 颈浅丛分布于胸锁乳突肌表面、封套筋膜前层,神经从胸锁乳突肌后缘中点走行至胸锁乳突肌表面时,发出较细分支支配颈部皮肤感觉。

(二) 适应证

用于颈部前外侧、耳周、肩部、下颌部和胸壁上部的镇痛。常联合臂丛阻滞用于颈动脉内膜剥除术、颈部表浅手术、锁骨手术、甲状腺手术等。

(三) 禁忌证和并发症

1. 禁忌证

穿刺部位感染、颈部皮肤缺损和神经病变等。

2. 并发症

穿刺造成的神经损伤、出血、感染、膈神经阻滞或损伤等。

(四) 超声引导操作方法

1. 颈深丛阻滞

患者平卧位,头偏向对侧,选用高频线阵探头,操作前探头套无菌保护套。碘伏消毒铺单,探头以脊柱短轴切面置于锁骨上缘,先扫查 C_7 横突"沙滩椅"征图像。随着探头向头侧滑动,根据不同的横突前、后结节图像逐步确定其他椎体位置。扫查确定 $C_2 \sim C_4$ 横突图像后,分节段进行阻滞。

从背侧向腹侧行平面内穿刺技术,针尖穿刺至神经根浅面、椎前筋膜深面(即神经根上方约 3 mm 处),回抽无血后注药(图 3-4)。

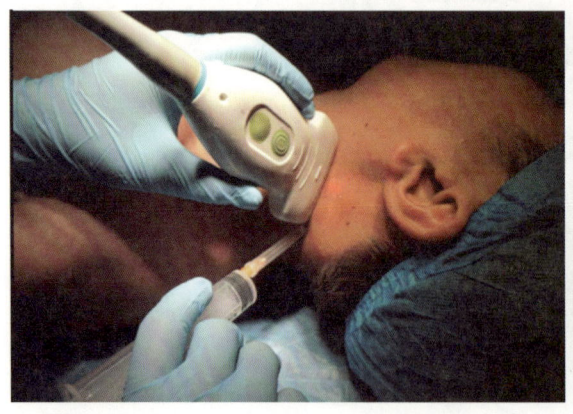

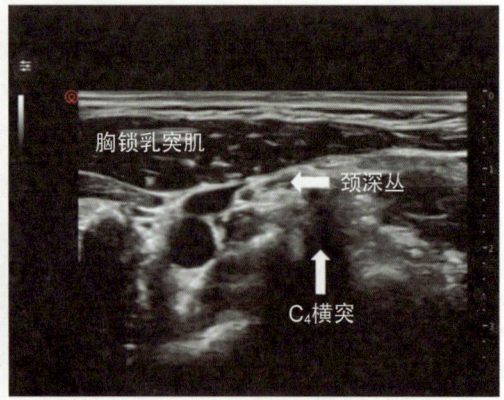

图 3-4 颈深丛阻滞

2. 颈中丛(颈神经通路)阻滞

患者平卧位,头偏向对侧,选用高频线阵探头,操作前探头套无菌保护套。碘伏消毒铺单,探头以脊柱短轴切面置于颈部,先扫查 C_7 横突"沙滩椅"征图像,后逐步向头侧确定 C_4 横突图像,该水平即胸锁乳突肌中点水平。于胸锁乳突肌后缘深面、封套筋膜和椎前筋膜之间的间隙实施阻滞。

从背侧向腹侧行平面内穿刺技术或平面外穿刺技术均可,针尖到达筋膜间隙,回抽无血后注药(图3-5)。

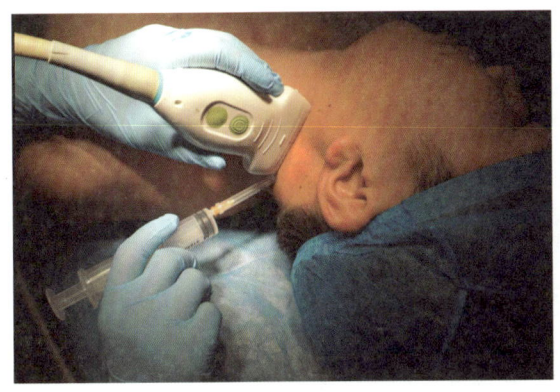

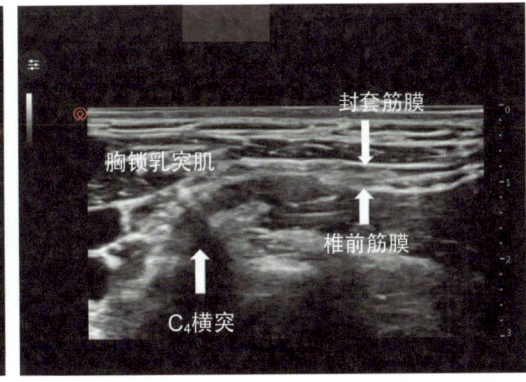

图3-5 颈中丛(颈神经通路)阻滞

3. 颈浅丛阻滞

患者平卧位,头偏向对侧,选用高频线阵探头,操作前探头套无菌保护套。碘伏消毒铺单,探头以脊柱短轴切面置于颈部。先扫查 C_7 横突"沙滩椅"征图像,后逐步向头侧扫查至 C_4 或 C_3 横突图像,确定胸锁乳突肌后缘位置。

从背侧向腹侧行平面内穿刺技术,针尖到达胸锁乳突肌表面,回抽无血后注药(图3-6)。

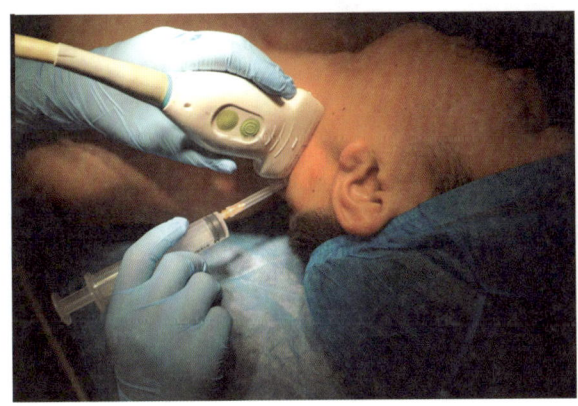

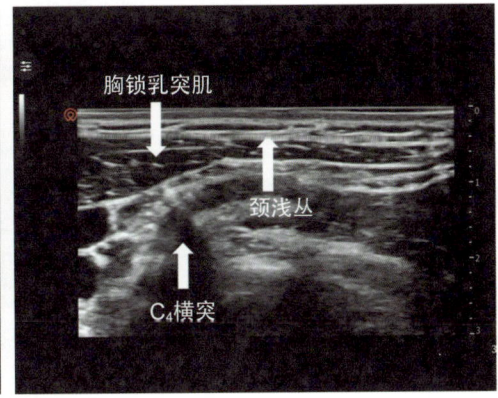

图3-6 颈浅丛阻滞

(五)贴士

(1)一般成年患者 $C_4 \sim C_7$ 横突图像清晰,但部分患者因解剖、高龄或体型等原因导致 C_2 或 C_3 横突图像常不能满意,因此难以分段实施颈深丛阻滞。此种情况下,可以仅在 C_4 节段通过增加局部麻醉药容量,完成颈深丛阻滞,一般需要注射约 15 mL 局部麻醉药。

(2) 颈浅丛阻滞麻醉科医师应用较少,疼痛科医师常使用该阻滞技术完成部分疼痛治疗。

(3) 实施颈中丛阻滞时,若胸锁乳突肌深面封套筋膜和椎前筋膜间隙不易分辨,可先在不确定的筋膜间隙推注少量生理盐水将筋膜分离,确定筋膜间隙后再推注局部麻醉药。另外,注药点应选择胸锁乳突肌后缘位置,穿刺针不易穿刺至胸锁乳突肌中间甚至前缘,容易导致阻滞不全或药液扩散至颈动脉鞘。

第三节 副神经阻滞

(一) 解剖概述

副神经是第Ⅺ对脑神经(CN11),属运动性脑神经。由起自脊髓核的脊髓根和起自疑核及迷走背核的延髓根组成,出颅后分支成为内侧支和外侧支。内侧支与迷走神经结合后,分布于咽喉部肌群,外侧支出颈静脉孔后,大部分走行至胸锁乳突肌外侧缘浅面、乳突下 4～5 cm 处,并在沿途发出分支,与少部分颈丛神经交通支共同支配斜方肌和胸锁乳突肌(图 3-7)。

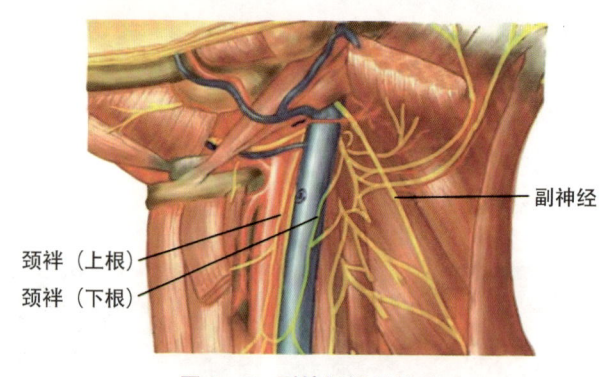

图 3-7 副神经解剖关系

(二) 适应证

颈部或肩背部的镇痛治疗,胸锁乳突肌和斜方肌疼痛的诊治。

(三) 禁忌证和并发症

1. 禁忌证

穿刺部位感染、局部麻醉药过敏等。

2. 并发症

穿刺导致的神经损伤、颈部血管损伤、出血、膈神经或颈丛等周围神经阻滞或损伤等。

(四) 超声引导操作方法

1. 乳突下入路

患者平卧位或侧卧位,平卧位时头偏向健侧,确定耳后乳突解剖位置。选用高频线阵探头,操作前探头套无菌保护套。碘伏消毒铺单,探头以脊柱短轴切面置于乳突下方 4~6 cm 处,可见图像内侧浅表的胸锁乳突肌后缘和深面的肩胛提肌。图像外侧或可见斜方肌,副神经走行于胸锁乳突肌后缘深面、肩胛提肌表面,呈低回声类圆形图像(图 3-8)。

从背侧向腹侧行短轴平面内穿刺技术,针尖穿刺至肩胛提肌内侧表面,回抽无血后注药。

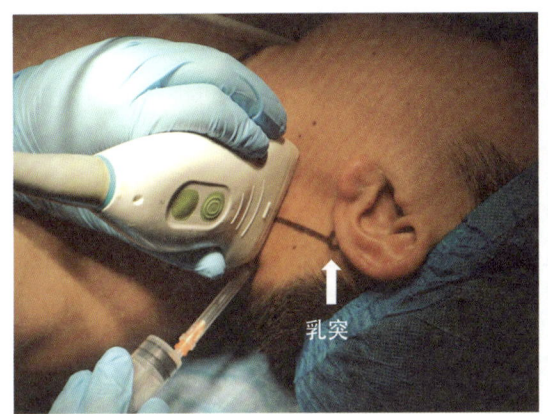

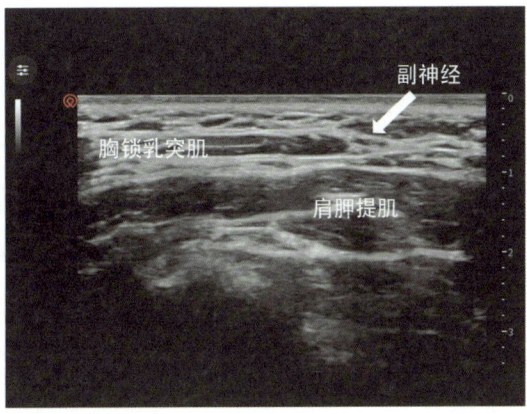

图 3-8 乳突下入路副神经阻滞

2. 锁骨上入路

患者平卧位或侧卧位,平卧位时头偏向健侧。选用高频线阵探头,操作前探头套无菌保护套。碘伏消毒铺单,探头以脊柱短轴切面置于锁骨上方 3~5 cm、腋后线位置。超声图像可见外侧的斜方肌、肩胛提肌,图像内侧可见中斜角肌,副神经走行于斜方肌前缘下方肌筋膜间隙内,呈低回声类圆形图像(图 3-9)。

从背侧向腹侧或从腹侧向背侧行平面内穿刺技术,针尖穿刺至斜方肌前缘下方筋膜间隙内,回抽无血后注药。

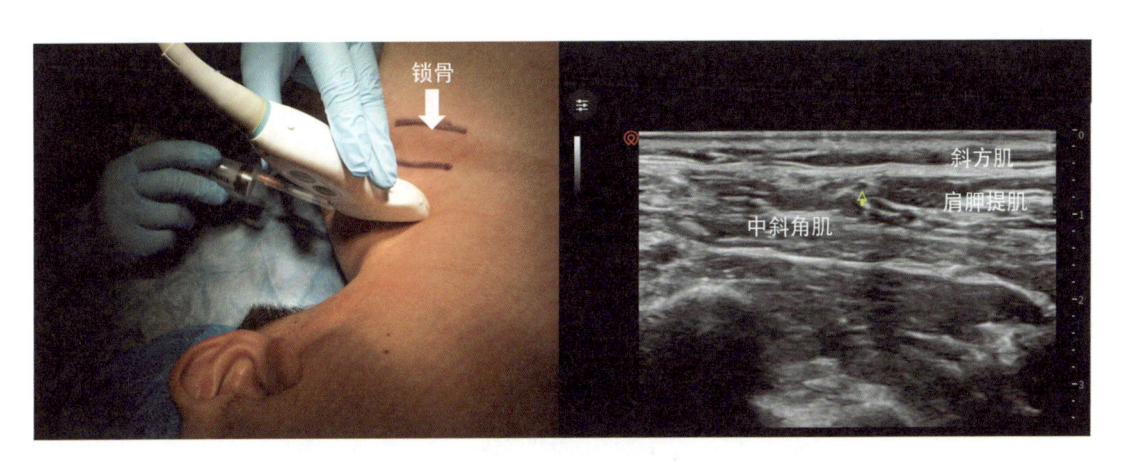

图 3-9 锁骨上入路副神经阻滞(右图黄色箭头为副神经)

(五) 贴士

(1) 副神经较细,也较难定位,行乳突下入路时,首选平面内穿刺技术,如不能确定副神经超声图像,可将针尖穿刺至胸锁乳突肌后缘、肩胛提肌浅面注药,使药液沿筋膜间隙扩散,阻滞副神经。

(2) 行锁骨上入路时,在锁骨头侧 3~5 cm 处扫查,探头在该水平向背侧滑动,直至出现斜方肌前缘图像(此时斜方肌图像较薄),常可见副神经图像。平卧位下行平面内穿刺技术,可从腹侧向背侧进针,侧卧位时可从背侧向腹侧进针。

(3) 副神经与耳大神经距离较近,因此容易混淆,在行锁骨上入路时,可能被同时阻滞,但副神经更靠近背侧,耳大神经更靠近腹侧,实施阻滞时需注意。

第四节 肌间沟臂丛神经阻滞

(一) 解剖概述

臂丛神经主要来源于 C_5~C_8 脊神经前支,C_4 和 T_1 有部分神经纤维参与,臂丛神经主要支配上肢的运动和感觉,同时发出分支参与支配前胸壁、侧胸壁和肩胛区的部分区域。

臂丛神经在椎间孔水平被颈横突间前肌和颈横突间后肌包绕,出各自的椎间孔后,走行于前、中斜角肌之间,一般形成上、中、下干。后从锁骨下方穿出继续下行,形成臂丛外侧束、内侧束和后束并逐渐交汇形成更多分支。在肌间沟水平实施臂丛神经阻滞,局部麻醉药难以浸润 C_8~T_1 发出的臂丛神经纤维,但注射较大容量的局部麻醉药,通过药液扩散,可能浸润这些神经(图 3-10)。

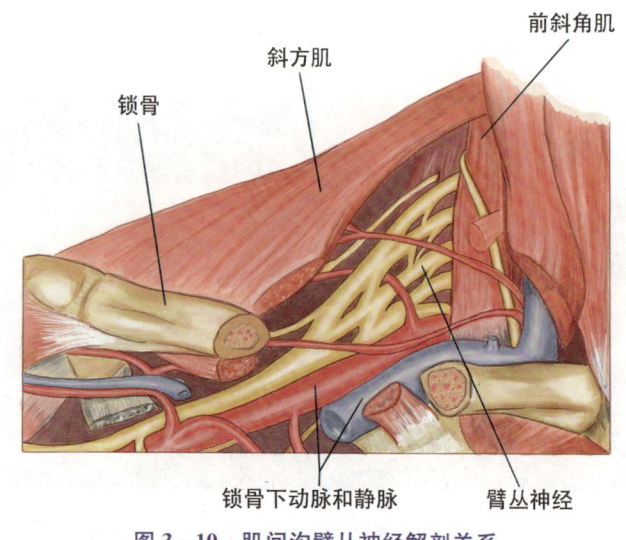

图 3-10 肌间沟臂丛神经解剖关系

(二) 适应证

颈、肩部和上臂手术的麻醉和镇痛，前臂、腕部和掌指手术的部分麻醉和镇痛。

(三) 禁忌证和并发症

1. 禁忌证

穿刺部位感染、皮肤破损、凝血功能障碍、局部麻醉药过敏等。

2. 并发症

霍纳综合征、喉返神经或膈神经阻滞、神经损伤、出血及血肿、气胸等。

(四) 超声引导操作方法

1. 短轴平面内技术

患者平卧位，头偏向健侧。选用高频线阵探头，操作前探头套无菌保护套。碘伏消毒铺单，探头以脊柱短轴切面置于锁骨上方，超声图像可见颈总动脉和颈内静脉（以该动、静脉为参照），从锁骨上窝向头侧平移探头直至超声图像出现C_7横突后结节和神经根（颈椎各节段横突和神经根扫查方法详见本章第一节），近场图像可见胸锁乳突肌、前斜角肌、中斜角肌。于C_7水平探头尾端稍向头侧倾斜或探头稍向尾侧滑动，即可追踪C_7神经根移行至肌间沟并组成臂丛下干，此时于前、中斜角肌之间常可见臂丛神经上、中、下三干（C_6或可见双根结构）呈斜形分布。

从背侧向腹侧行平面内穿刺技术，针尖穿刺至臂丛神经周围，回抽无血后注药（图3-11）。

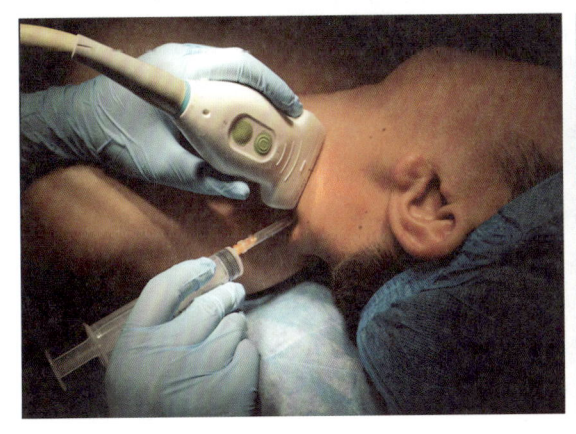

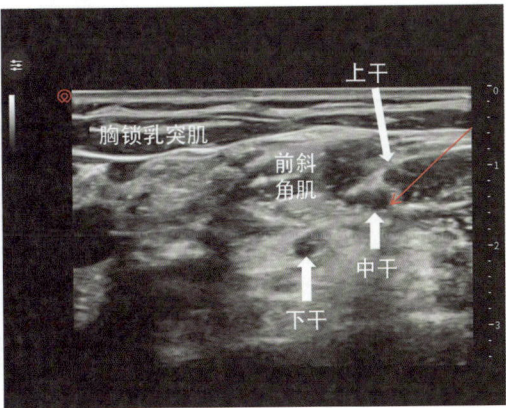

图3-11 肌间沟臂丛神经阻滞平面内穿刺技术（红色箭头为穿刺针）

2. 短轴平面外技术

患者平卧位，头偏向健侧。选用高频线阵探头，操作前探头套无菌保护套。碘伏消毒铺单，扫查方法同"短轴平面内穿刺技术"，超声图像可见颈总动脉、颈内静脉、前斜角肌、中斜角肌、C_7横突后结节和神经根。于C_7水平探头尾端稍向头侧倾斜或探头稍向尾侧滑动，即可追踪C_7神经根移行至肌间沟并组成臂丛下干，此时于前、中斜角肌之间常可见臂丛神经上、中、下三干(C_6或可见双根结构)呈斜形分布。

将臂丛神经置于屏幕中央位置，打开超声中位线功能，使中位线穿过臂丛神经，从探头中点标记处进针，穿刺至臂丛神经周围，回抽无血后注药(图3-12)。

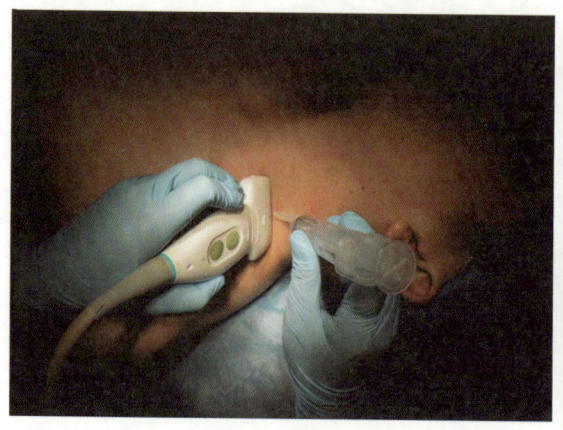

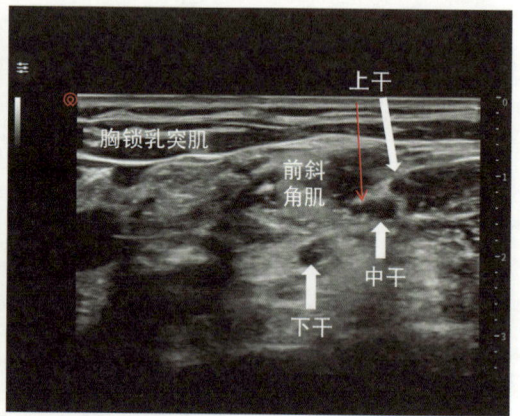

图3-12 肌间沟臂丛神经阻滞平面外穿刺技术(红色箭头为穿刺针)

(五) 贴士

(1) 部分患者超声下可见颈横动脉走行于前斜角肌表面，使用彩色多普勒可观察颈横动脉图像，阻滞时须避开颈横动脉，尤其在实施平面外穿刺技术时。

(2) 膈神经常走行于前斜角肌内侧表面，被椎前筋膜覆盖，以脊柱短轴切面扫查时，膈神经显示为小的圆形低回声图像。阻滞前(尤其是平面外穿刺技术)须确定膈神经位置，穿刺时避开膈神经，尤其是针尖在臂丛上干位置注药，局部麻醉药容易沿椎前筋膜向内侧扩散浸润膈神经。另外，中斜角肌内有肩胛背神经和胸长神经走行，行平面内穿刺技术时，避免穿刺针对两者造成机械损伤。

(3) 颈外静脉常走行于中斜角肌表面或前斜角肌外侧缘皮下，麻醉医师扫查臂丛神经时，常在不经意间将颈外静脉压扁，甚至忽略颈外静脉。建议无论行哪种穿刺技术，在进针前都应将探头轻抬并打开彩色多普勒功能，使颈外静脉恢复血液流动并确定具体位置，阻滞时避开颈外静脉，以免损伤。一般完成臂丛阻滞拔针后针孔流血，都是由颈外静脉损伤所致。

(4) 肌间沟臂丛神经走行于前、中斜角肌之间，超声下表现为"豌豆荚征"。实施平面内或平面外阻滞技术时，针尖都可先穿刺至中、下干之间注药，再穿刺至上、中干之间注药，操作过程中根据药液扩散情况做适当调整。无论是平面内阻滞技术还是平面外阻滞技术，针尖都应避免直接穿刺到神经纤维内，即针尖不可直接刺入"豌豆"内，可在"豌豆与豌豆"之间注药。

第五节　锁骨上窝入路臂丛神经阻滞

(一) 解剖概述

臂丛神经在肌间沟水平形成神经干，继续向下、向外侧走行至锁骨上窝水平，后从锁骨深面穿出向下移行。在锁骨上窝，C_8和T_1脊神经前支与臂丛神经相交通，并分支成为6股（3支前股和3支后股）支配不同区域。臂丛神经在锁骨上窝远端发出胸长神经、胸内侧神经、胸外侧神经和肩胛上神经，而在锁骨下水平，继续发出胸背神经和腋神经等分支。

锁骨下动脉在臂丛神经深面走行，是实施该入路臂丛阻滞的重要参照，而锁骨下静脉则常走行于锁骨下动脉的深面。锁骨上窝水平是臂丛神经最集中的解剖位置，在该入路实施臂丛阻滞，镇痛效果常较为满意，也是实施连续阻滞的理想位置（图3-13）。

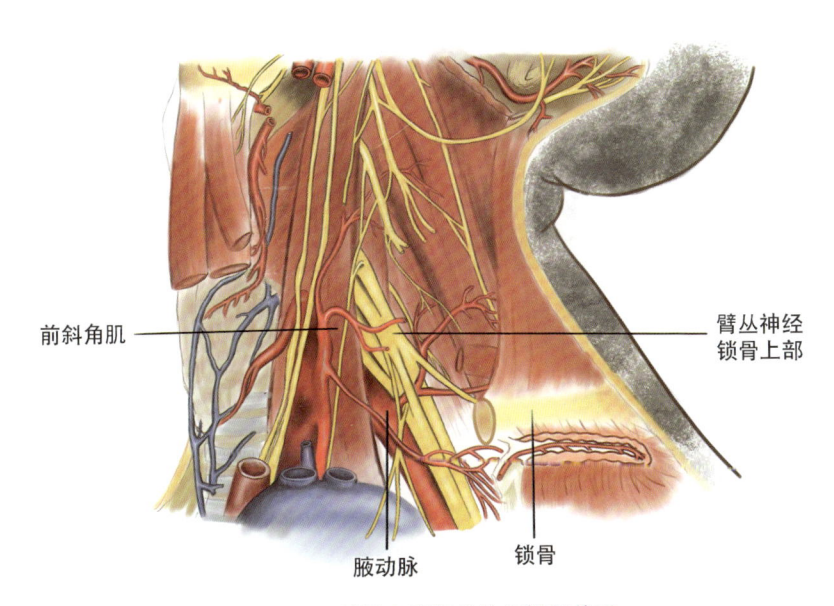

图3-13　锁骨上窝臂丛神经解剖关系

(二) 适应证

适用于肩部、上臂、肘部、前臂的麻醉和镇痛。

(三) 禁忌证和并发症

1. 禁忌证

穿刺部位感染、凝血功能障碍、肺部疾病等。

2. 并发症

气胸、肺损伤、出血、神经损伤、局部麻醉药中毒等。

(四) 超声引导操作方法

1. 短轴平面内技术

患者平卧位,头偏向健侧。选用高频线阵探头,操作前探头套无菌保护套。碘伏消毒铺单,探头以脊柱短轴切面置于锁骨上窝位置,可先将探头靠在锁骨上缘,探头尾端缓慢向头侧倾斜,使声束移向胸腔方向,直至图像中出现清晰的锁骨下动脉短轴图像、第1肋骨影和胸膜,此时,臂丛神经表现为类似蜂窝的"团块"状图像,位于锁骨下动脉外侧或外上方。

从外侧向内侧行平面内穿刺技术,针尖穿刺至臂丛神经外侧,突破鞘膜,回抽无血后注药。若局部麻醉药扩散不理想,需重新调整针尖位置后再注药(图3-14)。

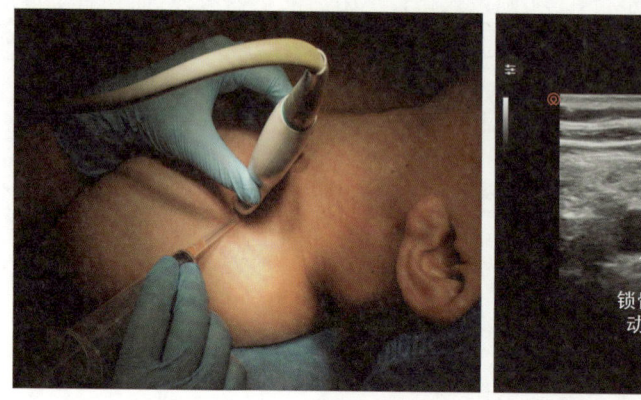

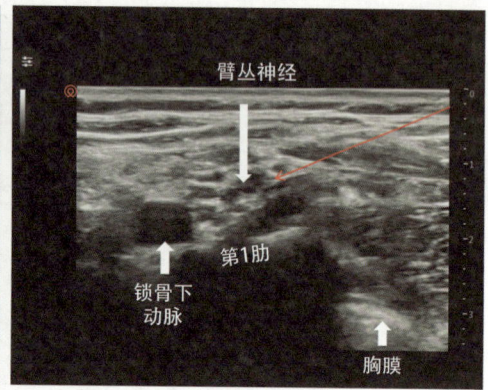

图3-14 锁骨上窝入路臂丛神经阻滞平面内穿刺技术(红色箭头为穿刺针)

2. 短轴平面外技术

扫查方法同"短轴平面内技术"。确定臂丛神经图像后,打开超声中位线功能,将臂丛神经置于屏幕中央,右侧深度标尺可评估臂丛神经和皮肤的距离,穿刺点旁开探头边缘5~10 mm并从探头中点标记处进针,穿刺至臂丛神经鞘膜内,回抽无血后注药。若局部麻醉药扩散不理想,需重新调整针尖位置后再注药(图3-15)。

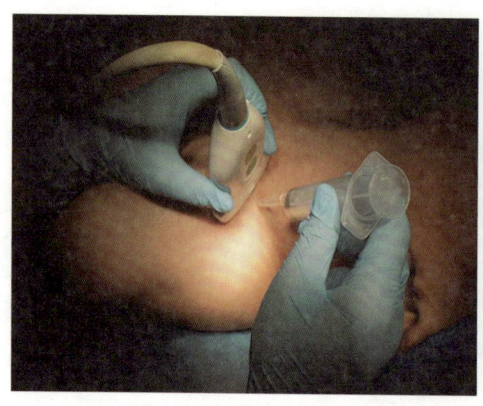

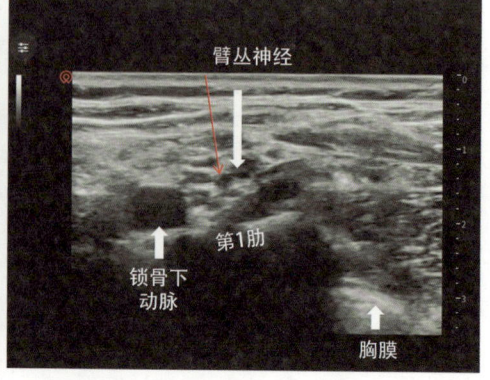

图3-15 锁骨上窝入路臂丛神经阻滞平面外穿刺技术(红色箭头为穿刺针)

(五) 贴士

(1) 锁骨上窝臂丛神经最为集中,受头颈部活动影响较小,是实施上肢连续阻滞的理想位置。建议置管位置选择臂丛神经"团块"的深面,更利于导管稳定。

(2) 最佳切面的锁骨上窝臂丛神经图像能清晰地看到锁骨下动脉短轴图像,C_8 和 T_1 脊神经前支汇合后走行于锁骨下动脉外侧、与动脉毗邻,后逐渐形成尺神经、胸内侧神经、臂内侧皮神经、前臂内侧皮神经并参与组成正中神经,阻滞时须观察局部麻醉药是否浸润 C_8 和 T_1 脊神经前支,必要时及时调整穿刺针位置。

(3) 由于锁骨上窝位置臂丛神经集中,阻滞时须避免反复穿刺神经"团块"而造成的大面积臂丛神经的损伤。

(4) 该入路距离胸膜较近,应首选平面内穿刺技术,以降低损伤胸膜的风险。

第六节 锁骨下入路臂丛神经阻滞

(一) 解剖概述

臂丛神经在锁骨上窝水平集中后,在锁骨深面继续向外、向下走行,穿出锁骨后围绕腋动脉交汇形成外侧束、内侧束和后束。在锁骨周围发出胸外侧神经、胸内侧神经、臂内侧皮神经、前臂内侧皮神经、胸背神经、腋神经和肩胛上神经等分支经,支配相对应的区域,包括部分胸壁区域和部分肩背部区域(图 3-16)。

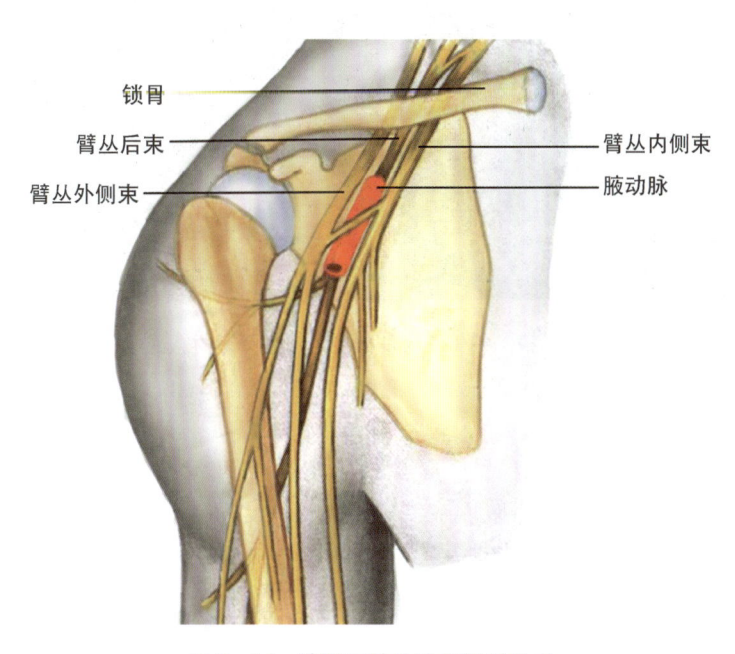

图 3-16 锁骨下臂丛神经解剖关系

（二）适应证

适用于上臂大部分区域、肘部、前臂、腕部和手部的麻醉和镇痛。

（三）禁忌证和并发症

1. 禁忌证

患者拒绝、局部感染、凝血功能异常、局部麻醉药过敏或锁骨下留置静脉导管等。

2. 并发症

神经损伤、出血、局部麻醉药中毒、气胸等。

（四）超声引导操作方法

1. 锁骨下方入路

患者平卧位，头偏向健侧。选用高频线阵探头，操作前探头套无菌保护套。碘伏消毒铺单，探头长轴垂直于锁骨置于锁骨下缘中点，超声图像可见胸大肌、胸小肌，探头尾端向患者中线稍倾斜或探头稍向外侧滑动至锁骨外 1/3 处，超声图像可见胸大肌、胸小肌和腋动、静脉短轴图像。彩色多普勒或脉冲多普勒能快速判断动、静脉属性，确定腋动脉后，在腋动脉周围可见臂丛外侧束、内侧束和后束，呈稍低回声"蜂窝"状图像（图 3-17）。

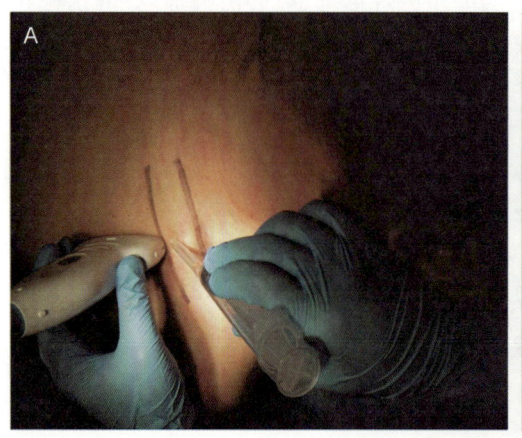

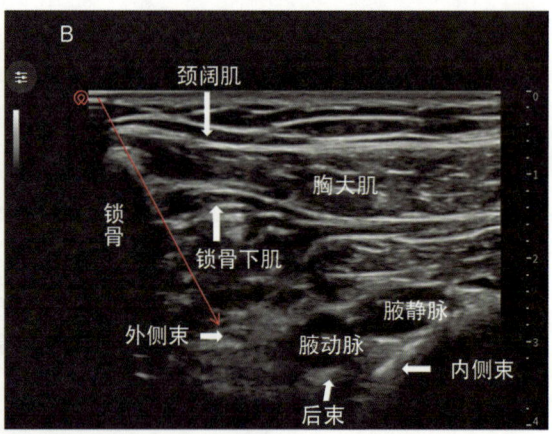

图 3-17 锁骨下臂丛神经阻滞锁骨下方入路
A. 皮肤标记处为锁骨。B. 红色箭头为穿刺针

在锁骨下缘由头侧向尾侧进针，行平面内穿刺技术，先穿刺至内侧束，回抽无血后注药，后调整穿刺针至外侧束，回抽无血后再注药，使药液向后束方向扩散。

2. 锁骨后方入路

扫查方法类似锁骨下方入路，探头长轴垂直置于锁骨下缘后向头侧滑动 1~2 cm，使探头边缘压在锁骨上，超声图像头侧显示锁骨骨影。

从锁骨上缘,由头侧向尾侧进针,行平面内穿刺技术,穿刺针进皮后紧贴锁骨背面,避免因穿刺针和皮肤角度过大而造成的血管和神经损伤。继续进针,在锁骨骨影下方可见针影逐渐显现,突破锁骨下肌后,将针尖穿刺至臂丛神经周围,回抽无血后在外侧束和内侧束注药(图3-18)。

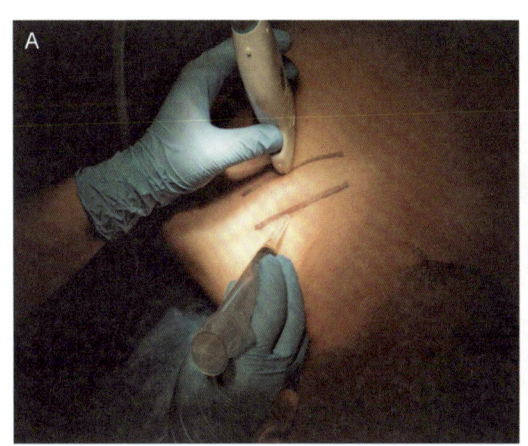

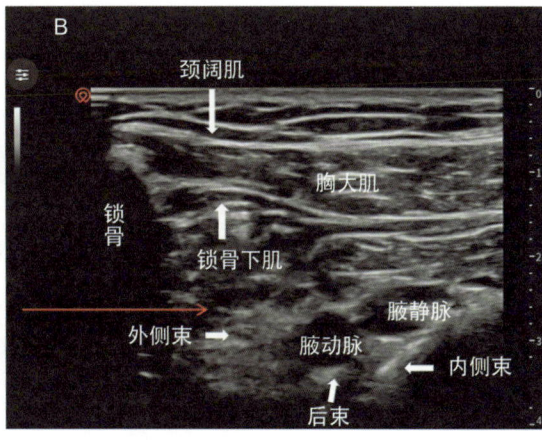

图3-18 锁骨下臂丛神经阻滞锁骨后方入路
A. 皮肤标记处为锁骨。B. 红色箭头为穿刺针

(五)贴士

(1)锁骨下臂丛神经阻滞虽然可以选择行平面外穿刺技术,但因进针点距离胸膜和血管较近,建议首选平面内穿刺技术,尽可能提高操作的安全性。

(2)行锁骨后方入路阻滞时,探头向尾侧滑动并加深图像深度可探及胸膜,为避免损伤胸膜,在锁骨头侧进针后,穿刺针应尽可能贴近锁骨背侧,超声图像在锁骨下方看到针影后再根据患者情况调整穿刺针角度实施阻滞。

(3)行锁骨下方入路阻滞时,超声图像头侧扫查到的锁骨短轴骨影是重要参照,但穿刺时可将探头向尾侧滑动以避开锁骨阻挡。另外,应避免从尾侧向头侧方向穿刺,以免损伤胸膜和腋静脉。

(4)一般臂丛神经外侧束和内侧束分布于腋动脉两侧,阻滞相对容易,而后束在腋动脉深面,常需通过药液扩散浸润,若扩散不佳,应及时调整针尖位置阻滞后束。

第七节 肋锁间隙入路臂丛神经阻滞

(一)解剖概述

肋锁间隙臂丛神经是指走行在锁骨和第2肋骨之间间隙内的臂丛神经,该位置的臂丛神经分为外侧束、内侧束和后束,走行于腋动脉后方、胸大肌和锁骨下肌深面,腋静脉位于腋动脉内侧,臂丛神经深面是胸膜和前锯肌。该入路神经相对浅表,利于穿刺(图3-19)。

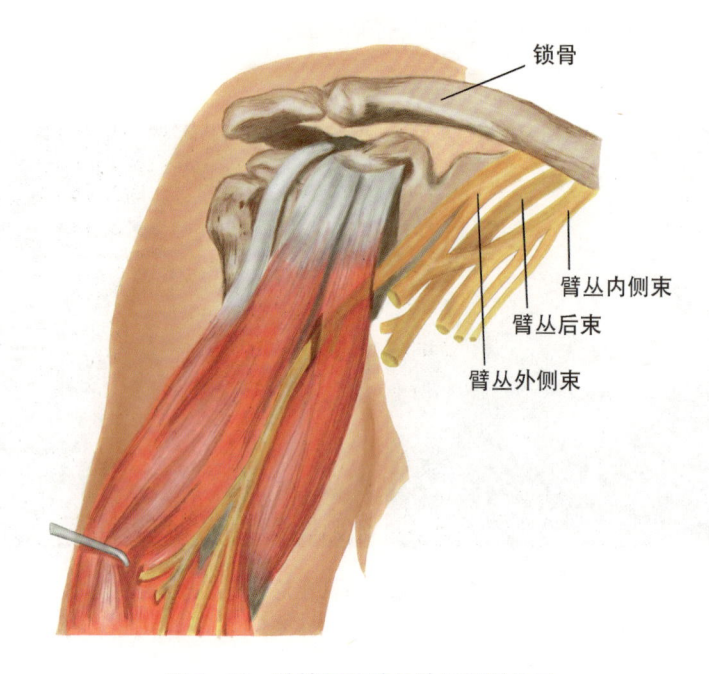

图 3-19　肋锁间隙臂丛神经解剖关系

（二）适应证

肘部、前臂、腕部和手部手术的麻醉和镇痛。

（三）禁忌证和并发症

1. 禁忌证

锁骨或肋骨骨折、凝血功能异常、穿刺部位皮肤损伤或感染、气胸等。

2. 并发症

气胸、出血、局部麻醉药中毒、神经损伤等。

（四）超声引导操作方法

患者平卧位,头稍偏向健侧,患肢外展90°。选用高频线阵探头,操作前探头套无菌保护套。碘伏消毒铺单,探头以横断面置于锁骨下缘外1/3位置,使声束垂直于皮肤,此时声束从锁骨和第2肋之间的间隙穿过,超声图像近场可见胸大肌和胸小肌,其深面是腋动、静脉短轴切面图像,腋动脉外侧显示臂丛神经外侧束、内侧束和后束,呈"蜂窝"状图像特征,远场图像可见胸膜和前锯肌(图3-20)。

从外侧向内侧行平面内穿刺技术,可避开腋动、静脉。针尖穿刺至臂丛神经周围,回抽

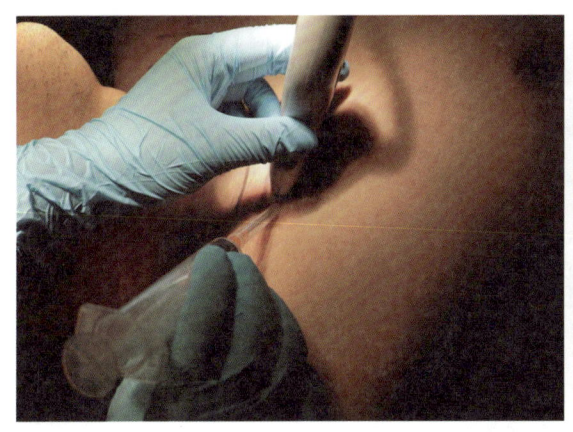

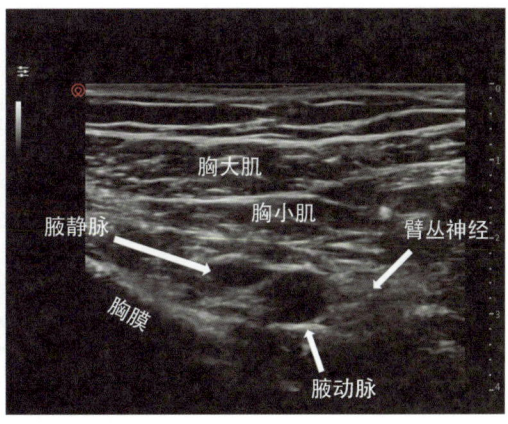

图 3-20 肋锁间隙入路臂丛神经阻滞

无血后注药。也可采用平面外穿刺技术,但因该入路臂丛神经距离胸膜和血管较近,建议首选平面内穿刺技术。

(五) 贴士

(1) 对健壮或胸壁较厚的患者,实施阻滞前,上肢外展并将一薄枕垫于背部肩胛骨上段,可使胸壁肌肉拉伸,神经血管凸显于浅表,更利于穿刺。

(2) 少部分患者锁骨肩峰端稍向上翘,这使得肋锁间隙空间扩大,但超声解剖可能会有所变化,在扫查腋动、静脉时,需要摆动或旋转探头,以得到更理想的腋动脉短轴切面图像作为参照来定位臂丛神经,另外需要注意胸大肌深面或有头静脉。

(3) 行平面外穿刺时,打开中位线功能,将臂丛神经图像置于屏幕中央位置,穿刺前参照屏幕一侧深度标尺预估进针深度,从探头中点标记处进针,注意针尖位置。

第八节 喙突旁入路臂丛神经阻滞

(一) 解剖概述

喙突旁入路也称为锁骨下喙突内侧入路,该入路阻滞位置位于肋锁间隙稍外侧、胸大肌和胸小肌深面、腋动脉第2段水平。臂丛神经内侧束、外侧束和后束走行至喙突内侧时,逐渐包绕腋动脉形成三角形分布。该阻滞位置距离胸膜较近,探头偏向内侧时,常可见胸膜图像(图 3-21)。

(二) 适应证

肘部、前臂、腕部和手部手术的麻醉和镇痛。

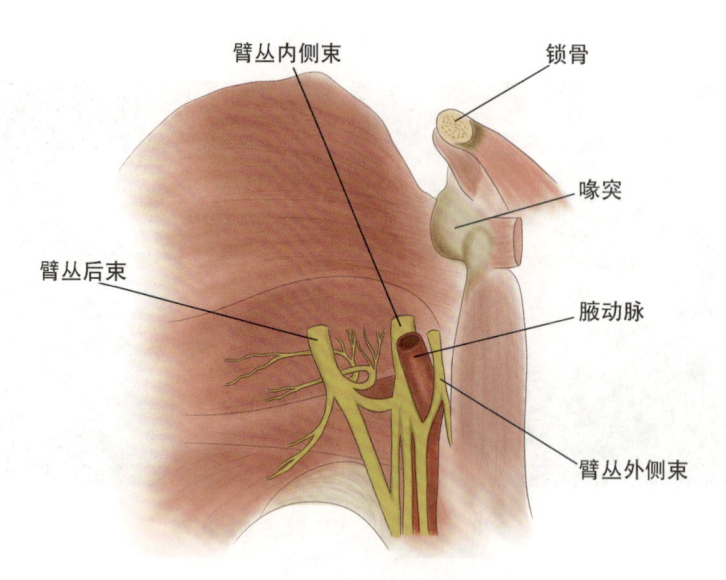

图 3-21 喙突旁臂丛神经解剖关系

(三) 禁忌证和并发症

1. 禁忌证

穿刺部位皮肤缺损或感染、凝血功能异常或气胸等。

2. 并发症

气胸、血管损伤、局部麻醉药中毒、神经损伤等。

(四) 超声引导操作方法

1. 短轴平面内技术

患者平卧位,头稍偏向健侧。选用高频线阵探头,操作前探头套无菌保护套。碘伏消毒铺单,探头垂直于锁骨置于锁骨下缘、喙突内侧 1~2 cm 处。探头尾端可稍向外侧倾斜,更利于确定腋动、静脉短轴图像。近场图像可见胸大肌和胸小肌,臂丛神经外侧束、内侧束和后束表现为不规则"蜂窝"状图像围绕腋动脉呈三角形态分布,远场图像或可见胸膜滑动。

操作者位于患者头侧,从头侧向尾侧行平面内穿刺技术,针尖穿过胸大肌和胸小肌后到达臂丛神经外侧束,可先行外侧束阻滞,注药过程中观察药液可能向后束方向扩散,后调整穿刺针角度,从腋动脉前壁穿刺至内侧束完成阻滞(图 3-22)。

2. 短轴平面外技术

探头扫查位置及超声图像与"短轴平面内技术"一致。阻滞前,打开超声中位线功能,将腋动脉置于中线位置,臂丛神经外侧束和内侧束分布于腋动脉两侧,通过屏幕一侧深度标尺可快速预估神经与皮肤的距离和进针深度,穿刺针从探头中点标记处进针,针尖到达腋动脉上方调整穿刺针角度,分别阻滞外侧束和内侧束,并在注药过程中观察药液扩散至后束的情况,或需单独阻滞后束(图 3-23)。

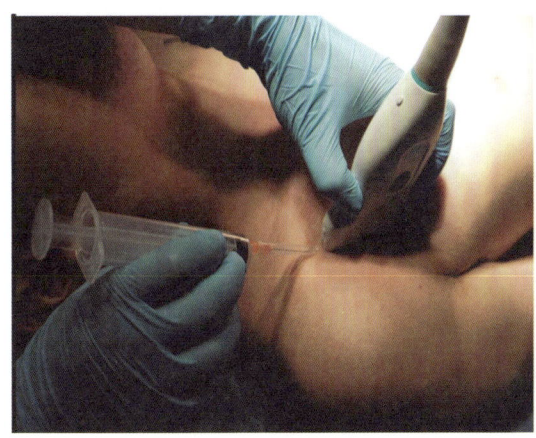

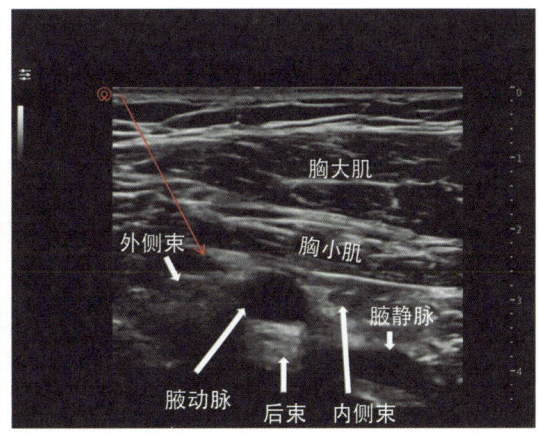

图 3-22 喙突旁入路臂丛神经阻滞平面内穿刺技术（红色箭头为穿刺针）

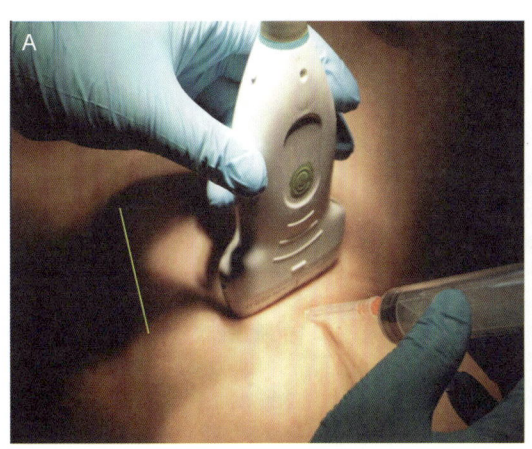

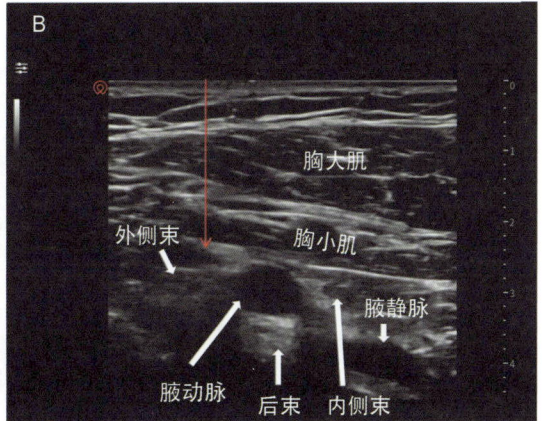

图 3-23 喙突旁入路臂丛神经阻滞平面外穿刺技术
A. 图中黄色线条为锁骨。B. 图中红色箭头为穿刺针

（五）贴士

（1）行短轴平面内阻滞技术时，穿刺针一般从头侧向尾侧进针，以避开胸膜和腋静脉，但进针点可能被锁骨阻挡，此时探头可稍向尾侧滑动，留出进针空间。

（2）肥胖患者或胸壁较厚者，实施该阻滞前，可在患者背部肩胛区垫一薄枕，同时将上肢外展，使胸大肌和胸小肌拉伸稍变薄、神经凸显于浅表，以利于实施阻滞。

（3）行短轴平面外穿刺技术时，超声中位线功能和探头中点标记能使穿刺更加精准。进针点选择距离探头边缘约 1 cm 处。

（4）从头侧向尾侧进针前，为避免压迫血管，可将探头轻轻抬起，观察进针点周围图像是否有头静脉或腋动脉三角肌支阻挡。若有这些血管阻挡，须重新设计穿刺路径，以免损伤。若选择从尾侧向头侧进针，穿刺前要先观察胸膜和腋静脉位置并设计穿刺路径。

第九节　肌皮神经阻滞

（一）解剖概述

肌皮神经来源于 C_5～C_7 脊神经前支，于锁骨下方第 2 或第 3 肋水平由臂丛神经外侧束发出，继续向下走行发出肌支支配肱二头肌、喙肱肌和肱肌。肌皮神经走行至肘关节处延续为前臂外侧皮神经，支配前臂外上侧（图 3-24）。

（二）适应证

上臂和前臂外上侧的麻醉和镇痛。

（三）禁忌证和并发症

1. 禁忌证

患者拒绝、穿刺部位感染或皮肤破损、局部麻醉药过敏等。

2. 并发症

出血、神经损伤或局部麻醉药中毒等。

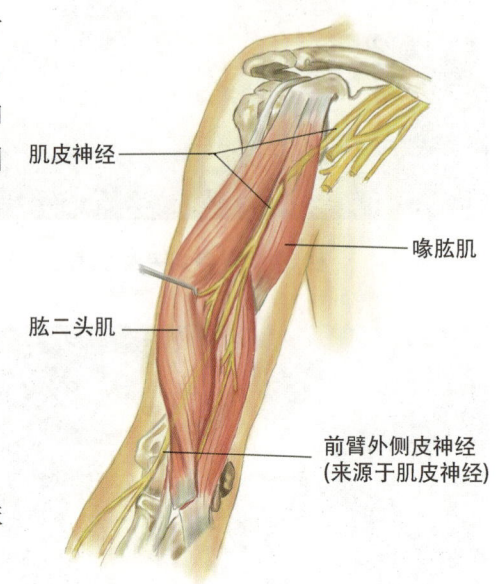

图 3-24　肌皮神经解剖关系

（四）超声引导操作方法

患者平卧位，上肢外展 45°～90°，掌心向上，操作者位于患者头侧。选用高频线阵探头，操作前探头套无菌保护套。碘伏消毒铺单，探头以肱骨短轴切面置于肱骨外科颈水平，超声图像可见肱骨短轴骨影，其上方为喙肱肌，肌皮神经走行于喙肱肌内，表现为强回声"条索"征图像，"条索"中央有低回声神经图像。将探头从肱骨外科颈水平向远心端滑动，可追踪观察肌皮神经从喙肱肌内走行至肱肌与肱二头肌之间的肌间隙内，在该位置也可阻滞肌皮神经（图 3-25）。

操作者位于患者头则，从头侧向尾侧行短轴平面内穿刺技术，针尖穿刺至肌皮神经周围，回抽无血后注药。

（五）贴士

（1）在肱骨外科颈水平从头侧向尾侧穿刺，可先阻滞肌皮神经。如需实施腋路臂丛神经阻滞，可退针后调整穿刺针角度，再穿刺至腋动脉周围实施阻滞。

（2）肌皮神经可根据手术范围或镇痛需求单独阻滞，如前臂外上侧取皮或植皮的神经阻滞镇痛等。探头向腋窝滑动，可追踪肌皮神经回到腋鞘，在腋窝处仍可以阻滞肌皮神经。

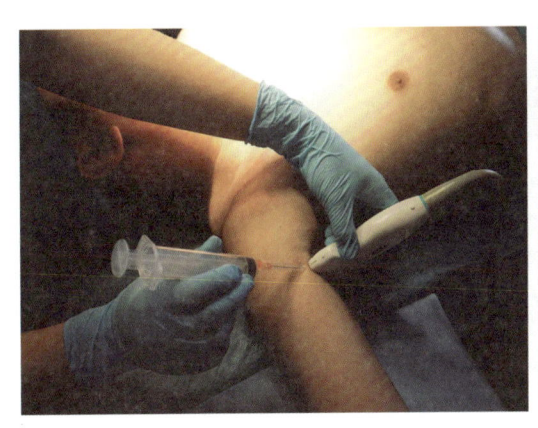

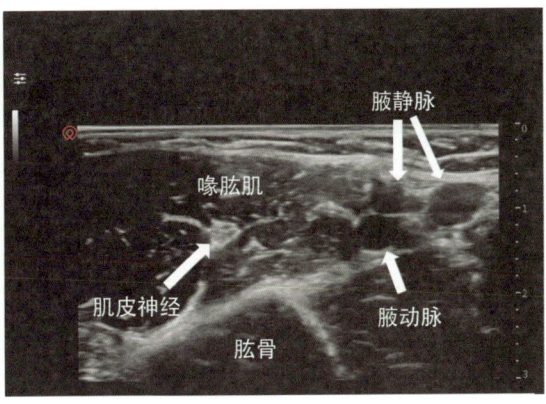

图 3-25 肌皮神经阻滞平面内穿刺技术

第十节 腋路臂丛神经阻滞

(一) 解剖概述

腋路臂丛神经阻滞是盲法臂丛阻滞的经典技术,对上臂、前臂、腕部和手等部位的手术都有理想的镇痛效果。臂丛神经从锁骨下方穿出后,向远端走行至腋窝,形成以桡神经、尺神经、正中神经、肌皮神经和腋神经为主的臂丛神经分支,在腋窝水平围绕腋动、静脉,形成血管神经鞘,并被喙肱肌、肱二头肌、肱三头肌和背阔肌等包绕。在肱骨外科颈水平,腋神经绕至后方走行,肌皮神经向前上方走行,桡神经、尺神经和正中神经围绕腋动、静脉继续向远端走行(图 3-26)。

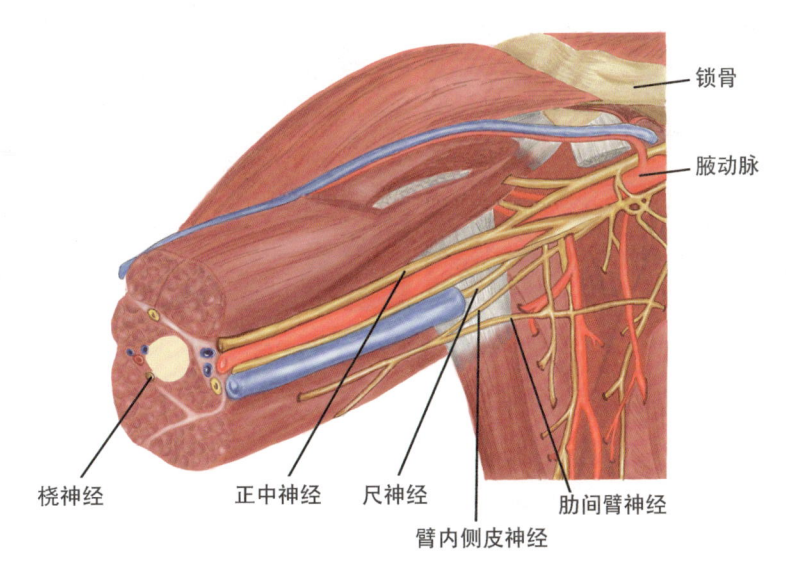

图 3-26 腋路臂丛神经解剖关系

（二）适应证

上臂、肘部、前臂、腕部和手的麻醉和镇痛。

（三）禁忌证和并发症

1. 禁忌证

穿刺部位感染、凝血功能异常、腋窝淋巴结肿大等。

2. 并发症

出血、局部麻醉药中毒、神经损伤等。

（四）超声引导操作方法

患者平卧位，上肢外展 45°～90°，掌心向上，操作者位于患者头侧。选用高频线阵探头，操作前探头套无菌保护套。碘伏消毒铺单，探头以肱骨短轴切面置于肱骨外科颈水平。超声远场图像可见肱骨短轴骨影，其浅面为喙肱肌、肱二头肌、大圆肌、腋动脉和腋静脉，其中腋动脉短轴图像是腋路臂丛神经阻滞的重要参照。一般情况下，腋动脉外侧是正中神经和前臂内侧皮神经、内侧是尺神经、动脉深面是桡神经，这些神经多呈不规则"蜂窝"状图像。

从头侧向尾侧行短轴平面内穿刺技术，针尖先穿刺至腋动脉外侧实施正中神经和前臂外侧皮神经阻滞，并观察药液向对侧扩散情况，一般可扩散至尺神经，后调整穿刺针角度，从腋动脉后壁深面穿过阻滞桡神经（图 3-27）。

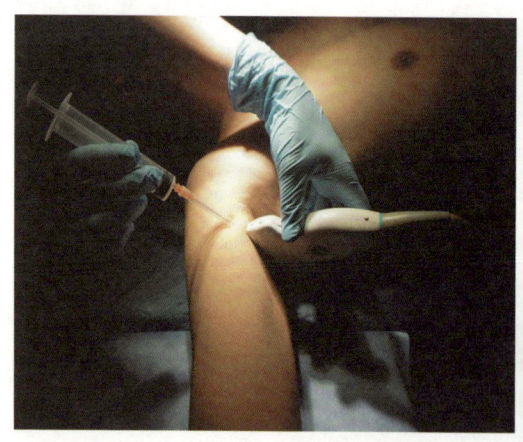

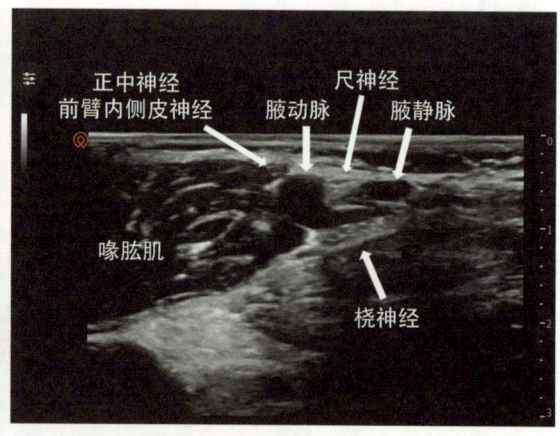

图 3-27 腋路臂丛神经阻滞

（五）贴士

（1）腋窝解剖结构复杂，神经解剖关系常有很大的个体差异，阻滞前要仔细观察神经走行和各支神经解剖分布情况，设计穿刺路径，并在注药过程中观察药液浸润各支神经的情况，及时调整穿刺针位置。

（2）除了腋动、静脉以外，臂丛神经周围还常出现许多侧支循环，因此一定要在进针前使用彩色多普勒或能量多普勒功能，辨识神经周围小血管分布情况，设计穿刺路径。

（3）操作前确定手术切口和手术侵犯范围，腋路臂丛阻滞可一次进针同时阻滞肌皮神经和腋路臂丛神经，进针前评估肌皮神经与腋路臂丛神经解剖关系，选择长度适合的穿刺针实施阻滞。操作者位于患者头侧，从头侧向尾侧进针可先阻滞肌皮神经，再调整穿刺针角度阻滞腋路臂丛神经。

（4）多普勒功能对神经周围的小血管可能无法显示彩色血流信号，这与设备性能和操作者扫查技巧都有关系。因此，在实施腋路臂丛神经阻滞时，回抽注射器动作须轻柔，若针尖刺破小血管，常不易发现，容易在回抽时将破损的血管壁回吸到针孔处堵住针孔，造成回抽无血。但注药时，药液可能注入小血管内，血管内出现"红细胞叠套"现象，超声图像显示微小区域出现"瞬白"图像，此时提示已发生血管内注药。

第十一节　腋神经阻滞

（一）解剖概述

腋神经来源于 $C_5 \sim C_6$ 脊神经前支，从锁骨下水平臂丛后束发出后，走行至肱骨外科颈水平绕行至肱骨后方，并发出肩关节支支配肩关节下部，后与旋肱后动脉一起进入四边孔，在四边孔水平再发出分支，支配三角肌、小圆肌和肱三头肌等（图3-28）。

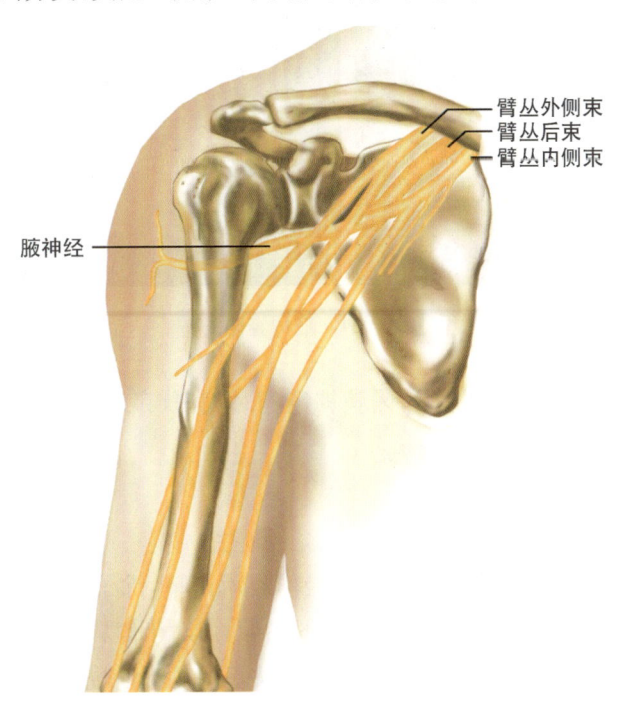

图3-28　腋神经解剖关系

（二）适应证

肩关节外侧手术的麻醉和镇痛，需联合其他神经阻滞技术共同应用。

（三）禁忌证和并发症

1. 禁忌证

穿刺部位皮肤缺损或感染、局部麻醉药过敏等。

2. 并发症

出血、局部麻醉药中毒或神经损伤等。

（四）超声引导操作方法

患者侧卧位或坐位，上肢置于身体两侧。选用高频线阵探头，操作前探头套无菌保护套。碘伏消毒铺单，探头以肱骨长轴切面置于背侧腋窝皱襞上方。超声图像可见三角肌后束、小圆肌、肱骨和肱三头肌长头等解剖结构。彩色多普勒下可见三角肌、小圆肌和肱三头肌间有旋肱后动脉短轴图像彩色血流信号，腋神经走行于肌筋膜间隙内、旋肱后动脉深面，呈"梭形"稍高回声图像（图3-29）。

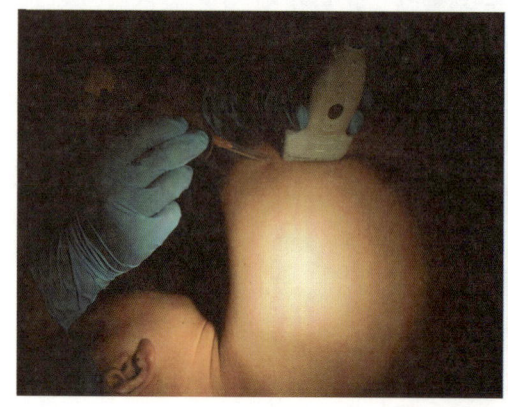

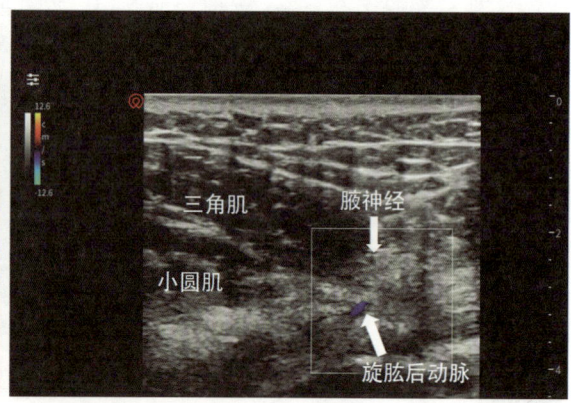

图3-29 腋神经阻滞

从头侧向尾侧行平面内穿刺技术，因腋神经相对较深，穿刺针需适当增加角度，针尖穿刺至旋肱后动脉深面、腋神经周围注药。

（五）贴士

（1）四边孔入路腋神经阻滞解剖关系和操作技术简单，除了利用肌肉解剖关系定位腋神经外，旋肱后动脉可作为更容易定位腋神经的参照，但对于健壮或肥胖的患者或因设备性能及声衰减等原因可能造成彩色多普勒功能下无法显示血流信号，操作者应优化超声参数、观察灰阶图像下动脉搏动或使用脉冲多普勒等其他超声功能协助定位血管位置。

(2) 因不同操作者放置探头的位置或存在略微差异,也可能由于不同患者的解剖个体差异,致使扫查到的腋神经可能走行于旋肱后动脉周围,阻滞时应根据不同患者超声图像判断神经具体位置再实施阻滞。

第十二节 肩胛上神经阻滞

(一) 解剖概述

肩胛上神经来源于 $C_5 \sim C_6$ 脊神经前支,于锁骨上方臂丛神经上干发出后,走行至颈后三角,继续向下走行于肩胛舌骨肌旁直至斜方肌,与肩胛上动脉伴行向下穿过冈上肌和肩胛上切迹,发出分支至冈下窝,支配冈上肌和冈下肌,并发出关节支参与支配肩关节(图 3-30)。

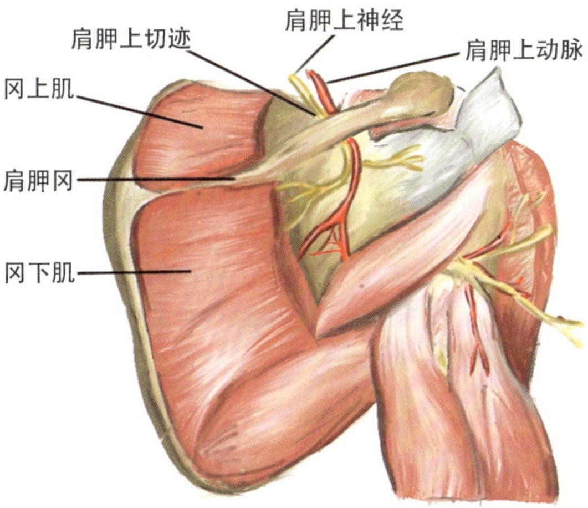

(二) 适应证

肩关节和肩胛骨手术的部分镇痛和诊断性治疗等。

图 3-30 肩胛上神经解剖关系

(三) 禁忌证和并发症

1. 禁忌证

穿刺部位皮肤缺损或感染、局部麻醉药过敏等。

2. 并发症

神经损伤、血肿、气胸、局部麻醉药中毒等。

(四) 超声引导操作方法

1. 锁骨上窝入路

患者平卧位,头偏向健侧。选用高频线阵探头,操作前探头套无菌保护套。碘伏消毒铺单,探头以脊柱短轴切面置于锁骨上窝、锁骨外 1/2 处,先将探头靠在锁骨上缘,探头尾端缓慢向背侧倾斜,使声束移向胸腔方向,图像中出现清晰的锁骨下动脉短轴图像、第 1 肋骨影和胸膜,此时,臂丛神经位于锁骨下动脉外侧,此为锁骨上窝臂丛神经阻滞切面图像。肩胛上神经走行于臂丛神经"团块"外上方、肩胛舌骨肌内侧,超声下表现为低回声圆形或卵圆形图像(图 3-31)。

从外侧向内侧行平面内穿刺技术,穿刺针穿过肩胛舌骨肌至肩胛上神经周围,回抽无血后注药。

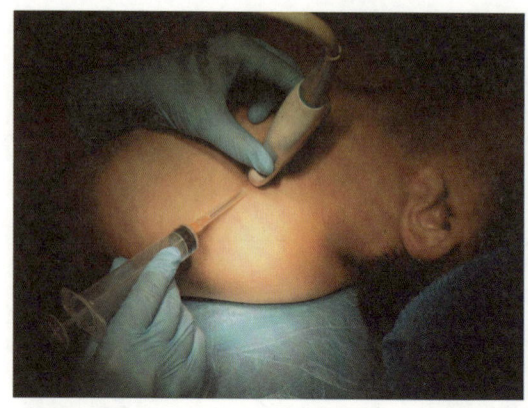

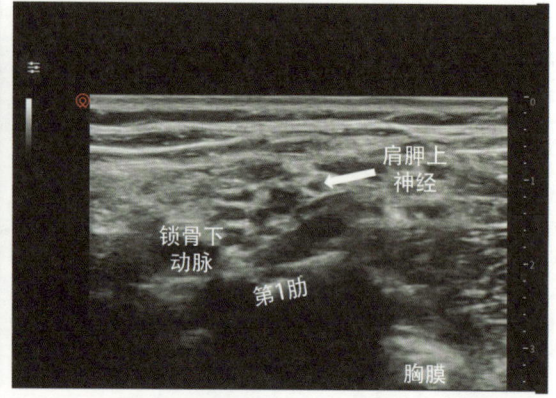

图 3-31 锁骨上窝入路肩胛上神经阻滞

2. 肩胛上切迹入路

患者坐位或侧卧位,患肢置于身体同侧,探头以肩胛冈长轴切面置于冈上窝,探头靠近肩胛冈上缘,超声图像可见斜方肌、冈上肌和冈上窝连续完整的骨皮质图像。探头来回摆动或适度滑动以寻找肩胛上切迹,当冈上窝连续的骨皮质图像出现缺口时,即为肩胛上切迹图像,彩色多普勒功能扫查切迹位置,可见肩胛上动脉彩色血流图像,肩胛上神经与肩胛上动脉伴行并从切迹处穿过,后走行至冈下窝,肩胛上神经超声图像表现为小的蜂窝状图像(图 3-32)。

从外侧向内侧行平面内穿刺技术,针尖穿刺至切迹处、肩胛上动脉旁,回抽无血后注药。

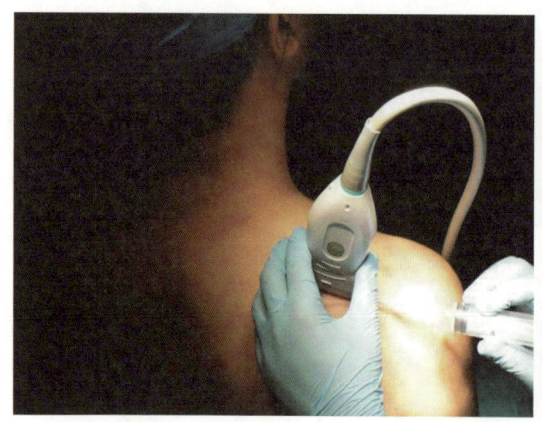

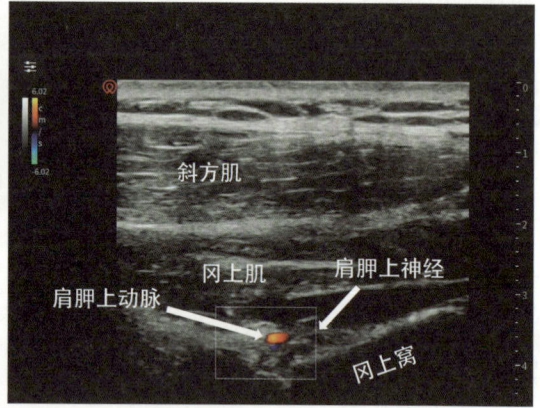

图 3-32 肩胛上切迹入路肩胛上神经阻滞

3. 锁骨外后方入路

患者坐位或侧卧位,患肢置于身体同侧,探头以矢状面置于锁骨背侧、锁骨外 1/3 处(近锁骨肩峰端),超声图像可见锁骨背侧的斜方肌、冈上肌和肩胛舌骨肌下腹图像。肩胛上神经和肩胛上动脉走行至锁骨外 1/3 处、锁骨背侧时,距离靠近,于锁骨背侧斜方肌与肩胛舌骨肌间隙可见肩胛上动脉短轴图像,彩色多普勒显示彩色血流信号,肩胛上神经走行于肩胛上动脉旁,呈"蜂窝"状图像(图 3-33)。

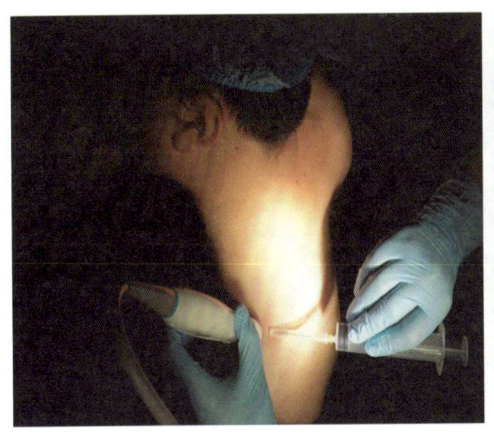

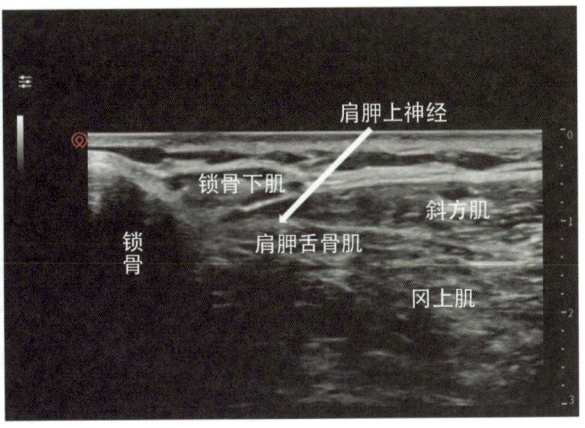

图 3-33 锁骨外后方入路肩胛上神经阻滞

从背侧向腹侧行平面内穿刺技术或行平面外技术均可，针尖穿刺至肌筋膜间、肩胛上动脉旁，回抽无血后注药。

(五) 贴士

(1) 有文献报道肩胛上神经参与支配肩关节 60%～70% 的感觉，单独阻滞该神经对肩关节手术镇痛或肩关节疼痛治疗具有一定优势。

(2) 锁骨上窝入路又叫前侧入路，解剖相对浅表，阻滞难度较低，能阻滞肩胛上神经的关节支，但对于解剖条件不佳的患者，常难以分辨肩胛上神经在整个臂丛神经"团块"的具体位置，因此可能会阻滞到其他臂丛神经。

(3) 肩胛上切迹入路又叫后侧入路，解剖较为简单，肌肉层次分明，肩胛上切迹有很高的辨识度，但少部分患者肩胛上神经不从切迹处通过，因此在该位置阻滞可能会阻滞不全。肥胖者或肌肉发达者，常因皮下脂肪或冈上肌较厚，声衰减较大，切迹处肩胛上动脉常难以显示彩色血流信号。可通过缩小彩色多普勒取样框、适度增加彩色增益或应用小血管彩色血流功能等方法，确定肩胛上动脉位置。

(4) 锁骨外后方入路避免了锁骨上窝入路阻滞到臂丛神经的风险，也避免了肥胖患者肩胛上切迹和肩胛上动脉不清晰的问题。肩胛上神经发出后，向外侧下行至锁骨外侧端背面、斜方肌深面、肩胛舌骨肌下腹外侧缘位置。但肩胛舌骨肌下腹肌肉图像或不易辨识，可通过斜方肌和冈上肌作为参照。

第十三节 肩胛背神经阻滞

(一) 解剖概述

肩胛背神经由 C_5 脊神经前支发出，偶有 C_6 神经纤维参与。神经离开椎间孔后分支成为肩胛背神经并走行至椎前筋膜深面,从前、中斜角肌之间穿过向背侧绕行至大、小菱形肌深面、上后锯肌表面,支配大、小菱形肌和肩胛提肌。肩胛背动脉走行几乎与肩胛背神经一致,是实施该阻滞技术的参照之一(图3-34)。

(二)适应证

肩胛区手术实施神经阻滞技术的目标神经之一,也用于肩胛背神经卡压的诊断和治疗。

(三)禁忌证和并发症

1. 禁忌证

穿刺部位感染或皮肤破损、凝血功能障碍或局部麻醉药过敏者。

2. 并发症

局部麻醉药过敏、血肿、神经损伤或气胸等。

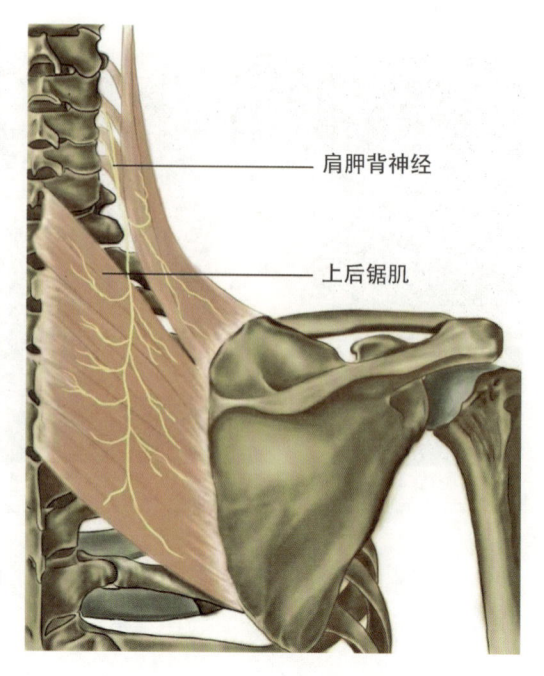

图3-34 肩胛背神经解剖关系

(四)超声引导操作方法

1. C_5横突旁入路

患者平卧位,头偏向健侧。选用高频线阵探头,操作前探头套无菌保护套。碘伏消毒铺单,探头以脊柱短轴切面置于锁骨上窝,从尾侧向头侧滑动探头,逐渐确定C_7~C_5横突前、后结节图像(C_7前结节退化)。扫查至C_5节段时,探头可轻微来回摆动,将C_5横突前、后结节和神经根图像显示清楚并固定该切面图像,后将探头尾端轻微向头侧倾斜1°~2°,使声束向C_6方向轻微移动,此时C_5神经根外侧可见肩胛背神经发出,呈"鸟眼"征图像(图3-35)。

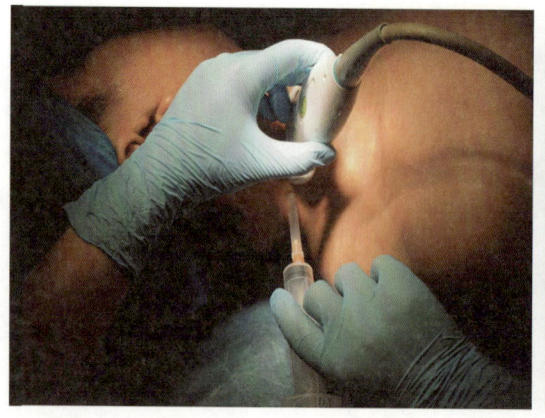

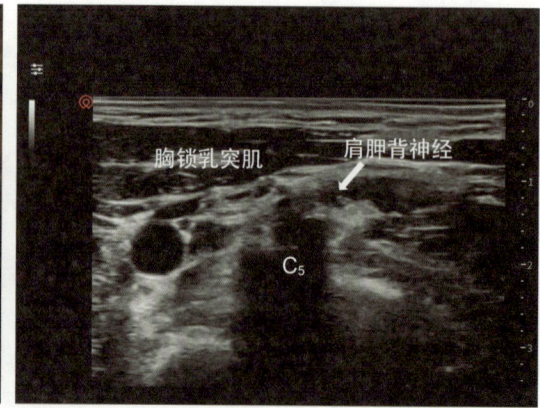

图3-35 C_5横突旁入路肩胛背神经阻滞

从外侧向内侧行平面内穿刺技术,针尖穿刺至 C_5 神经根外下方的肩胛背神经周围,回抽无血后注药。

2. 中斜角肌入路

患者平卧位,头偏向健侧。选用高频线阵探头,操作前探头套无菌保护套。碘伏消毒铺单,探头以脊柱短轴切面置于锁骨上窝,从尾侧向头侧滑动探头,逐渐扫查 C_7、C_6 节段横突图像,扫查至 C_6 水平时,超声图像可清晰显示前、中斜角肌和 $C_5 \sim C_6$ 发出的臂丛神经上、中干。中斜角肌内可见呈"鸟眼"征的肩胛背神经,而胸长神经也走行于此(图 3-36)。

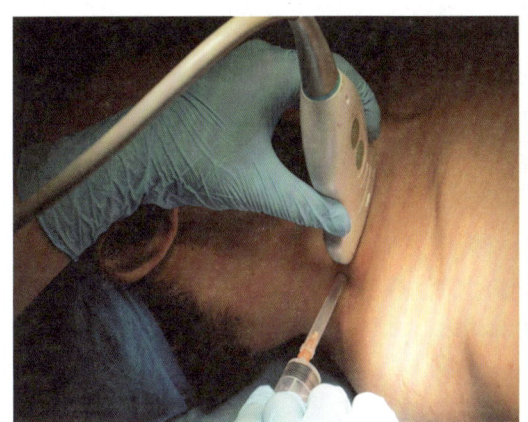

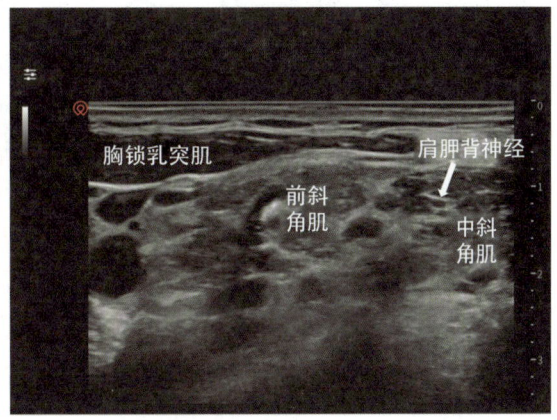

图 3-36 中斜角肌入路肩胛背神经阻滞

从外侧向内侧行平面内穿刺技术,穿刺针从 C_6 水平中斜角肌穿入直至肩胛背神经周围,回抽无血后注药。

3. 上后锯肌平面入路

患者侧卧位或坐位,双手自然置于身体两侧。选用高频线阵探头,操作前探头套无菌保护套。碘伏消毒铺单,探头以脊柱短轴切面置于患侧 $T_2 \sim T_3$ 水平肩胛骨内侧缘位置,超声图像可见肩胛骨内侧缘骨影,探头继续向脊柱方向平移 1 cm,超声图像由浅至深可见斜方肌、菱形肌、上后锯肌、胸腰筋膜后层、竖脊肌和肋骨影,肩胛背神经走行于前锯肌后缘与上后锯肌间的间隙内。彩色多普勒下或见肩胛背动脉短轴彩色血流图像,肩胛背神经呈"鸟眼"征回声图像,走行于肩胛背动脉深面(图 3-37)。

从内侧向外侧行平面内穿刺技术,针尖穿刺至肩胛骨内侧、上后锯肌浅面,回抽无血后注药。

(五)贴士

(1)在中斜角肌内走行的肩胛背神经超声图像表现为"鸟眼"征,高回声的神经鞘中间是低回声的肩胛背神经纤维,与肌间沟臂丛神经的距离不到 1 cm,而胸长神经在肩胛背神经的深面。

(2)C_5 横突旁入路对解剖条件要求较高,风险也较大。因肥胖或高龄造成的颈椎横突

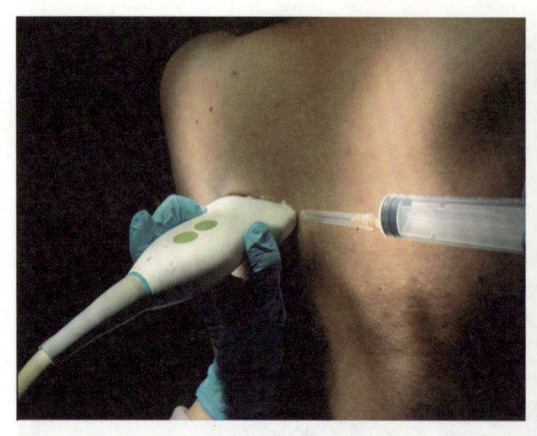

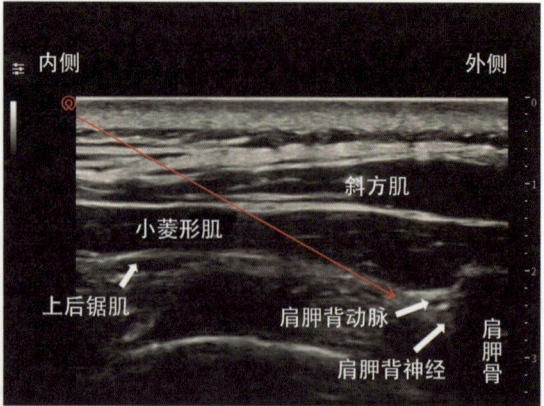

图 3-37 上后锯肌平面入路肩胛背神经阻滞(红色箭头为穿刺针)

图像不佳、节段不清、神经根不易确定或透声条件不理想者,不建议选择该入路完成阻滞,否则容易损伤肩胛背神经或神经根。

(3) 上后锯肌平面入路是通过药液在筋膜间隙扩散完成的区域阻滞技术。大部分患者的肩胛背动脉和肩胛背神经都走行于肩胛骨内侧缘深面,不易扫查,麻醉医师可将药液直接注射于肩胛骨内侧、上后锯肌的筋膜间隙内,使药液浸润肩胛背神经。

第十四节 肘部神经阻滞

(一) 解剖概述

臂丛神经的主要分支从腋窝向下走行至肘部,除腋神经、臂内侧皮神经、前臂内侧皮神经等分支在锁骨下方分出并支配相应区域外,肘部的臂丛神经主要分支有桡神经、正中神经、尺神经和肌皮神经。这些神经分布于肘关节周围,其中肌皮神经参与支配上臂部分肌肉,桡神经离开肘关节后即刻分支成为桡神经浅支和深支。肘关节周围实施臂丛神经阻滞可根据需要选择阻滞的神经(图 3-38)。

(二) 适应证

前臂、腕部和掌指手术的麻醉和镇痛。

(三) 禁忌证和并发症

1. 禁忌证

凝血功能异常、穿刺部位感染或局部麻醉药过敏等。

2. 并发症

出血、神经损伤、局部麻醉药中毒等。

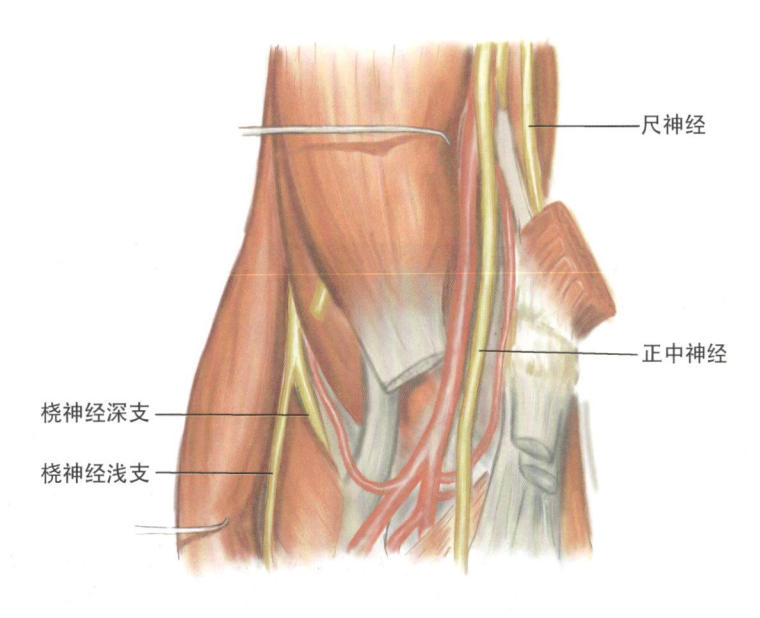

图 3-38 肘部臂丛神经解剖关系

（四）超声引导操作方法

1. 桡神经阻滞

患者平卧位，患肢外展 45°，掌心向上。选用高频线阵探头，操作前探头套无菌保护套。碘伏消毒铺单，探头以肱骨短轴切面置于肘横纹处，探头尾端可稍向头侧倾斜。超声图像可见肱骨外髁"双轨"征图像，桡神经位于肱骨外髁浅面，呈条索状强回声超声表现，条索内可见低回声圆形或类圆形神经图像和桡侧返动脉图像（图 3-39）。

从外侧向内侧行短轴平面内穿刺技术，针尖穿刺至强回声"条索"状神经旁鞘，回抽无血后注药。

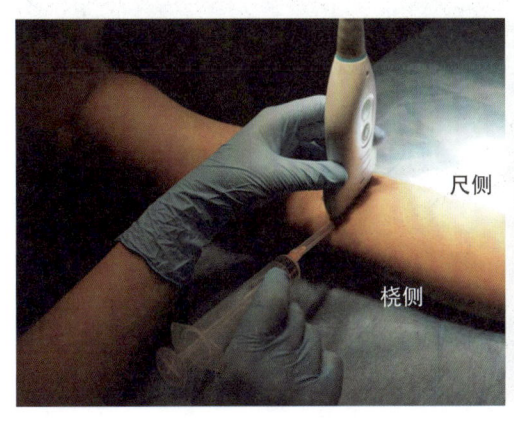

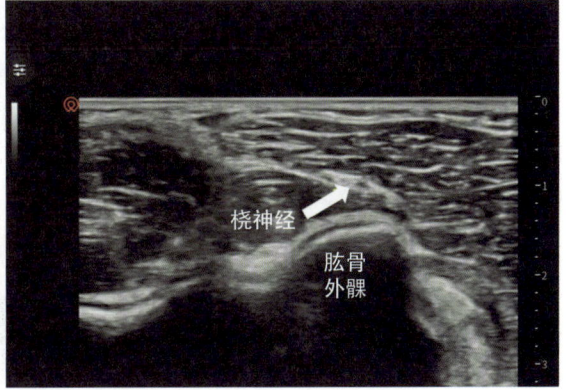

图 3-39 肘部桡神经阻滞

2. 正中神经阻滞

患者平卧位,患肢外展90°,掌心向上。选用高频线阵探头,操作前探头套无菌保护套。碘伏消毒铺单,探头以肱骨短轴切面置于肘横纹近心端0.5~1 cm处,探头向尺侧水平滑动至肱骨内上髁。超声下图像可见肱动脉短轴图像,肱动脉尺侧的蜂窝状圆形图像即为正中神经(图3-40)。

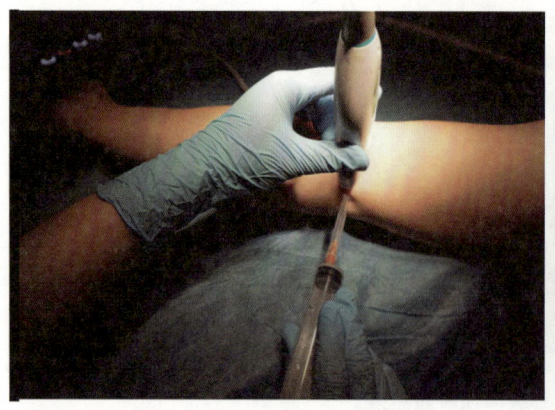

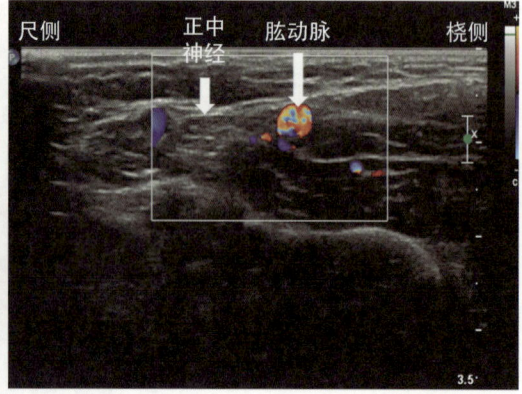

图3-40 肘部正中神经阻滞

从尺侧向桡侧行短轴平面内穿刺技术,可避开肱动脉阻挡,针尖穿刺至神经周围,回抽无血后注药。

3. 尺神经阻滞

患者平卧位,患肢外展90°,掌心向上,前臂可稍弯曲。选用高频线阵探头,操作前探头套无菌保护套。碘伏消毒铺单,探头以肱骨短轴切面置于肘横纹远心端1~2 cm处,探头向尺侧水平滑动。超声下可见尺骨短轴骨影,尺神经走行于指深屈肌、指浅屈肌间和尺侧腕屈肌间,呈三角形或椭圆形"蜂窝"状强回声图像。若追踪尺神经至远心端,可见尺动脉逐渐靠近尺神经并与尺神经伴行(图3-41)。

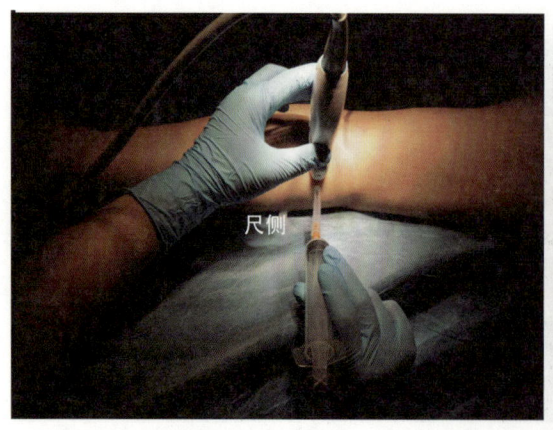

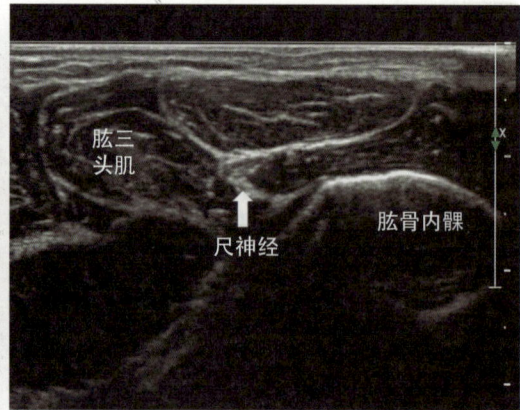

图3-41 肘部尺神经阻滞

从外侧向内侧行短轴平面穿刺技术,针尖穿刺至尺神经周围,回抽无血后注药。

(五) 贴士

(1) 肘部神经阻滞常以肘横纹为界,正中神经在肘横纹近心端 0.5~1 cm 处实施阻滞,桡神经和尺神经在肘横纹远心端 0.5~2 cm 处实施阻滞。

(2) 桡神经走行至肘关节下方则分支成为桡神经浅支和桡神经深支,深支为肌支,向旋后肌和肱桡肌等肌肉的深面走行并继续发出其他分支;浅支则支配前臂桡侧部分、手背桡侧部分和手掌拇指外侧部分。

(3) 参照定位三支神经的参照物各不相同,肱骨外髁参照定位桡神经;肱动脉参照定位正中神经;尺骨、肌肉或尺动脉参照定位尺神经,肘部臂丛神经分支阻滞的图像特异性较高。

(4) 在尺神经沟内阻滞尺神经是盲法阻滞的经典入路,因体表定位准确、阻滞成功率较高而一直被使用。随着超声引导技术的日趋成熟,在上肢不同位置单独阻滞尺神经已普遍使用于临床麻醉。另外,尺神经沟是骨性结构,在此处实施尺神经阻滞容易将神经穿刺至骨皮质表面造成神经损伤,超声引导下尺神经沟远端阻滞是更好的选择。

第十五节　腕部神经阻滞

(一) 解剖概述

臂丛神经走行至腕部,主要神经分支包括桡神经浅支、正中神经和尺神经。肌皮神经在前臂陆续形成更细的分支支配前臂内上侧。桡神经于肘关节远端分支成为桡神经浅支和桡神经深支,深支走行至前臂深部肌群,浅支支配手的背侧大部分和拇指、示指、中指的部分背侧感觉;正中神经参与支配手的掌侧大部分和四指部分掌侧和背侧感觉;尺神经参与支配手的尺侧掌指部分感觉(图 3-42)。

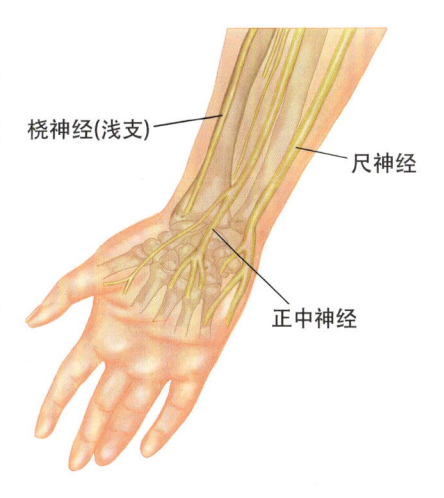

图 3-42　腕部神经解剖关系

(二) 适应证

掌和指手术的麻醉和镇痛。

(三) 禁忌证和并发症

1. 禁忌证

穿刺部位感染、凝血功能异常、患者拒绝等。

2. 并发症

神经损伤、出血、局部麻醉药中毒等。

(四) 超声引导操作方法

1. 桡神经浅支阻滞

患者平卧位,上肢稍外展,拇指向上。选用高频线阵探头,操作前探头套无菌保护套。碘伏消毒铺单,探头以桡骨短轴切面置于桡骨茎突位置。超声下可见桡骨横断面骨影,后探头稍向正中神经方向滑动约1cm,图像可见桡骨、桡动脉、桡神经浅支、旋前方肌、拇长展肌肌腱、拇短伸肌肌腱、桡侧腕屈肌肌腱等。桡神经浅支表现为强回声条索状图像、内有点状低回声(图3-43)。

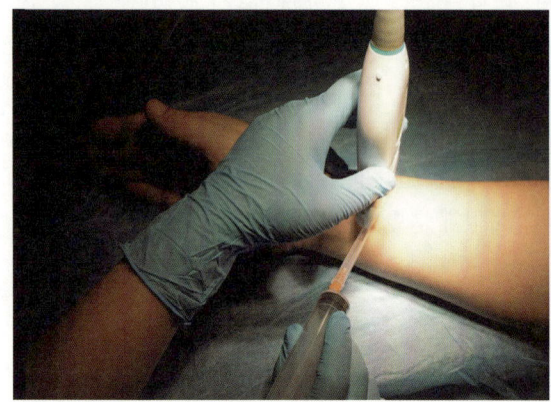

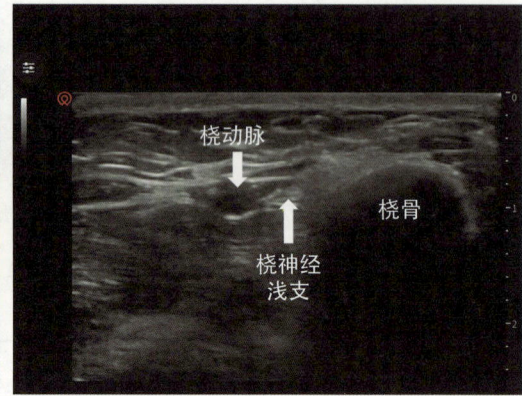

图3-43 腕部桡神经浅支阻滞

从内侧向外侧行短轴平面内穿刺技术,针尖穿刺至桡动脉旁(桡动脉外侧),回抽无血后注药。

2. 正中神经阻滞

患者平卧位,上肢稍外展,掌心向上。选用高频线阵探头,操作前探头套无菌保护套。碘伏消毒铺单,探头以桡骨短轴切面置于腕横纹处,超声下可见桡骨和尺骨远端短轴图像,呈城垛样,其浅面是指浅屈肌腱、拇长屈肌腱、旋前方肌、桡动脉和正中神经。正中神经表现为椭圆形蜂窝状超声图像,位于桡骨和尺骨之间偏桡侧浅面(图3-44)。

从尺侧向桡侧行短轴平面内穿刺技术,以避开桡动脉,针尖穿刺至正中神经,回抽无血后注药。

3. 尺神经阻滞

患者平卧位,上肢稍外展,掌心向上,前臂可弯曲。选用高频线阵探头,操作前探头套无菌保护套。碘伏消毒铺单,探头以尺骨短轴切面置于尺骨远端,超声下可见尺骨、尺侧腕伸肌肌腱、小指伸肌肌腱、旋前方肌、尺侧腕屈肌肌腱、尺动脉和尺神经。尺神经超声图像多表现为三角形或椭圆形"蜂窝"状图像,与尺动脉伴行(图3-45)。

从尺侧向桡侧行短轴平面内穿刺技术,针尖穿刺至尺神经周围,回抽无血后注药。

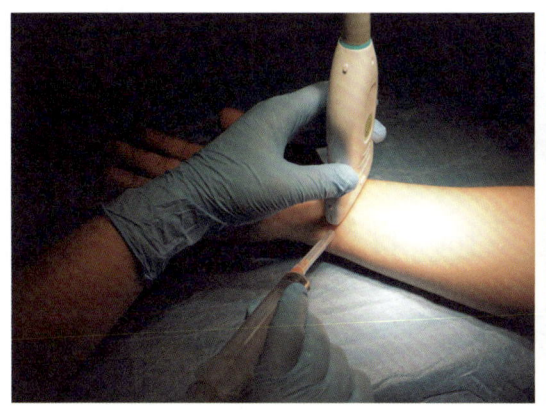

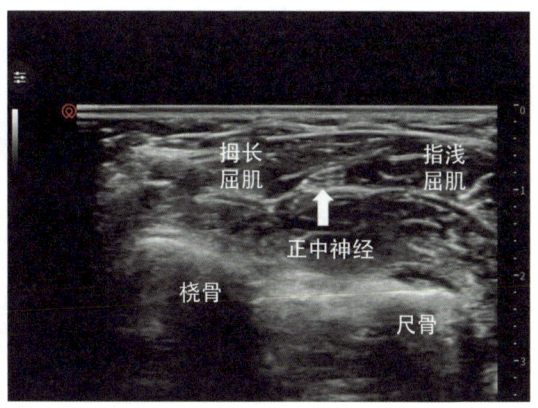

图 3-44 腕部正中神经阻滞

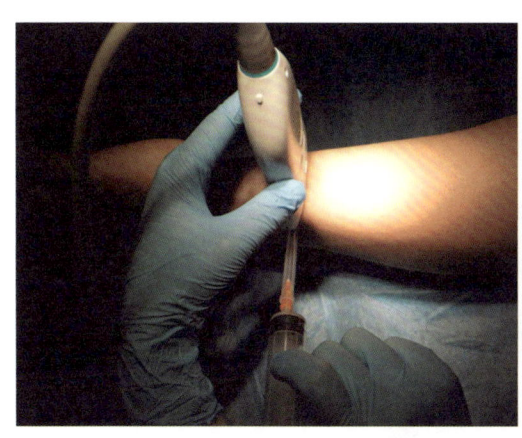

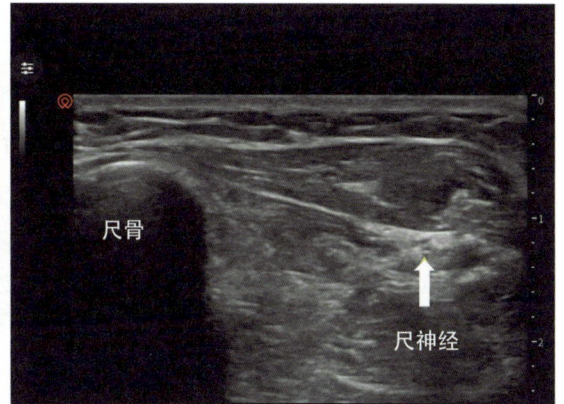

图 3-45 腕部尺神经阻滞

(五) 贴士

(1) 在精准医疗的趋势下,肘部或腕部阻滞技术逐渐代替了传统的以肌间沟和腋路臂丛阻滞完成绝大部分上肢手术的时代,用低浓度低容量局部麻醉药阻滞肌间沟臂丛神经用于止血带镇痛;用高浓度低容量局部麻醉药阻滞远端神经分支,用于切口镇痛是一种新的神经阻滞方案,比如手指腱帽修复手术,远端臂丛神经分支被阻滞后,在保证无痛的情况下,术中患者可自主屈伸手指,外科医生就能在术中评估腱帽修复情况。对掌指手术而言,远端神经区域阻滞是一种更好的选择,能阻滞大部分感觉神经,在充分镇痛的同时,掌指运动功能尽可能被保留下来。

(2) 桡神经浅支一般在桡骨茎突近端形成多支指背支,向手背侧走行,逐渐靠近头静脉并支配相应区域。因此,腕部阻滞桡神经浅支,局部麻醉药容量需稍大,一般需要 5~8 mL。

第四章

腰骶部和下肢区域阻滞技术

第一节 腰丛神经阻滞

(一) 解剖概述

腰丛神经主要由 L_1~L_4 脊神经前支组成 T_{12}、L_5 脊神经前支也加入其中,这些神经出各自的椎间孔后,进入腰大肌内相互交通并逐渐形成几支支配下肢运动和感觉的外周神经。腰丛神经的分支包括股神经、闭孔神经、股外侧皮神经、生殖股神经、髂腹下神经和髂腹股沟神经,10%~30%的患者存在副闭孔神经(图4-1)。

腰丛神经阻滞是一种针对深部神经丛的区域阻滞技术,将药液注射在腰大肌间隙内以阻滞相对集中的腰丛神经纤维,通常实施单次注射完成阻滞,但因腰丛神经来源于多个椎体节段,因此需要注射较大量的药液才能更好地浸润这些神经。

(二) 适应证

髋部、腹股沟区、大腿大部分、膝部前内侧、小腿内侧和足内侧手术的麻醉和镇痛。

(三) 禁忌证和并发症

1. 禁忌证
凝血功能异常、穿刺部位感染、患者拒绝等。
2. 并发症
出血、神经损伤、血压下降、脏器损伤、误入蛛网膜下隙或硬膜外隙等。

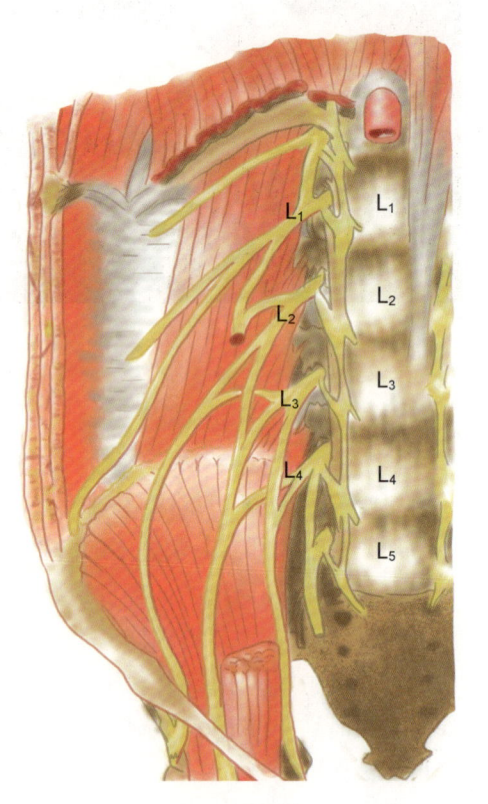

图 4-1 腰丛神经解剖关系

(四) 超声引导操作方法

1. 脊柱长轴切面入路

患者侧卧位或俯卧位,侧卧位时患肢朝上。选用低频凸阵探头,操作前探头套无菌保护套。碘伏消毒铺单,探头以脊柱长轴切面置于 $L_3 \sim L_4$ 棘突外侧,探头扫查棘突外侧可显示椎板"马头"征图像,后探头继续向外侧滑动,可依次扫查到关节突"驼峰"征图像和横突"三叉戟"征图像。确定横突"三叉戟"征图像后,若探头继续向外侧滑动,凸阵探头广泛的视野常可能让麻醉医师扫查到肾脏下极。在横突"三叉戟"征切面,可见清晰的横突骨影,横突浅面是竖脊肌,两横突间有横突间肌、横突间韧带和腰大肌,其中横突间韧带为双层韧带结构,超声图像呈稍高回声"条索"状表现(图 4-2)。

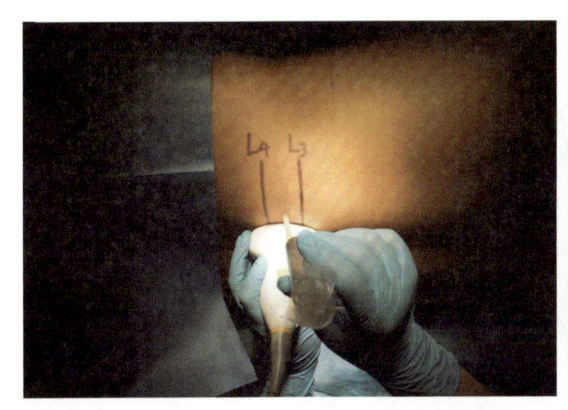

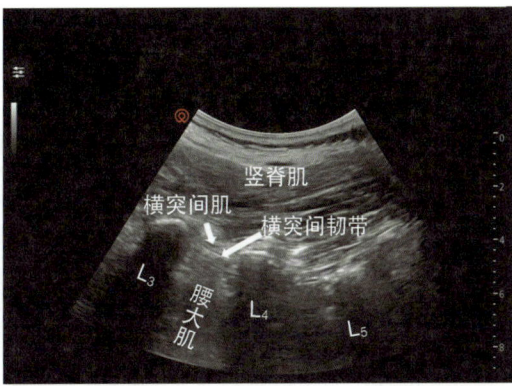

图 4-2 脊柱长轴切面"三叉戟"征入路腰丛神经阻滞

在该切面行平面内穿刺技术或平面外穿刺技术均可,建议行平面外穿刺技术。滑动探头,将 $L_3 \sim L_4$ 横突间隙置于图像中间位置,可打开中位线功能协助定位,从外侧向内侧行平面外穿刺技术,针尖突破横突间肌和横突间韧带后到达腰大肌内,回抽无血后注药。

2. 脊柱短轴切面入路

患者侧卧位或俯卧位,侧卧位时患肢朝上。选用低频凸阵探头,操作前探头套无菌保护套。碘伏消毒铺单,探头以脊柱短轴切面置于 L_3 或 L_4 水平棘突位置,此时超声图像可见由棘突、关节突和横突形成的"三阶梯"征,腰大肌位于横突外侧,腰丛神经走行于横突外侧,竖脊肌位于关节突外侧浅面。若"三阶梯"征图像不典型,可能扫查到椎板切面,超声图像表现"巫师"征,此时可适度倾斜或滑动探头,以获得"三阶梯"征图像(图 4-3)。

从外侧向内侧行平面内穿刺技术,穿刺针以 45°进入皮肤后再根据解剖位置调整穿刺针角度,针尖穿刺至腰大肌间隙内近横突处,回抽无血后注药。

3. 脊柱旁正中切面入路

患者侧卧位,患肢朝上。选用低频凸阵探头,操作前探头套无菌保护套。碘伏消毒铺单,探头先以脊柱长轴切面置于 $L_3 \sim L_4$ 水平扫查横突"三叉戟"征图像,将 $L_3 \sim L_4$ 横突间隙

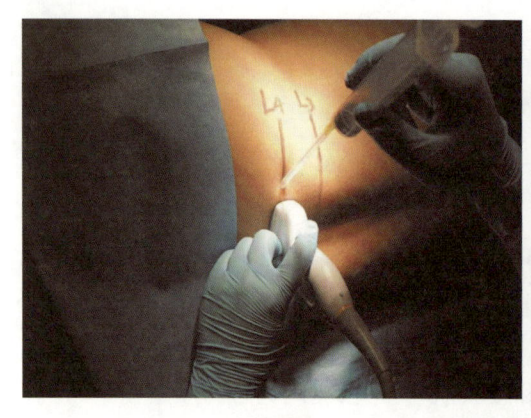

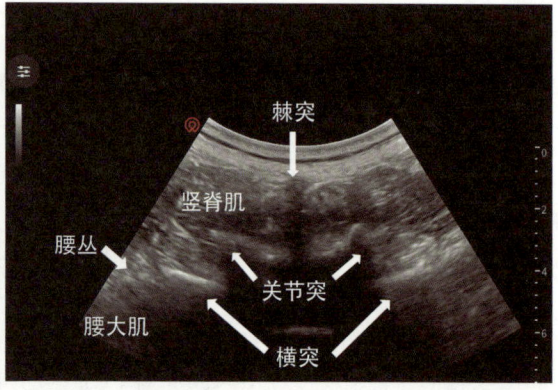

图 4-3　脊柱短轴切面"三阶梯"征入路腰丛神经阻滞

图像置于屏幕中央位置并以此为中心旋转探头 90°至脊柱短轴切面,后在该位置将探头向外侧滑动 3～4 cm 并使探头尾端稍向腹侧倾斜,声束扫向椎体,此时超声图像由外向内显示横突、关节突和棘突三个凸起的骨影,呈"山字"征。在椎体外侧可见肾脏、腰大肌、竖脊肌和腰方肌等图像,腰丛神经走行于横突外侧深面,呈"蜂窝"状强回声团。若探头尾端稍向头侧倾斜,可使横突骨影消失,更利于穿刺(图 4-4)。

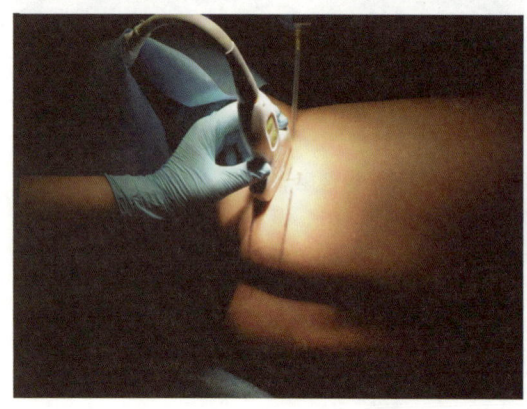

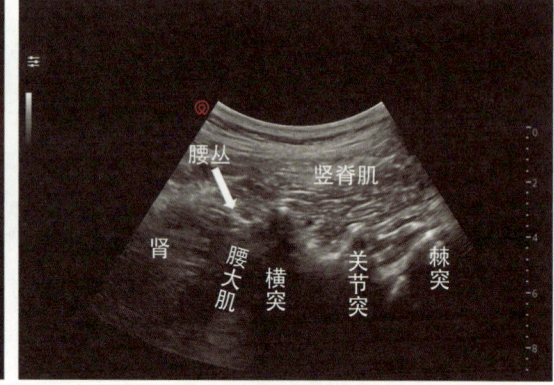

图 4-4　脊柱旁正中切面"山字"征入路腰丛神经阻滞

从外侧向内侧行平面内穿刺技术,穿刺针避开肾脏穿刺至腰大肌深面腰丛神经位置,回抽无血后注药。

4. 椎体侧方"三叶草"征入路

患者平卧位或侧卧位,侧卧位时患肢朝上,选用低频凸阵探头,操作前探头套无菌保护套。碘伏消毒铺单,探头以脊柱短轴切面置于髂嵴头侧腋中线至腋后线处,探头垂直于皮肤,超声图像显示高耸尖锐的横突和椎体侧方骨影,横突腹侧是腰大肌、浅面是腰方肌、背侧是竖脊肌,与横突共同形成"三叶草"征。腰方肌和腰大肌间隙的"条索"状强回声图像为部分胸腰筋膜,腰大肌图像较腰方肌和竖脊肌图像回声更强,腰丛神经呈"蜂窝"状强回声团走行于腰大肌内侧深面、椎间孔外口处(图 4-5)。

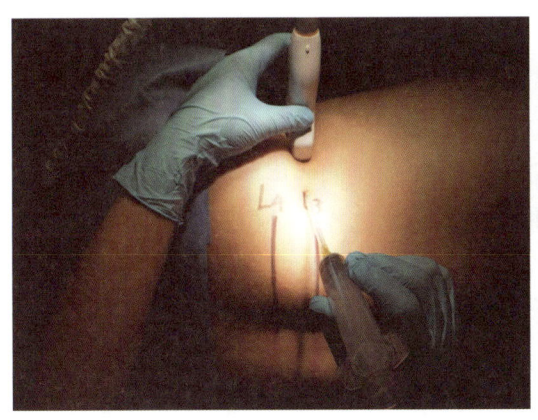

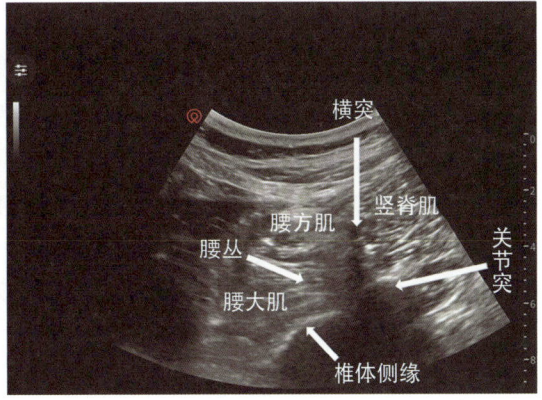

图4-5 椎体侧方"三叶草"征入路腰丛神经阻滞

侧卧位时,确定"三叶草"征后,探头尾端可稍向头侧或尾侧倾斜以避开横突阻挡,腰大肌和腰丛神经图像依然清晰。从背侧向腹侧行平面内穿刺技术,穿刺针以45°进入皮肤,针尖穿刺至腰丛神经位置,回抽无血后注药。

平卧位时,探头置于腋后线位置,以尽可能避开腹腔,从腹侧向背侧行平面内穿刺技术,针尖穿刺至腰大肌内、腰丛神经位置,回抽无血后注药。

5. 平卧位前侧入路

患者平卧位,双手抱头,选用低频凸阵探头,操作前探头套无菌保护套。碘伏消毒铺单,探头以脊柱长轴切面置于肋缘下方腋后线处。超声图像可见肾脏下极是重要的解剖参照,一般平对L_3椎体,肾脏尾侧可见背阔肌、腰大肌、腰方肌、腰丛神经和椎体侧方图像。腰丛神经回声稍强,椎体呈连续的"波浪"状稍强回声图像(图4-6)。

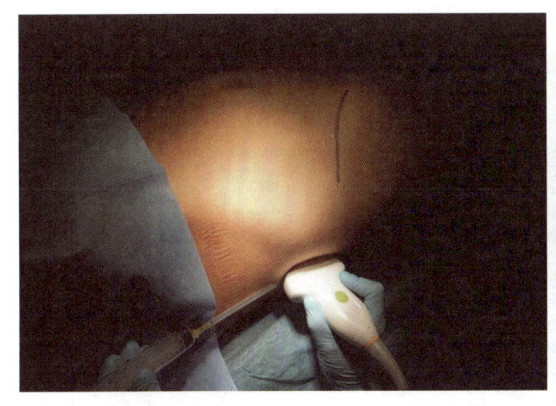

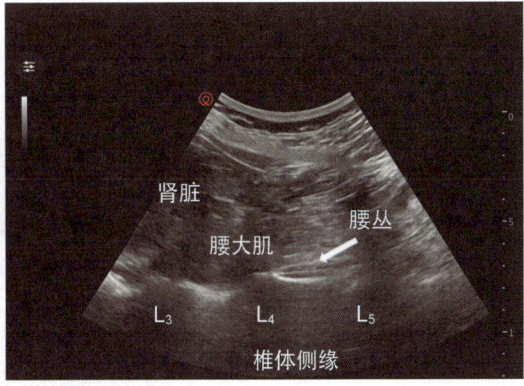

图4-6 平卧位前侧入路腰丛神经阻滞

从尾侧向头侧行平面内穿刺技术,针尖穿刺至椎体浅面腰丛神经周围,回抽无血后注药。

(五) 贴士

(1) "三叶草"征切面腰丛神经阻滞既可选择侧卧位从背侧向腹侧穿刺,也可选择平卧位由腹侧向背侧穿刺。对可配合侧卧位的患者,优先选择从背侧向腹侧穿刺,可避免损伤腹膜和腹腔内容物,但扫查到横突骨影后需将探头尾端稍向头侧或尾侧倾斜,使横突消失,以避免穿刺路径被横突阻挡。对无法配合侧卧位的患者,则选择平卧位下由腹侧向背侧穿刺,但要注意避免损伤腹膜和腹腔内容物。

(2) 横突间韧带是一条细窄的、附着在椎体横突末端的双层韧带,在"三叉戟"切面能扫查清楚,是重要的解剖参照,针尖突破该韧带后到达腰大肌。

(3) 平卧位前侧入路腰丛神经阻滞受患者体型影响因素较大,肥胖患者因声衰减等原因,常不易将椎体、腰大肌和腰丛神经图像显示清楚,行该入路腰丛神经阻滞前要先扫查评估超声图像质量,对椎体和腰丛神经图像显示不清晰的患者不建议行该入路阻滞技术。另外,探头在腋后线水平扫查时,可避开横突扫查到椎体表面,超声下或可见椎间盘图像,需与腰丛神经区分清楚,腰丛神经走行于椎体浅面。

(4) 腰丛神经来源涉及多个椎体节段,并共同汇入腰大肌内,因此腰大肌间隙阻滞腰丛神经一般需要较大的局部麻醉药容量,成年男性患者甚至可达到 30~45 mL,临床需根据患者实际情况而定,也可以在 2 个节段的腰大肌内注药。

(5) 在实施"脊柱短轴切面入路""三叶草切面入路"或"旁正中切面入路"时,针尖尽可能穿刺至腰丛神经相对集中的腰大肌深面、椎间孔外口位置再注药,以提高阻滞成功率。

(6) 腰丛神经解剖位置一般较深,在实施平面外阻滞前建议先查看屏幕一侧的深度标尺,评估皮肤至腰丛神经的距离,可预估进针深度。进针前,也可打开超声中位线功能,使中位线穿过腰丛神经,再从探头中点标记处进针,进针点与探头边缘间隔 1~2 cm。

(7) 脊柱长轴切面和短轴切面扫查腰椎椎体时,超声图像各具特点,需注意辨识(图4-7)。

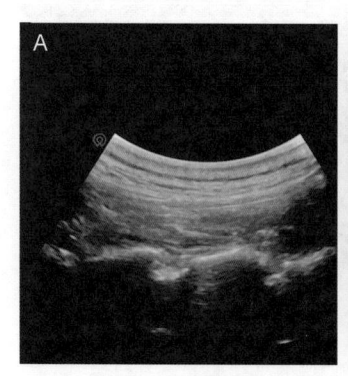

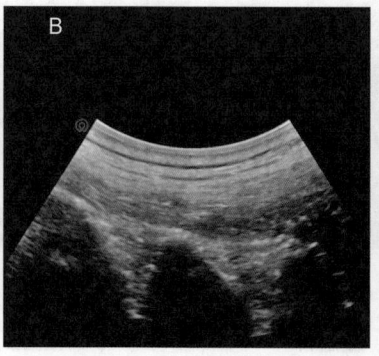

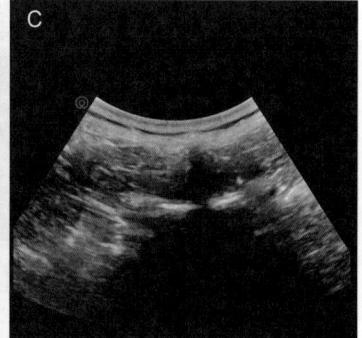

图 4-7 不同椎体结构图像
A. 脊柱长轴切面椎板"马头"征图像。B. 脊柱长轴切面关节突"驼峰"征图像。C. 脊柱短轴切面椎板"巫师"征图像

第二节　骶丛神经阻滞

（一）解剖概述

骶丛神经由 $L_4 \sim L_5$ 形成的腰骶干、$S_1 \sim S_5$ 脊神经和尾神经前支,这些神经发出后,于盆腔背侧汇聚而成,并向坐骨大孔走行。其间发出数个分支,包括梨状肌神经、闭孔内肌神经、上孖肌和下孖肌神经、臀上神经、臀下神经、坐骨神经、股后皮神经、阴部神经和股方肌神经等,其中坐骨神经是全身最粗大的外周神经并一直向下走行至足部(图 4-8)。

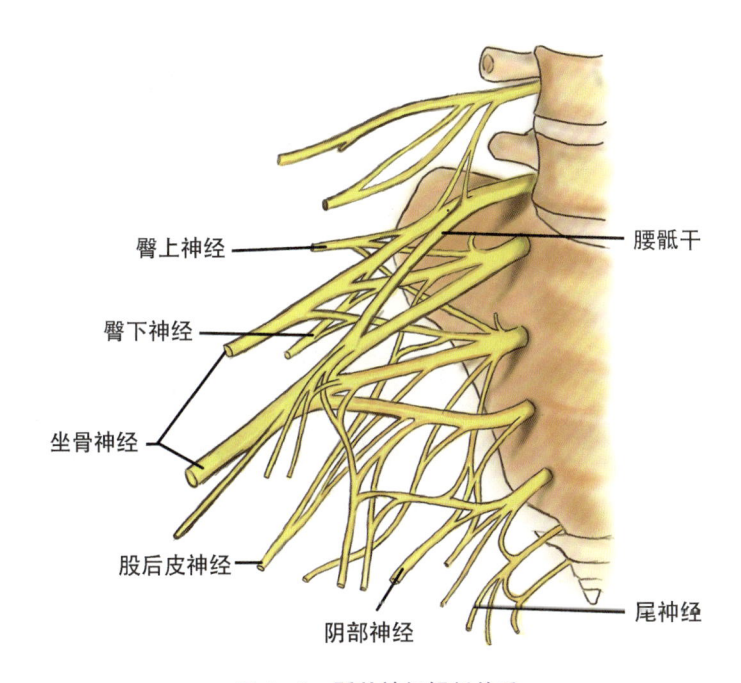

图 4-8　骶丛神经解剖关系

（二）适应证

用于髋部、臀部、会阴、股后部、小腿至足部的麻醉和镇痛,常需联合腰丛神经分支共同阻滞。

（三）禁忌证和并发症

1. 禁忌证

凝血功能异常、穿刺部位感染、患者拒绝等。

2. 并发症

神经损伤、脏器损伤、血管损伤、局部麻醉药中毒等。

(四)超声引导操作方法

1. 后路骶丛神经长轴切面入路

患者侧卧位,患肢朝上。选用低频凸阵探头,操作前探头套无菌保护套。先标记髂后上棘和股骨大转子位置,并于两者间做一连线,标记出该连线中点。碘伏消毒铺单,探头置于连线内 1/2 处,超声图像可见强回声斜线,为髂骨骨影。后探头向尾侧平移 2~4 cm,此时可见图像中完整的强回声斜线中断成为两个凸起的骨影,分别为内侧的骶骨和外侧的髂骨,两骨影之间由浅至深分别为臀大肌、梨状肌和骶丛神经,彩色多普勒下可见骶丛神经表面有彩色血流信号,为臀上动脉短轴图像,骶丛神经呈强回声"条带"状或"三角形"图像(图 4-9)。

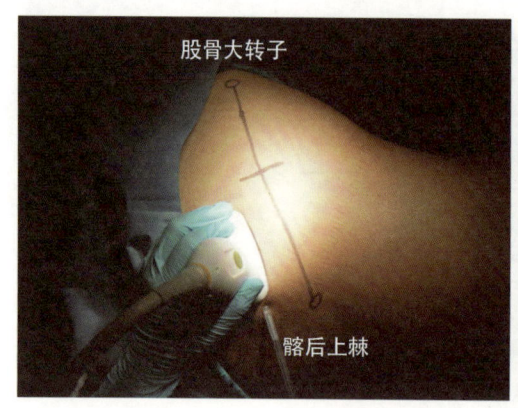

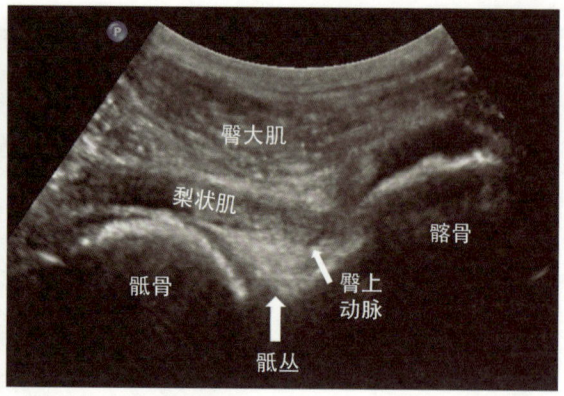

图 4-9 后路骶丛神经长轴切面入路

行平面内穿刺技术或平面外穿刺技术均可,将针尖穿刺至骶丛神经表面,回抽无血后注药,注意穿刺过程中避免损伤臀上动脉。

2. 后路骶丛神经短轴切面入路

患者侧卧位,患肢朝上。选用低频凸阵探头,操作前探头套无菌保护套。先标记髂后上棘,在髂后上棘处做一条平行于脊柱的直线至臀区,在该直线外侧 1 cm 处再做一条平行线。探头以脊柱短轴切面置于该平行线上,探头中点与平行线重合,此时图像可见髂骨的骨影,呈内高外低的强回声斜线。探头沿平行线向尾侧平移,直至强回声斜线中断成为 2 个凸起的骨影,外侧为髂骨,内侧为骶骨,两骨影中间由浅至深分别为臀大肌、梨状肌和骶丛神经,骶丛神经呈强回声"条带"状图像,彩色多普勒下在骶丛神经浅面可见臀上动脉长轴或斜轴彩色血流图像(图 4-10)。

从外侧向内侧行平面内穿刺技术或平面外穿刺技术均可,穿刺路径避开臀上动脉,针尖穿刺至骶丛神经表面,回抽无血后注药。

3. 侧路骶丛神经短轴切面入路

患者平卧位,双下肢自然伸直,双手抱于胸前。选用低频凸阵探头,操作前探头套无菌

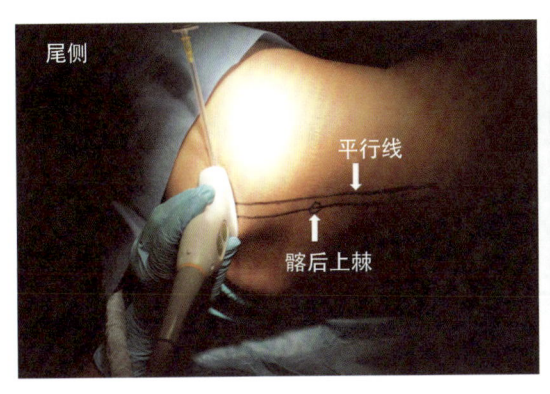

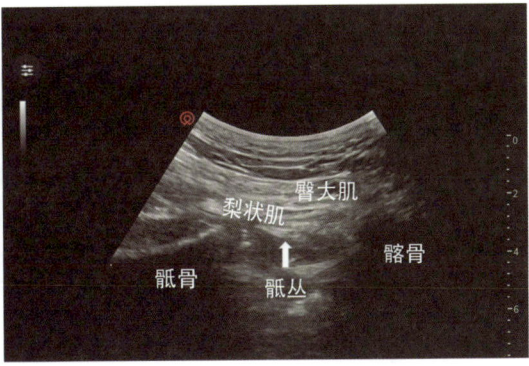

图 4-10 后路骶丛神经短轴切面入路

保护套。先标记髂嵴侧缘腋中线水平,探头以横断面置于髂嵴侧缘下方并向尾侧水平滑动探头,可见完整的髂骨强回声弧线逐渐缩短,图像中髂骨背侧由浅至深分别为臀大肌、臀中肌、臀小肌和梨状肌,骶丛神经呈强回声"椭圆"形图像走行于梨状肌深面(图 4-11)。

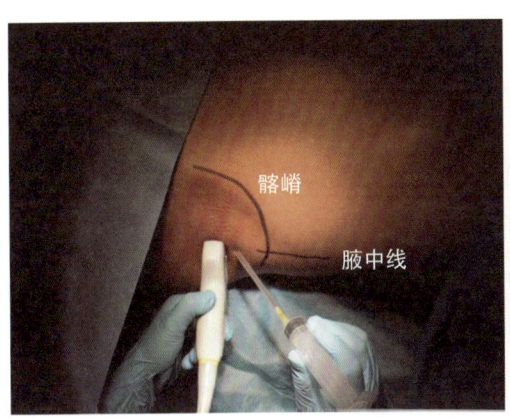

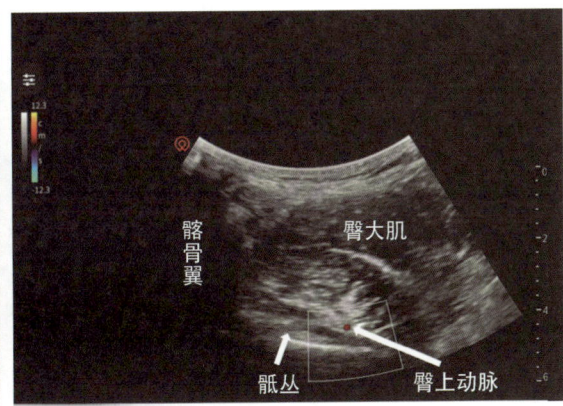

图 4-11 侧路骶丛神经短轴切面入路

该入路行平面内技术或平面外技术均可,行平面外穿刺技术时,将骶丛神经置于图像中央位置,穿刺针从探头中点标记进入皮肤,针尖到达骶丛神经表面,回抽无血后注药。

(五) 贴士

(1) 侧路骶丛神经短轴切面阻滞时,虽然行平面内技术或平面外技术均可,但由于髂骨的阻挡,行平面内技术时可能需要加大穿刺针角度,致使穿刺针显影不佳,因此建议行平面外穿刺技术。穿刺前利用屏幕一侧的深度标尺预估骶丛神经与皮肤间的距离,并使用中位线功能协助,从探头中点标记处进针,穿刺点距离探头边缘 1~2 cm。

(2) 后路骶丛神经长轴或短轴切面阻滞技术,若患者能配合体位,可嘱患者膝胸位,更利于骶丛神经显影。

(3) 臀上动脉内径较小,部分患者彩色多普勒下也难以显示彩色血流信号,通过缩小采样框、适度调节彩色增益和血流量程、偏转探头或使用能量多普勒及脉冲多普勒等功能,可有效提高血流探查能力。

(4) 骶丛神经粗大,针尖穿刺至神经表面注药时需实时观察药液扩散情况,如扩散不佳,应及时调整穿刺针位置,使药液包绕神经。

第三节 腰骶干神经阻滞

(一) 解剖概述

腰骶干是指 L_4 脊神经部分神经纤维和 L_5 脊神经腹侧支全部神经纤维汇合而成的一支相对独立的神经干,腰骶干变异度较大,部分人群并没有典型的腰骶干形成,而是直接汇入骶丛神经。这些神经从椎间孔发出后,贴于骨盆后壁走行,于腰大肌内侧缘汇合成为腰骶干,后继续向下走行于闭孔内肌和梨状肌之间,是骶丛神经的重要来源(图4-12)。

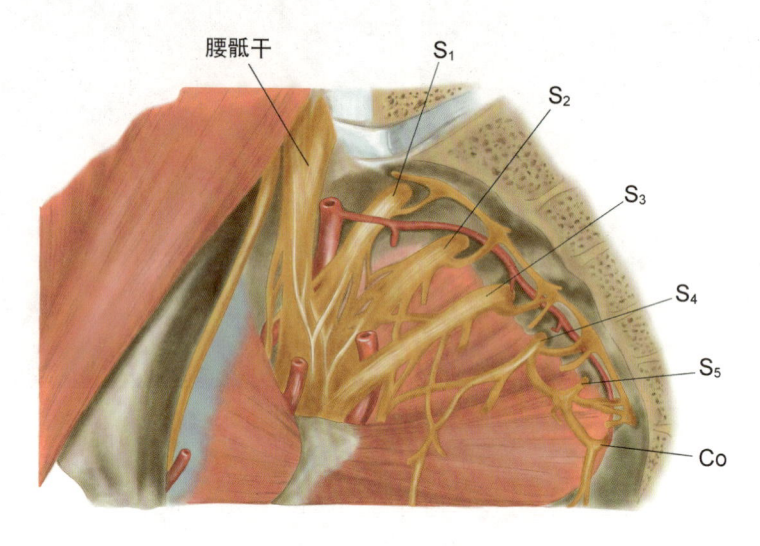

图4-12 腰骶干解剖关系

(二) 适应证

常联合其他神经阻滞技术用于髋部或臀部手术的麻醉和镇痛,也用于腰骶干神经卡压的诊断和治疗等。

(三) 禁忌证和并发症

1. 禁忌证

凝血功能障碍、穿刺部位感染、患者拒绝、腰骶部骨折等。

2. 并发症

出血、神经损伤、局部麻醉药中毒、穿刺针误入盆腔损伤脏器等。

(四) 超声引导操作方法

患者侧卧位或俯卧位,侧卧位时患肢朝上。选用低频凸阵探头,操作前探头套无菌保护套。碘伏消毒铺单,探头以脊柱长轴切面置于患侧腰椎横突水平,超声图像可见"三叉戟"征横突图像,L_3横突最长。探头在横突水平缓慢向尾侧滑动,直至看到骶骨宽大的骨影,可定位L_5横突和骶骨,两者之间的间隙为$L_5 \sim S_1$横突间隙,腰骶干走行于该间隙深面,骨性结构周围由浅至深可见胸腰筋膜后层、竖脊肌、多裂肌、腰横突间外侧肌($L_5 \sim S_1$横突间隙无该肌肉)、横突间韧带($L_5 \sim S_1$横突间隙无该韧带)、腰骶干等,其中腰骶干超声表现为"椭圆"形稍强回声团。

该间隙较窄,建议行平面外穿刺技术,将$L_5 \sim S_1$横突间隙置于屏幕中央位置,从探头中点标记处进针,针尖穿刺至腰骶干表面回抽无血后注药(图4-13)。

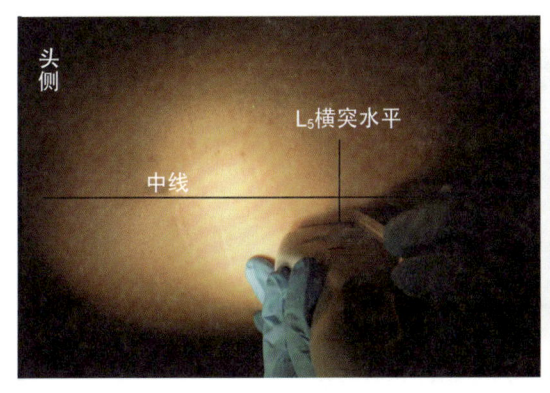

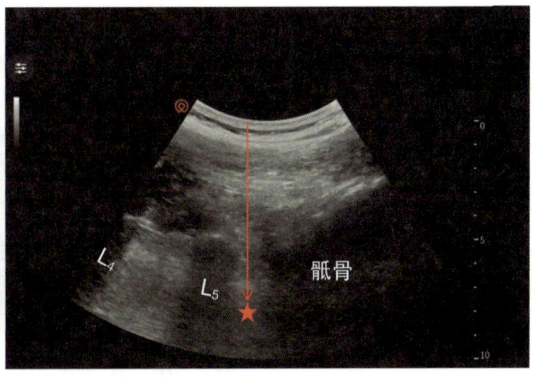

图4-13 脊柱长轴切面腰骶干平面外阻滞(右图红色五角星表示腰骶干,红色箭头表示穿刺针)

(五) 贴士

(1) 确定L_5椎体横突图像对该阻滞技术尤为重要,扫查L_5椎体的方法包括:通过扫查不同节段腰椎横突对比横突长度,一般情况下L_3横突最长,后再陆续确定其他腰椎节段;从头侧向尾侧扫查不同节段胸椎横突外侧的肋骨图像,在向尾侧平移探头的过程中,直至看到最后一支肋骨即可定位R_{12}和T_{12}图像,从而在椎体横突水平追溯腰椎椎体至L_5节段;探头在腰椎横突水平扫查腰椎横突图像,在向尾侧滑动探头的过程中出现宽大的骶骨骨影,从而确定骶骨上一节段横突为L_5横突水平。

(2) 极少数患者骶骨上关节突较大,容易将骶骨上关节突误认为是L_5横突,扫查时如辨识困难,可将探头稍向外侧滑动,骨影更长的是L_5横突。

(3) 因$L_5 \sim S_1$横突间隙较小,一般选择平面外穿刺技术,进针前应先测量神经与皮肤间的距离,从而预估进针深度,避免穿刺过深导致并发症。

第四节 PENG 阻滞

(一) 解剖概述

PENG 阻滞即髋关节囊周围神经阻滞。髋部手术的疼痛,除了来源于皮肤、肌肉和骨骼外,髋关节囊疼痛也是重要的原因,髋关节囊周围的感觉神经纤维大多走行于髋关节前囊,运动神经纤维大多走行于髋关节后囊。有研究发现,髋关节囊的感觉神经纤维源于股神经发出的髋关节支、闭孔神经发出的髋关节支,部分患者有副闭孔神经的髋关节支参与(图4-14)。

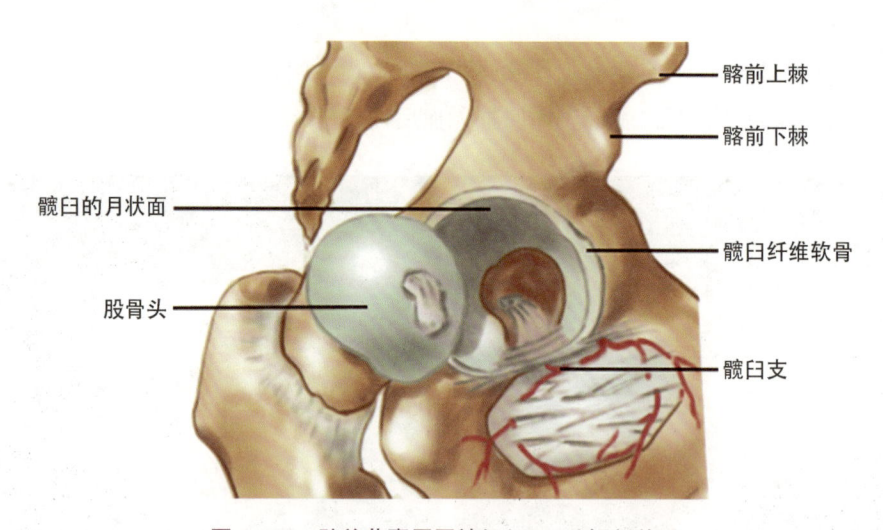

图 4-14 髋关节囊周围神经(PENG)解剖关系

(二) 适应证

用于髋部手术的镇痛。

(三) 禁忌证和并发症

1. 禁忌证
凝血功能异常、穿刺部位感染、患者拒绝等。
2. 并发症
血管损伤、局部麻醉药中毒、肌腱损伤等。

(四) 超声引导操作方法

患者平卧位,下肢自然伸直。选用低频凸阵探头,操作前探头套无菌保护套。先标记髂前上棘和髂前下棘体表位置,碘伏消毒铺单,将探头置于腹股沟韧带上,探头长轴与腹股沟韧带走行一致,后将探头向头侧平移 2~3 cm,探头长轴与腹股沟韧带保持平行,此时的探头外侧端指向髂前上棘,再将探头旋转,使探头外侧端指向髂前下棘,超声图像显示髂前下棘骨影、髂耻隆起骨影、股动脉、髂肌、腰大肌肌腱等组织结构。髂前下棘和髂耻隆起的骨影呈"大波浪"形,腰大肌肌腱表现为"椭圆"形强回声团块,图像内侧显示股动脉短轴无回声图像(图 4-15)。

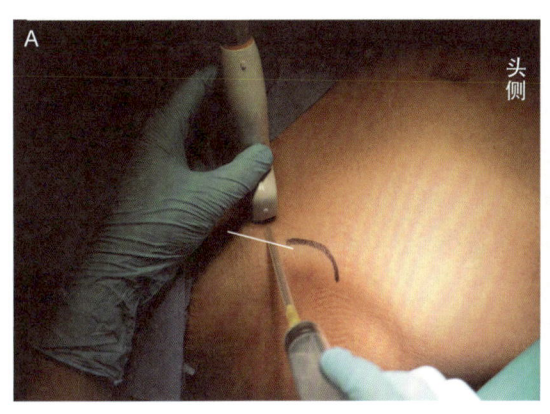

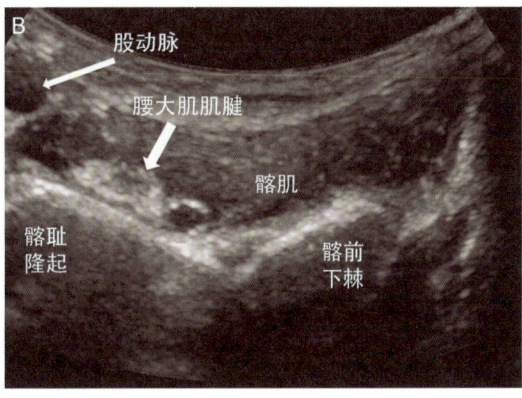

图 4-15 PENG 阻滞
A. 白线表示腹股沟韧带,黑色弧线表示髂前上棘。B. 超声图像

从外侧向内侧行平面内穿刺技术,避开髂前下棘后针尖穿刺至腰大肌肌腱深面,回抽无血后注药。

(五)贴士

(1) PENG 阻滞的优势在于为髋部手术提供关节镇痛的同时,几乎不影响肌力,使患者术后充分保留下肢的运动功能,适用于术后需要早期活动的患者。

(2) 探头外侧端转向髂前下棘后,若超声解剖不清晰,可将探头尾端稍向尾侧倾斜。

(3) 行平面内阻滞技术时,穿刺针应避开腰大肌肌腱,以免损伤肌腱,针尖穿刺至骨皮质后再将针稍放平并向内侧缓慢推进,注射局部麻醉药时观察药液是否向髂耻隆起方向扩散。

(4) PENG 阻滞的局部麻醉药容量目前存在争议,有研究显示≥30 mL 的容量可能达到腰丛阻滞效果,会对股四头肌肌力产生影响。

(5) PENG 阻滞图像深度一般在 4 cm 左右,使用低频凸阵探头可获取宽阔的视野范围,阻滞前应将低频探头深度降低至 4 cm 左右。

第五节 股神经阻滞

(一)解剖概述

股神经来源于 L_2~L_4 脊神经前支,是腰丛神经的最大分支。脊神经出椎间孔后,走行于腰大肌间隙内并汇聚成为股神经,于 L_5 水平发出肌支支配腰大肌和髂腰肌,并继续向下走行汇入股三角。在该位置,股神经肌支发出分支支配缝匠肌、耻骨肌和股四头肌,皮支支配大腿和膝关节前侧。股神经内侧缘发出隐神经,支配膝内上侧、小腿内侧和足跖内侧的感觉(图 4-16)。

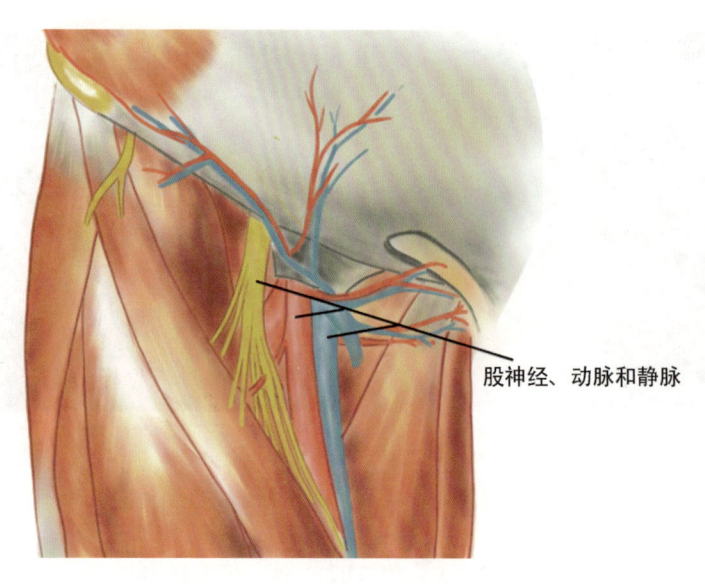

图 4-16 股神经解剖关系

(二) 适应证

用于髋部手术的部分镇痛,大腿前侧、前外侧、髌骨手术的麻醉和镇痛。常需要与闭孔神经、股外侧皮神经等其他阻滞技术联合阻滞。

(三) 禁忌证和并发症

1. 禁忌证

凝血功能障碍、穿刺部位感染、局部麻醉药过敏等。

2. 并发症

血肿、神经损伤、局部麻醉药中毒。

(四) 超声引导操作方法

患者平卧位,双下肢自然伸直。选用高频线阵探头,操作前探头套无菌保护套。碘伏消毒铺单,探头置于腹股沟横纹处,探头长轴与腹股沟横纹一致。超声下可见股动、静脉短轴无回声图像,股静脉走行于股动脉内侧(股动、静脉为腹股沟区各种阻滞技术的第一参照)。探头向尾侧滑动,可见股动脉分支成为股动脉和股深动脉,一般情况下,股神经在股动脉未形成分支前较为清晰。股神经走行于股动脉外侧,与股动脉毗邻,呈"椭圆"形或"三角"形强回声图像,其外侧深面是髂腰肌,髂筋膜覆盖于髂腰肌表面,股神经也走行于髂筋膜间隙内(图4-17)。

从外侧向内侧行平面内穿刺技术,针尖穿刺至股神经外侧缘,回抽无血后注药。

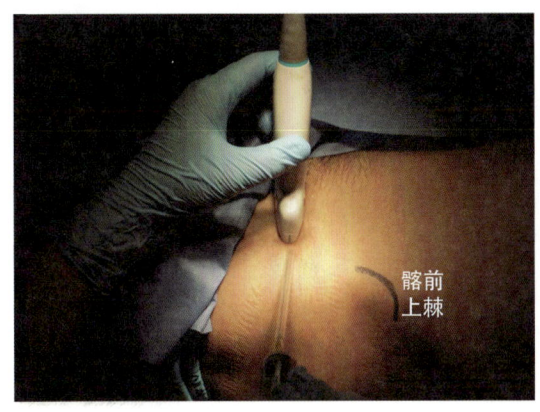

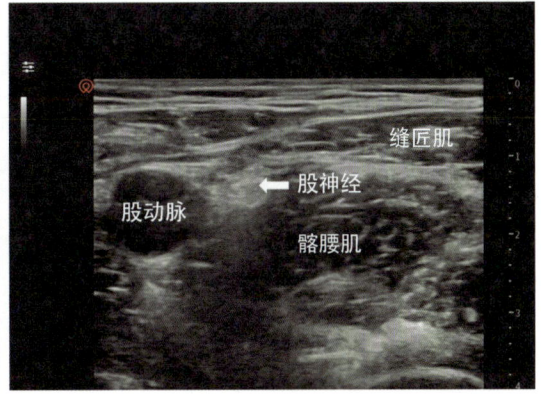

图4-17 股神经阻滞

(五)贴士

(1)在腹股沟横纹水平,探头尾端向尾侧倾斜(使声束向头侧移动),股神经显影将更加清晰,原因是股神经形态扁平,类似"宽面"状,探头以神经短轴切面扫查时需做适度倾斜,使声束覆盖更大面积的神经节段,从而显示更清晰的股神经图像。而"圆柱"状的坐骨神经,探头在各个角度扫查,声束都能覆盖足够面积的神经。因此,在扫查坐骨神经时,不论探头是否倾斜,图像都较为清晰。

(2)确定股神经清晰的图像后,穿刺针从外侧向内侧以30°~45°进入皮肤,将针尖穿刺至股神经外侧缘注药,理想状态下,药液会向股神经浅面和深面同时扩散至股神经内侧缘,若扩散不佳,需及时调整针尖位置,使药液充分浸润股神经。

第六节 闭孔神经阻滞

(一)解剖概述

闭孔神经来源于L_2~L_4脊神经前支,脊神经从椎间孔发出后,走行于腰大肌间隙内,并逐渐汇聚形成闭孔神经。闭孔神经下行至闭孔水平后汇入闭膜管,在此分出闭孔神经前支和后支。前支支配大腿内侧皮肤感觉,并发出关节支参与支配髋关节和膝关节,肌支支配长收肌、短收肌、股薄肌;后支发出的肌支支配大收肌、短收肌和闭孔外肌,并发出关节支参与腘丛,共同支配膝关节后方关节囊。10%~30%的患者有副闭孔神经(图4-18)。

(二) 适应证

大腿内侧手术的麻醉和镇痛,膝关节或髋关节手术的部分镇痛。

(三) 禁忌证和并发症

1. 禁忌证

穿刺部位感染、凝血功能障碍、患者拒绝等。

2. 并发症

感染、出血、神经损伤、局部麻醉药中毒等。

(四) 超声引导操作方法

1. 闭孔神经远端阻滞

患者平卧位,双下肢自然伸直或稍分开。选用高频线阵探头,操作前探头套无菌保护套。碘伏消毒铺单,探头垂直于皮肤置于腹股沟横纹处,探头长轴与腹股沟横纹走行一致,超声下可见股动、静脉短轴无回声图像,股动脉外侧是呈"梭形"或"三角形"强回声图像的股神经。探头向内侧滑动,可见股静脉内侧的耻骨肌,多呈圆角方形或椭圆形。探头继续向内侧滑动,可见耻骨肌内侧由浅至深分布长收肌、短收肌和大收肌,闭孔神经前支走行于长收肌和短收肌筋膜间隙内,后支走行于短收肌和大收肌筋膜间隙内,前支和后支在筋膜间隙呈椭圆形低回声图像（图4-19）。

从外侧向内侧行平面内穿刺技术,阻滞顺序一般选择先阻滞深部的后支再阻滞浅部的前支,针尖穿刺至短收肌和大收肌筋膜间隙,回抽无血后注药,后退针至长收肌和短收肌筋

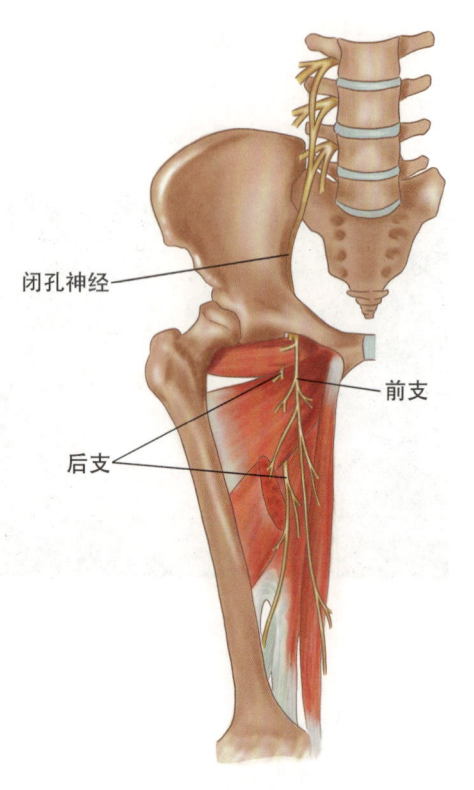

图4-18 闭孔神经解剖关系

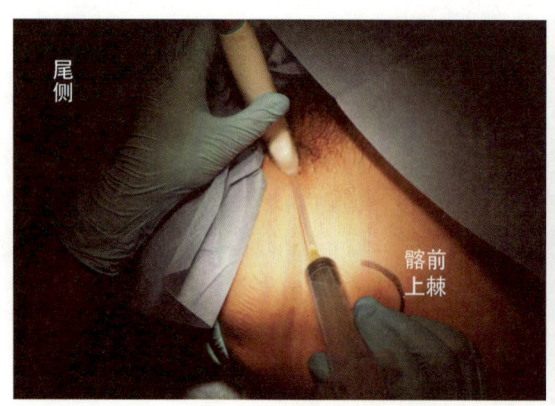

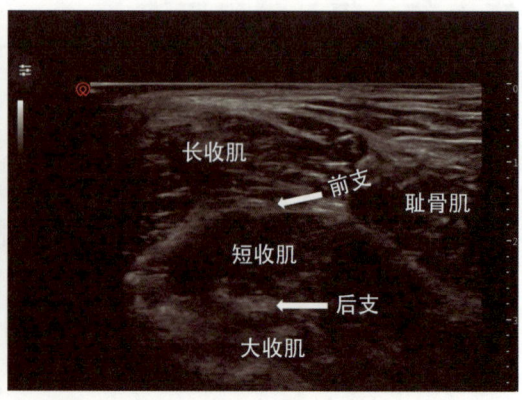

图4-19 闭孔神经远端阻滞

膜间隙,回抽无血后再次注药。

2. 闭孔神经近端阻滞

患者平卧位,下肢自然伸直或稍外展。选用高频线阵探头,操作前探头套无菌保护套。碘伏消毒铺单,探头垂直于皮肤置于腹股沟横纹处,探头长轴与腹股沟横纹一致,先确定股动、静脉短轴图像。探头沿腹股沟横纹向内侧滑动,于股静脉内侧可扫查到耻骨肌、长收肌、短收肌和大收肌,超声图像可见闭孔神经前支和后支走行于筋膜间隙内。再将探头尾端缓慢向尾侧倾斜,使声束移向闭孔膜,可见闭孔神经前支和后支在筋膜间隙同时向耻骨肌方向移行,并汇入耻骨肌深面。耻骨肌内侧深面可见耻骨上支骨影,耻骨肌外侧深面可见闭孔外肌(图4-20)。

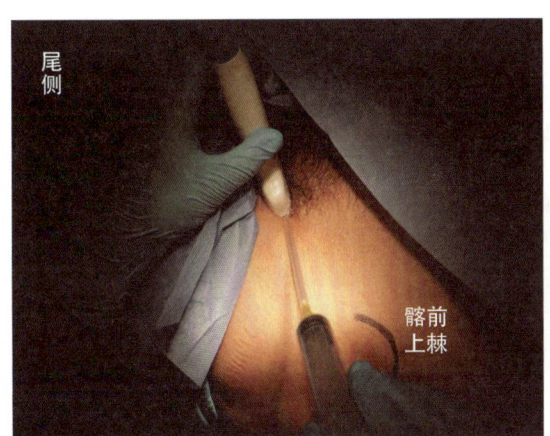

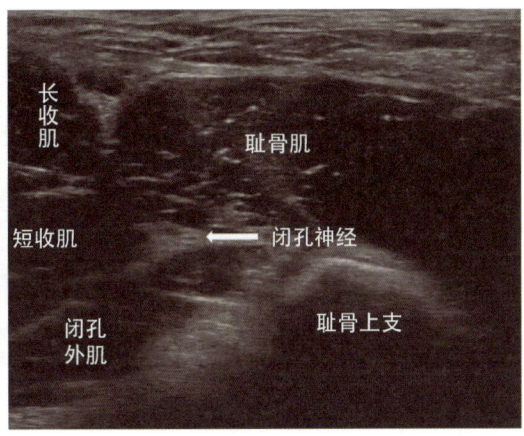

图4-20 闭孔神经近端阻滞

从外侧向内侧行平面内阻滞技术,针尖穿刺至耻骨肌深面、闭孔外肌浅面的近端闭孔神经周围,回抽无血后注药。

(五) 贴士

(1)腹股沟周围的几项阻滞技术,股动、静脉都是可靠的参照物,有着高辨识度的图像特征,尤其对于耻骨肌较小的女性患者或超声解剖结构不清晰的患者。另外,在耻骨肌内侧的长收肌、短收肌和大收肌三层肌肉中,短收肌较厚较发达,易于辨识,也可作为超声解剖的参照物之一。

(2)用追溯法追溯近端闭孔神经图像,可在闭孔神经远端切面先确定闭孔神经前支和后支图像,探头尾端向尾侧倾斜过程中,可见闭孔神经前、后支向耻骨肌方向滑动,类似"电流"样在肌筋膜间隙走行,直至汇聚到耻骨肌深面;也可先确定长收肌、短收肌和大收肌图像,再将探头尾端向尾侧倾斜,可见大收肌消失,闭孔外肌代替大收肌位置位于耻骨肌内侧深面,闭孔外肌外侧有耻骨上支骨影和闭孔动脉,近端闭孔神经走行于闭孔外肌和耻骨肌之间,呈高回声"条索"状图像。

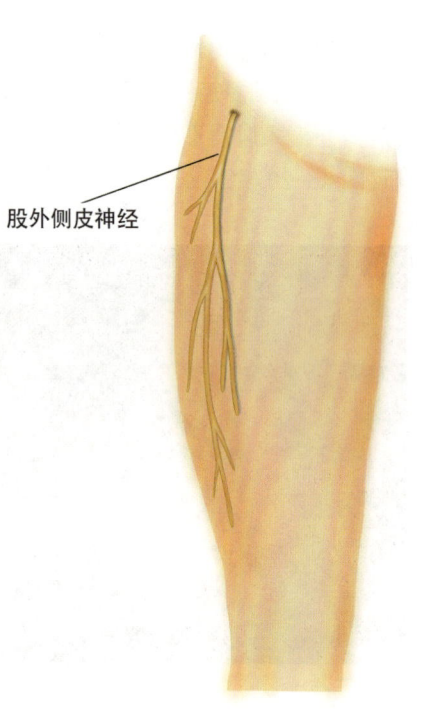

第七节 股外侧皮神经阻滞

(一) 解剖概述

股外侧皮神经来源于 $L_2 \sim L_3$ 脊神经前支，在腰大肌外侧缘穿出后，于髂肌表面继续向下走行，并从髂前上棘内侧缘、腹股沟韧带深面穿出，支配大腿外侧，其分支包括前支和后支，前支支配股前外侧区感觉，后支支配股后外侧区感觉(图 4-21)。

(二) 适应证

大腿外侧区的麻醉和镇痛，常与股神经联合阻滞用于大腿的手术麻醉和镇痛。

(三) 禁忌证和并发症

1. 禁忌证

穿刺部位感染、患者拒绝、神经损伤等。

2. 并发症

神经损伤、局部麻醉药中毒等。

(四) 超声引导操作方法

图 4-21 股外侧皮神经解剖关系

1. 腹股沟横纹入路

患者平卧位，双下肢自然伸直。选用高频线阵探头，操作前探头套无菌保护套，碘伏消毒铺单，探头置于腹股沟横纹处，探头长轴与腹股沟横纹一致。先扫查股动、静脉和股神经短轴图像，股神经深面为髂腰肌，髂腰肌外 1/2 部分被分布于外侧浅面的缝匠肌覆盖，缝匠肌在该切面呈"鱼鳍"形或"水滴"形，与缝匠肌外侧缘交界的是阔筋膜张肌。股外侧皮神经走行于缝匠肌外侧缘皮下，超声下表现为"蜂窝"状图像(图 4-22)。

从外侧向内侧行平面内穿刺技术，针尖穿刺至缝匠肌外侧缘皮下位置股外侧皮神经周围，回抽无血后注药。

2. 髂前上棘入路

患者平卧位，双下肢自然伸直。选用高频线阵探头，操作前探头套无菌保护套，碘伏消毒铺单，探头以脊柱短轴切面置于髂前上棘内侧缘(探头长轴与脊柱垂直)，超声图像可见髂前上棘呈高耸的黑色骨影，此为重要的解剖参照。髂前上棘内侧可见部分髂腰肌，股外侧皮神经走行于髂腰肌浅筋膜间隙内，呈"类圆"形低回声图像(图 4-23)。

探头向内侧滑动以避开髂前上棘阻挡，从外侧向内侧行平面内穿刺技术或平面外穿刺

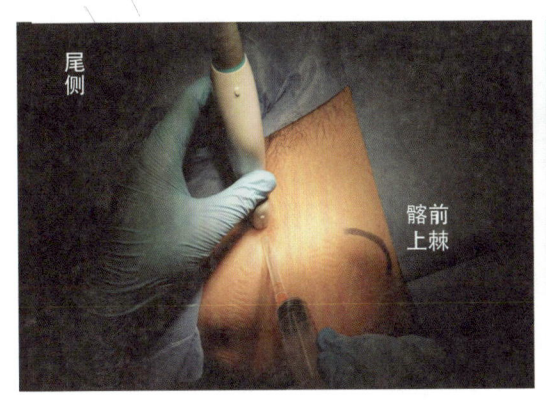

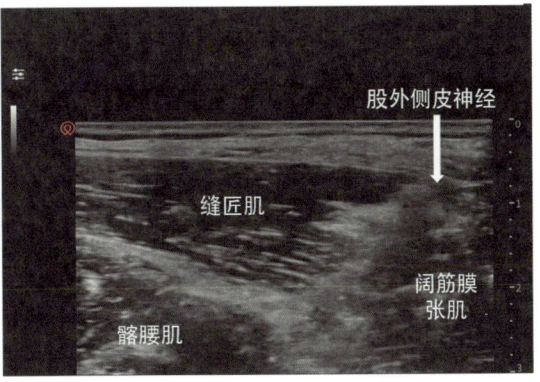

图 4-22　腹股沟横纹入路股外侧皮神经阻滞

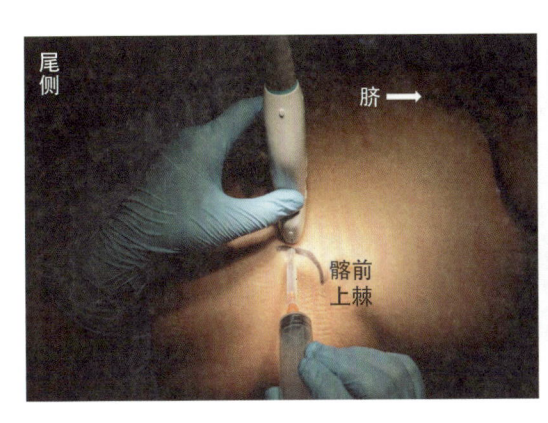

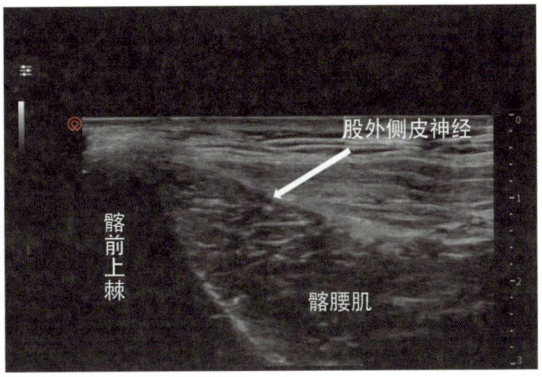

图 4-23　髂前上棘入路股外侧皮神经阻滞

技术均可,针尖穿刺至髂腰肌筋膜间隙,回抽无血后注药。

(五) 贴士

(1) 股外侧皮神经较细,在腹股沟水平常分支成为前支和后支,超声下确定神经图像有一定难度,多呈"蜂窝"状图像。

(2) 股外侧皮神经阻滞一般以肌肉解剖作为参照,药液通过筋膜间隙扩散作用浸润神经。

(3) 阻滞时,避免针尖在神经周围来回穿刺对股外侧皮神经造成损伤,甚至切断神经。

第八节　髂筋膜间隙阻滞

(一) 解剖概述

髂筋膜是髂腰肌表面的束状腱膜,覆盖于髂腰肌表面,面积较大且较厚。髂筋膜上至髂嵴上方、下至股骨小转子,覆盖了股神经、股外侧皮神经、闭孔神经和生殖股神经,理论上在髂筋膜间隙注射局部麻醉药可以阻滞这些神经,但筋膜复杂的结构和患者个体差异都会影响药液扩散效果,因此临床上实施髂筋膜阻滞会出现不同的阻滞范围和镇痛效果(图4-24)。

(二) 适应证

用于髋关节、股骨和膝部手术的镇痛。

(三) 禁忌证和并发症

1. 禁忌证

穿刺部位感染、凝血功能异常、皮下气肿等。

2. 并发症

局部麻醉药中毒、神经损伤、出血等。

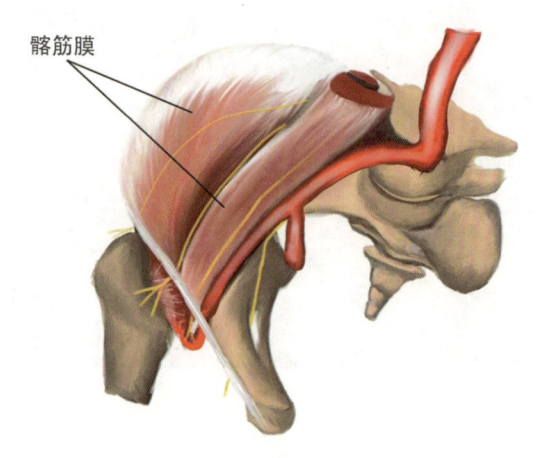

图4-24 髂筋膜解剖关系

(四) 超声引导操作方法

1. 腹股沟横纹入路

患者平卧位,双下肢自然伸直。选用高频线阵探头,操作前探头套无菌保护套,碘伏消毒铺单,探头置于腹股沟横纹处,探头长轴与腹股沟横纹一致。超声下可见股动、静脉和股神经短轴图像,股动、静脉外侧深面是髂腰肌,一般情况下在一个视野范围内很难扫查到髂腰肌内侧缘和外侧缘,髂筋膜表现为强回声弧形"条索"状图像覆盖于髂腰肌表面,髂筋膜浅面可见稍强回声"条索"状图像的阔筋膜,髂腰肌外侧部分被缝匠肌覆盖(图4-25)。

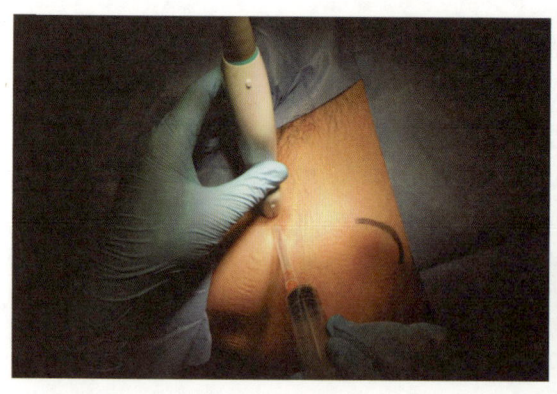

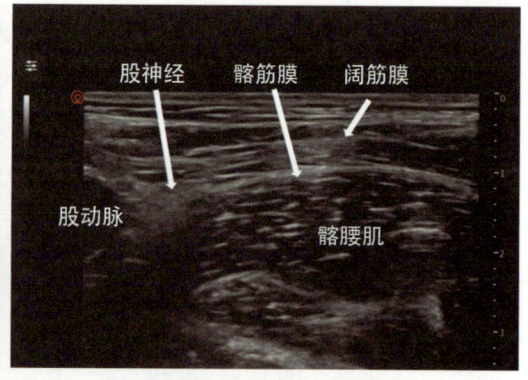

图4-25 腹股沟横纹入路髂筋膜间隙阻滞

从外侧向内侧行平面内穿刺技术,针尖穿刺至髂腰肌中段的髂筋膜间隙,回抽无血后注药。

2. 腹股沟韧带上入路

患者平卧位,双下肢自然伸直。选用高频线阵探头,操作前探头套无菌保护套,碘伏消毒铺单,探头置于髂前上棘与耻骨联合连线的外1/3处,探头长轴垂直于该连线。超声远场图像可见髂后上棘骨影呈"山丘"征,髂后上棘浅面是髂肌,髂肌浅面是呈"领结"征的两块肌肉,头侧是腹内斜肌、尾侧是缝匠肌。髂筋膜覆盖在髂肌表面并向内延伸至腹内斜肌深面,旋髂深动脉走行于该筋膜间隙内,超声图像可见旋髂深动脉短轴切面图像,彩色多普勒下可辨识彩色血流信号(图4-26)。

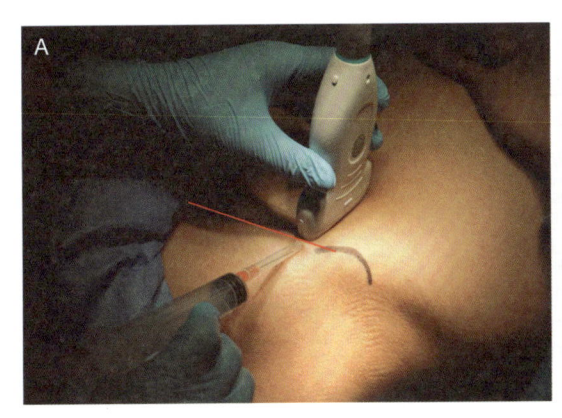

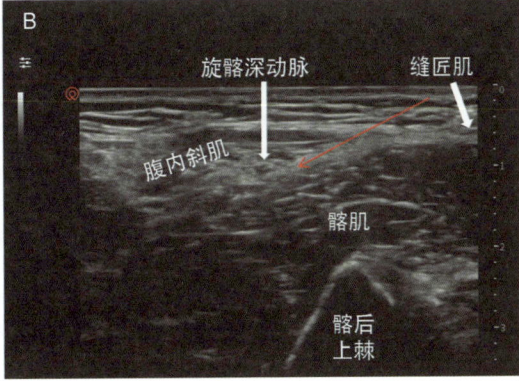

图4-26 腹股沟韧带上入路髂筋膜间隙阻滞
A. 探头放置位置(红线表示髂前上棘与耻骨连线)。B. 超声图像(红色箭头表示穿刺针)

从外侧向内侧行平面内穿刺技术,针尖穿刺至髂筋膜间隙内、旋髂深动脉外侧,回抽无血后注药。

(五)贴士

(1)腹股沟韧带上入路,即"领结"征髂筋膜间隙阻滞入路,因解剖结构特异性强,超声图像辨识度较高而被更多麻醉医师选择。有研究显示,该入路能获得更高的股外侧皮神经阻滞成功率。

(2)腹股沟横纹入路对肥胖或高龄患者,常因髂筋膜图像不清晰或解剖结构难以辨识造成阻滞成功率下降,这可能与因肥胖导致的声衰减或髋关节长年的屈髋运动有关。

(3)髂筋膜间隙阻滞能避免穿刺针直接对外周神经造成机械损伤。局部麻醉药在筋膜间隙吸收较慢,或可延长镇痛时间,但常需更大的局部麻醉药容量才能有效阻滞这些神经。

第九节 生殖股神经阻滞

(一)解剖概述

生殖股神经来源于L_1~L_2脊神经腹侧支,这些神经从椎间孔发出后,在横突外侧水平形成生殖股神经并走行于腰大肌间隙内,后继续向下走行至L_4~L_5水平并分支成为生殖支和股支。生殖支向内侧走行进入腹股沟管,支配阴部皮肤感觉,股支向外下方走行并穿过髂耻束汇入股鞘,参与支配股三角区(图4-27)。

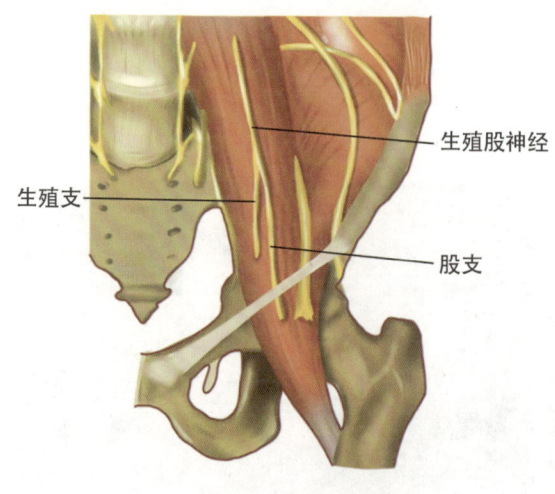

图 4-27 生殖股神经解剖关系

(二) 适应证

腹股沟区和会阴区手术的部分镇痛,常需联合其他神经阻滞技术共同实施,如髂腹下神经和髂腹股沟神经阻滞。

(三) 禁忌证和并发症

1. 禁忌证

穿刺部位感染、凝血异常、患者拒绝等。

2. 并发症

神经损伤、出血、器官损伤、局部麻醉药中毒等。

(四) 超声引导操作方法

1. 生殖支阻滞

患者平卧位,下肢自然伸直,双手抱于胸前。选用高频线阵探头,操作前探头套无菌保护套。碘伏消毒铺单,探头以矢状面置于腹股沟横纹处,扫查股动脉长轴图像,再向头侧滑动探头,追溯股动脉至髂外动脉水平(即腹股沟韧带头侧),后旋转探头,使探头内侧端指向耻骨联合,超声图像可见腹股沟管,生殖股神经生殖支走行于腹股沟管内,男性患者彩色多普勒下可见睾丸动脉与生殖支伴行(图 4-28)。

从外侧向内侧行平面内穿刺技术,针尖穿刺至腹股沟管内、睾丸动脉旁,回抽无血注药。

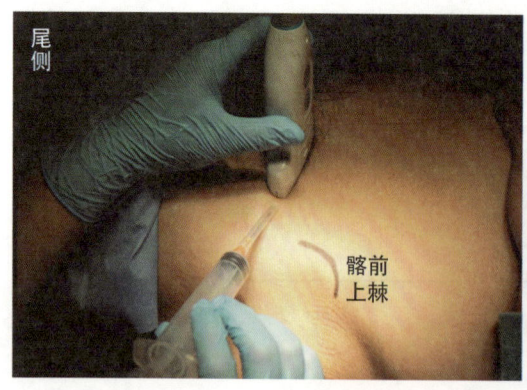

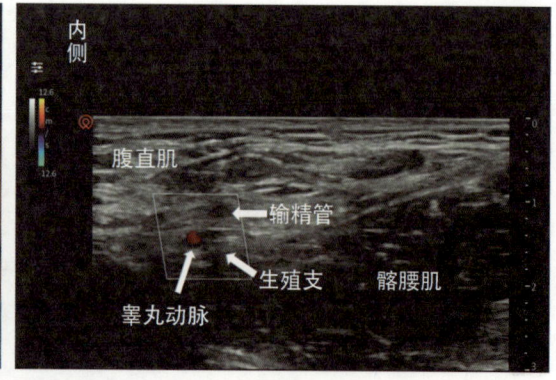

图 4-28 生殖股神经生殖支阻滞

2. 股支阻滞

患者平卧位,下肢自然伸直,双手抱于胸前。选用高频线阵探头,操作前探头套无菌保护套。碘伏消毒铺单,将探头置于腹股沟韧带尾侧,扫查股动、静脉和股神经短轴图像,股神经外侧深面可见髂腰肌,髂筋膜覆盖于髂腰肌表面。后在该切面将探头尾端向尾侧稍倾斜,使声束扫向腹股沟韧带头侧,可见生殖股神经股支走行于股神经和股动脉外上方,呈梭形稍强回声"蜂窝"状图像(图4-29)。

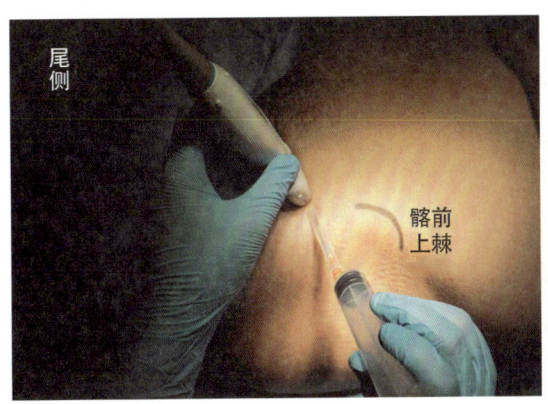

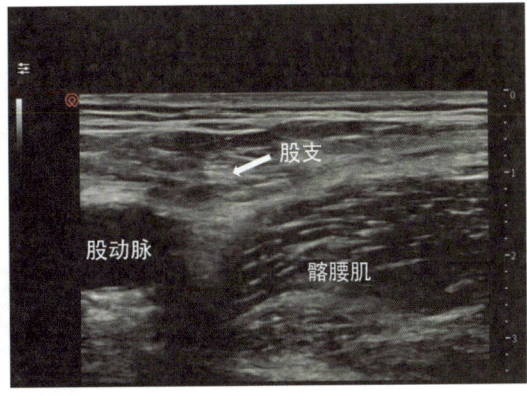

图4-29 生殖股神经股支阻滞

从外侧向内侧行平面内穿刺技术,针尖穿刺至生殖股神经股支外侧缘,回抽无血后注药。

(五)贴士

(1)生殖股神经的生殖支定位相对困难,沿股动脉走行向上追溯至髂外动脉是定位生殖支的重要步骤,确定髂外动脉后,探头缓慢旋转指向耻骨联合,同时探头尾端可稍向尾侧倾斜,辨识腹股沟管图像。男性患者在阻滞前,须先在彩色多普勒功能下确定睾丸动脉,以免损伤。

(2)生殖股神经股支一般在腹股沟韧带水平形成2个分支,因此生殖股神经股支的扫查和阻滞可在腹股沟韧带头侧完成。

第十节 收肌管阻滞

(一)解剖概述

收肌管是大腿前内侧由腱膜包绕形成的管状结构,起始于股三角下缘,终止于股骨远端,管内有隐神经、股神经内侧肌支、股动脉、股静脉和淋巴管走行。隐神经从股神经内侧缘发出后向下走行,在股骨中上段水平,从缝匠肌内侧缘绕行至浅面进入收肌管。当隐神经走行至膝关节周围时,发出髌下支,参与支配膝关节。隐神经属感觉神经,被阻滞后不影响患者下肢的运动功能(图4-30)。

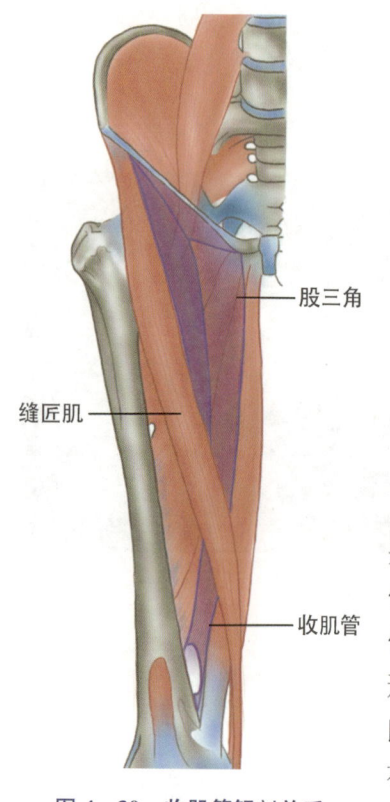

图 4-30 收肌管解剖关系

（二）适应证

膝前内侧、小腿前内侧、踝内侧至足趾内侧的麻醉和镇痛。

（三）禁忌证和并发症

1. 禁忌证

穿刺部位感染、凝血功能异常、局部麻醉药过敏等。

2. 并发症

出血、神经损伤、局部麻醉药中毒等。

（四）超声引导操作方法

患者平卧位，下肢自然伸直或稍外展。选用高频线阵探头，操作前探头套无菌保护套。碘伏消毒铺单，将探头以股骨短轴切面置于股骨正面中段，超声远场图像可见股骨短轴骨影，再将探头向股骨内下方滑动，超声下可见梭形或椭圆形的缝匠肌，其深面有股动、静脉短轴图像。股动脉外侧、缝匠肌深面可见强回声"条索"状图像，此为股收肌膜，其下方有隐神经和股神经内侧肌支走行，超声下表现为小的稍低回声圆形图像（图 4-31）。

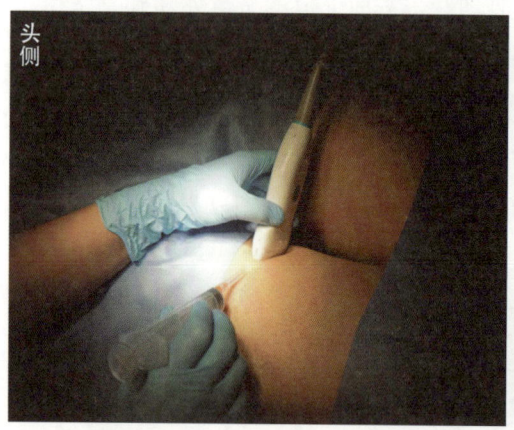

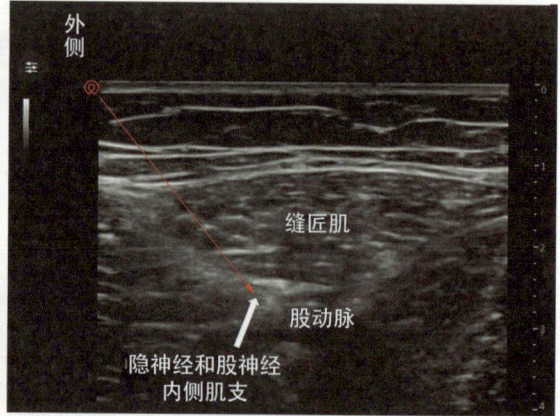

图 4-31 收肌管阻滞（右图红色箭头表示穿刺针）

从外侧向内侧行平面内穿刺技术，针尖穿刺至缝匠肌深面、突破股收肌管膜到达股动脉外侧，回抽无血后注药。

（五）贴士

（1）一般情况下，收肌管内同时有隐神经和股神经内侧肌支走行，两者超声图像类似，呈圆形稍低回声图像,隐神经走行更靠近股动脉,阻滞时需注意鉴别。

（2）股骨中段肌肉较厚,容易出现一定程度的声衰减,若患者透声条件不佳（如体型肥胖者）,其皮下脂肪可达 0.5~1 cm,这给超声扫查和阻滞带来一定困难,可能造成股动脉显影不佳。可通过适度增加远场增益、探头加压或调节频率等措施优化图像。另外,穿刺前测量收肌管与皮肤的距离,选择长度适合的穿刺针完成阻滞。

第十一节　iPACK 阻滞

（一）解剖概述

iPACK 阻滞即腘动脉与膝关节后部关节囊间隙阻滞技术,主要阻滞来自闭孔神经、腓总神经和胫神经发出的走行至膝后部关节囊周围的关节支。因注药点更靠近关节囊,这些感觉神经几乎可以在关节囊周围被阻滞。适当的局部麻醉药容量能避免药物浸润到坐骨神经、胫神经或腓总神经,从而保留肌力（图 4-32）。

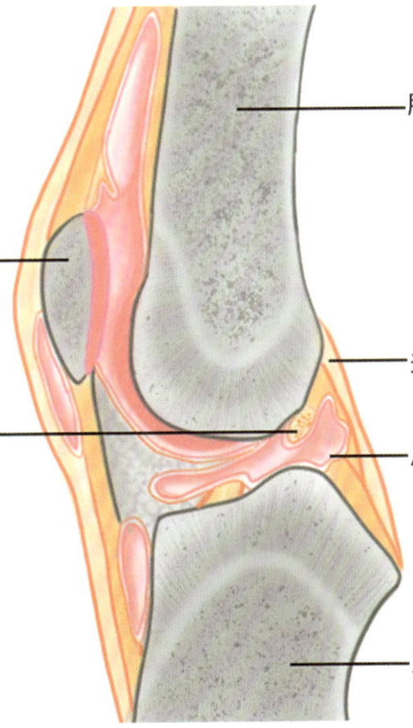

（二）适应证

膝关节置换术的膝后部镇痛,常联合收肌管或股神经阻滞,用于膝关节置换术的术后镇痛。

（三）禁忌证和并发症

1. 禁忌证

凝血功能异常、贝克囊肿、患者拒绝、局部麻醉药过敏等。

2. 并发症

神经损伤、韧带损伤、出血、关节囊损伤、局部麻醉药中毒等。

图 4-32　腘动脉与膝关节后部关节囊间隙解剖关系

（四）超声引导操作方法

患者侧卧位或俯卧位,也可平卧位下适度屈膝显露腘窝。选用高频线阵探头,操作前探头套无菌保护套。碘伏消毒铺单,探头以股骨短轴切面置于膝后方腘横纹头侧 1 cm 处,超声下可见腘动、静脉短轴图像,此为最佳解剖参照,近场图像由浅至深可见股二头肌长头腱、半腱肌或半膜肌、坐骨神经或胫神经以及腓总神经短轴图像。于腘动、静脉深面可见后方关节囊表现为短的弧形"条索"状强回声线,关节囊深面可见股骨短轴骨影（图 4-33）。

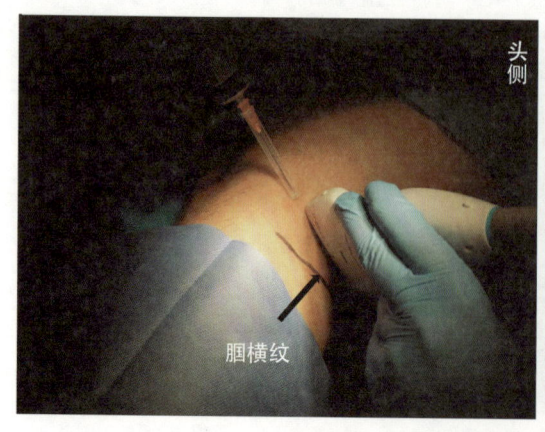

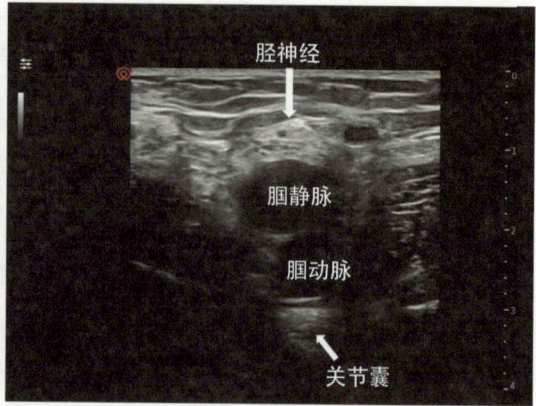

图 4-33　iPACK 阻滞

从外侧向内侧行平面内穿刺技术,针尖穿刺至腘动脉与关节囊之间的间隙内,回抽无血后注药。

(五) 贴士

(1) 腘动、静脉是该阻滞技术最重要的解剖参照,探头置于腘横纹上方 1 cm 处扫查时,若不能探及腘动、静脉图像,可将探头下移至腘横纹处,此处腘动、静脉最为浅表,容易确定血管位置,后再向上滑动探头追踪后方关节囊。

(2) 对肥胖患者或腿部肌肉发达的患者,因腘动脉和关节囊位置较深,高频探头扫查时图像常不清晰,尤其是血管后壁显影不佳,此时可更换低频凸阵探头使用。

(3) 穿刺前,用测量工具测量注药点与进针点的距离,即穿刺路径长度,选择适合长度的穿刺针完成阻滞,以避免实施阻滞时,因穿刺针长度不够造成二次穿刺。

第十二节　股后皮神经阻滞

(一) 解剖概述

股后皮神经来源于 $S_1 \sim S_3$ 脊神经前支的部分神经纤维。股后皮神经在盆底后部汇聚形成后,从坐骨大孔穿出,沿坐骨结节外侧,走行于梨状肌深面、上孖肌和下孖肌以及闭孔内肌表面,常与臀下动脉和坐骨神经伴行,并发出会阴支、臀下皮神经等分支支配臀部下缘、大腿背侧、会阴外侧等部分的感觉(图 4-34)。

(二) 适应证

臀下缘、大腿后部、阴部外侧的镇痛。

（三）禁忌证和并发症

1. 禁忌证

凝血功能异常、穿刺部位感染、患者拒绝等。

2. 并发症

出血、神经损伤、局部麻醉药中毒等。

（四）超声引导操作方法

患者侧卧位或俯卧位，侧卧位时患肢朝上。选用高频线阵探头，操作前探头套无菌保护套。碘伏消毒铺单，探头以股骨短轴切面置于背面臀沟尾侧 1 cm 位置。超声图像可见股二头肌长头、半腱肌，而坐骨神经和臀下动脉走行于这两层肌肉深面，股后皮神经走行于股二头肌长头、半腱肌之间，多呈梭形"蜂窝"状图像（图4-35）。

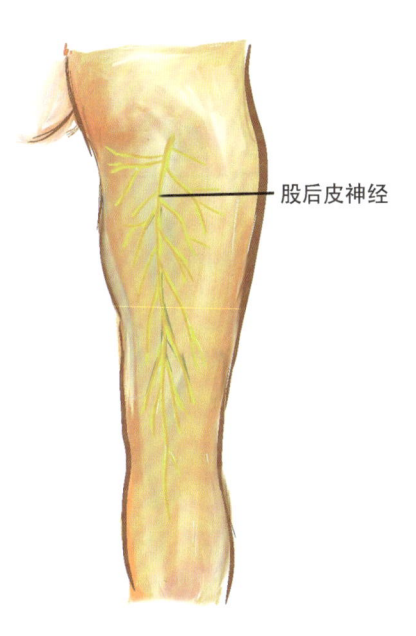

图 4-34 股后皮神经解剖关系

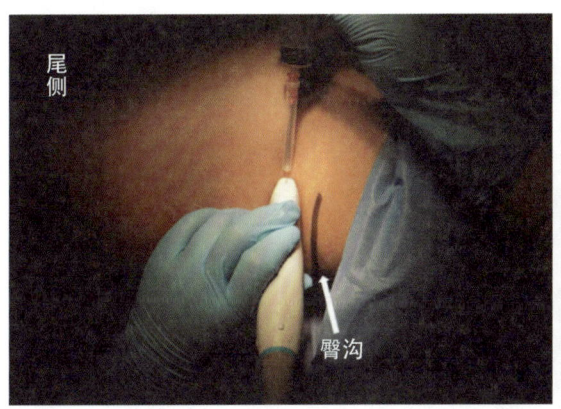

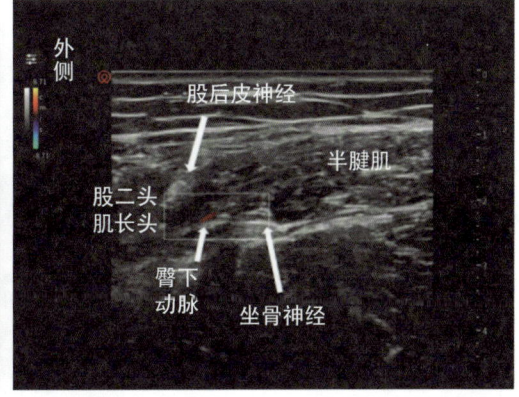

图 4-35 股后皮神经阻滞

从外侧向内侧行平面内穿刺技术，针尖穿过外侧的股二头肌长头至股后皮神经周围，回抽无血后注药。

（五）贴士

（1）臀区肌肉丰厚，在臀区实施的几种阻滞技术一般都选择低频凸阵探头完成，但股后皮神经较为浅表，走行于股二头肌与半腱肌浅面，正常体态的成年患者都可选用高频探头完成阻滞。

（2）探头一般置于臀沟尾侧 1 cm 位置扫查股后皮神经，若不能确定神经图像，可将探头倾斜或来回摆动，以增加声束对神经截面的覆盖面积，从而获得理想图像，也可通过深部的坐骨神经图像或臀下动脉彩色血流信号协助判断。

第十三节　坐骨神经阻滞

（一）解剖概述

坐骨神经是全身最粗大的外周神经，是骶丛神经的最大分支，来源于L_4脊神经部分神经纤维、L_5脊神经腹侧支全部神经纤维汇聚形成的腰骶干以及S_1~S_3脊神经前支。在盆底后部形成坐骨神经后，从梨状肌和上孖肌穿出，后继续向下走行并在沿途发出各个分支，神经行至股骨下段时分支成为胫神经和腓总神经。坐骨神经支配范围较广，包括股后部、膝后部、小腿和足部大部分的运动与感觉，还发出关节支参与支配髋关节和膝关节（图4-36）。

坐骨神经有多个阻滞入路，本节介绍最常用的3个入路。

（二）适应证

用于髋部部分区域、大腿后部大部分区域、膝后部区域、小腿和足部大部分区域的麻醉和镇痛。

（三）禁忌证和并发症

1. 禁忌证

凝血功能障碍、穿刺部位感染、已存在的神经损伤、患者拒绝等。

2. 并发症

神经损伤、出血、局部麻醉药中毒等。

图4-36　坐骨神经解剖关系

（四）超声引导操作方法

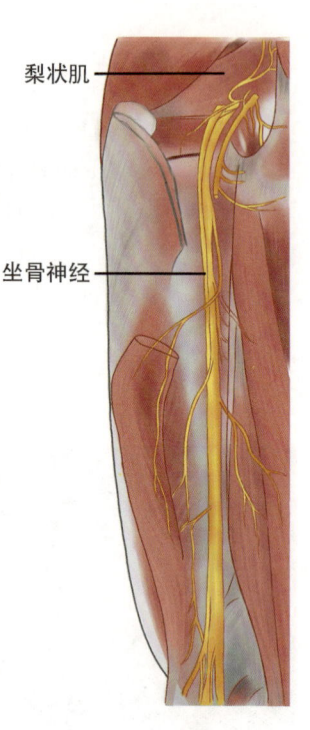

1. 股骨大转子与坐骨结节间入路

患者侧卧位，患肢朝上，如患者能配合可嘱其膝胸位，使坐骨神经凸显。先确定坐骨结节和同侧股骨大转子体表位置并做标记，于两者间做一连线。选用低频凸阵探头，操作前探头套无菌保护套。碘伏消毒铺单，探头置于该连线上且探头长轴与连线重合，超声图像可见两个凸起的骨影，内侧为坐骨结节，外侧为股骨大转子，于两者间由浅至深可见臀大肌、坐骨神经和股方肌，坐骨神经在该切面为神经短轴图像，呈"条带"状强回声图像，走行于两骨影中间位置或靠近坐骨结节一侧（图4-37）。

从外侧向内侧行平面内穿刺技术，针尖分别穿刺至坐骨神经表面、深面和外侧缘，回抽

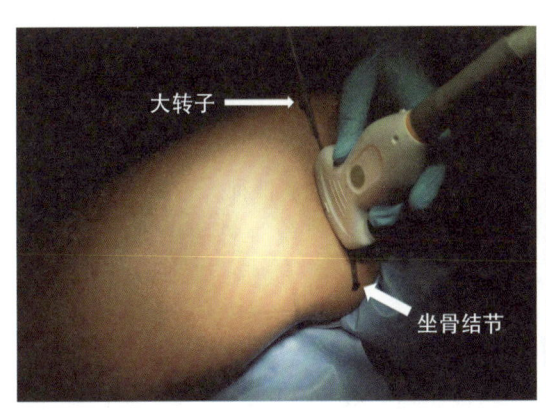

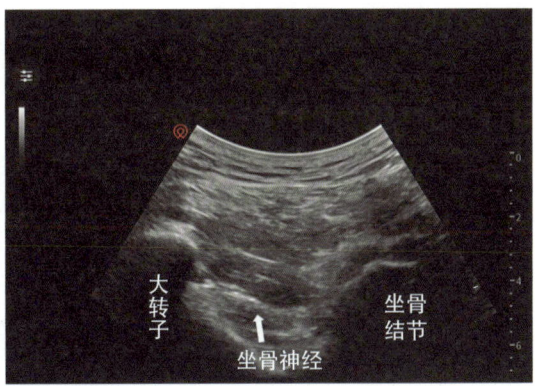

图 4-37　股骨大转子与坐骨结节间入路坐骨神经阻滞

无血后分别注药。也可行平面外穿刺技术,针尖穿刺至坐骨神经表面、外侧缘和内侧缘,回抽无血后分别注药。

2. 股骨中上段入路

患者俯卧位或侧卧位,侧卧位时患肢朝上。选用高频线阵探头,操作前探头套无菌保护套。碘伏消毒铺单,探头以股骨短轴切面置于大腿背侧中上段,超声图像由浅至深可见股二头肌长头、半腱肌和坐骨神经。坐骨神经深面分布大收肌、长收肌和短收肌,但高频探头一般难以扫查坐骨神经深面的肌群。与腘窝水平坐骨神经短轴切面呈"类圆"形图像不同的是,股骨中上段坐骨神经短轴切面图像多呈"条状"或"带状"强回声图像表现,在股骨中上段的股动、静脉走行于大腿内侧的大收肌深面,因此在该水平扫查坐骨神经时,图像视野范围内并不可见股动、静脉与坐骨神经伴行,但或可见内径更小的股深动、静脉短轴图像位于坐骨神经内侧深面(图 4-38)。

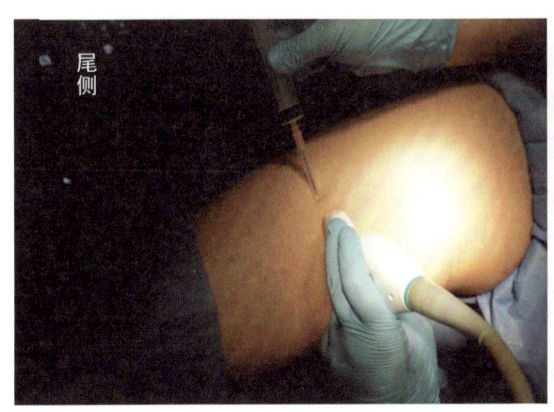

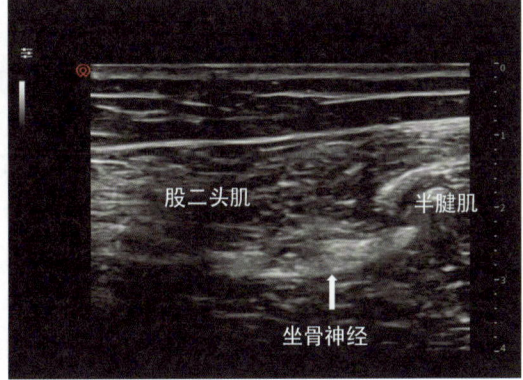

图 4-38　股骨中上段入路坐骨神经阻滞

从外侧向内侧行平面内穿刺技术或行平面外穿刺技术,针尖穿刺至坐骨神经周围,回抽无血后注药。

3. 腘窝水平入路

患者俯卧位、侧卧位或平卧屈膝位,侧卧位时患肢朝上。选用高频线阵探头,操作前探头套无菌保护套。碘伏消毒铺单,探头以股骨短轴切面置于腘横纹处,超声下可见腘动、静脉短轴图像。一般情况下,腘动脉浅面是腘静脉,腘静脉浅面即是神经,但腘横纹水平看到的神经短轴图像多为胫神经,要明确所显示的神经图像是胫神经或坐骨神经,探头须向头侧和尾侧来回滑动,观察坐骨神经分支成为胫神经和腓总神经的过程,腓总神经较胫神经更细,走行于腘动、静脉外侧浅面(图4-39)。

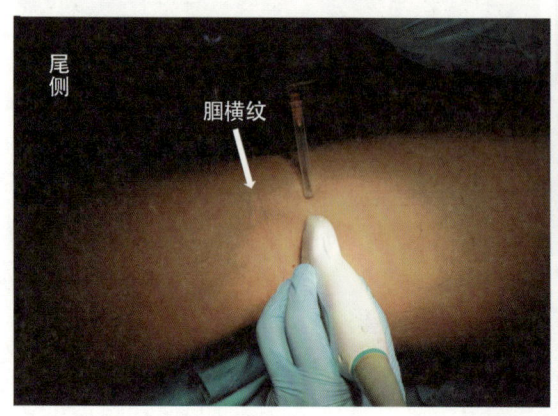

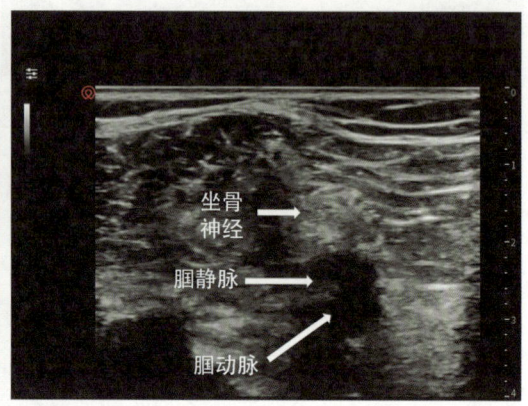

图4-39 腘窝水平入路坐骨神经阻滞

确定坐骨神经图像后,从外侧向内侧行平面内穿刺技术,建议注药顺序为坐骨神经深面、坐骨神经外侧面和坐骨神经浅面,一般内侧面可通过药液扩散实现浸润。也可直接行平面外穿刺技术,针尖穿刺至坐骨神经外侧面、内侧面和浅面时分别注药。

(五) 贴士

(1) 坐骨神经是全身最粗大的外周神经,不论行平面外穿刺技术还是平面内穿刺技术,只在神经周围的一个位点注药,常不能使药液将神经完全包裹,因此,在神经周围选择两到三个不同的注药位点能有效使局部麻醉药将神经包裹。注药过程中,麻醉医师需持续观察阻滞过程,根据药液扩散情况及时调整穿刺针位置。

(2) 腘窝入路坐骨神经阻滞,扫查坐骨神经分支成为胫神经和腓总神经尤为重要,若超声图像难以确定胫神经和腓总神经短轴图像,在患者能配合的情况下,可嘱患者做跖屈背屈运动,则超声下胫神经和腓总神经短轴图像表现为上下运动的"跷跷板"征,即"TEETER-TOTTER"征,以此征象也可确定神经图像(视频4-1)。

(3) 行平面外穿刺技术时,将坐骨神经短轴图像置于屏幕中央位置,打开超声中位线功能,使中位线穿过坐骨神经,此时穿刺针从探头中点标记处进针,可将穿刺针准确地穿刺至坐骨神经表面。

第十四节 阴部神经阻滞

（一）解剖概述

阴部神经来源于 $S_2 \sim S_4$ 脊神经前支，属混合神经。从骶丛神经分出后与阴部内动、静脉伴行，后从梨状肌和尾骨肌之间穿出，走行于坐骨神经内侧，当下行至坐骨结节内侧时进入阴部管内，直至骶结节韧带水平分支成为直肠下神经、会阴神经和阴茎背（或阴蒂）神经。主要参与支配会阴、外生殖器、肛门括约肌、肛门、尿道和肛周皮肤（图4-40）。

（二）适应证

外生殖器、尿道、直肠等会阴区手术的麻醉和镇痛。

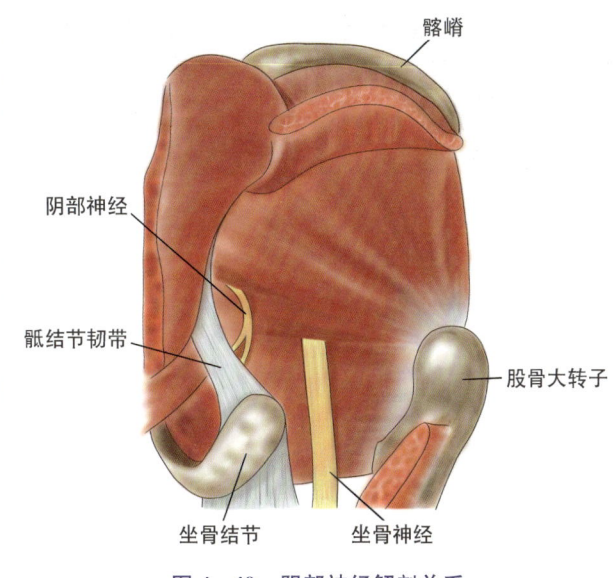

图4-40 阴部神经解剖关系

（三）禁忌证和并发症

1. 禁忌证
穿刺部位感染、凝血功能异常、患者拒绝等。
2. 并发症
神经损伤、出血、会阴区器官损伤等。

（四）超声引导操作方法

阴部神经阻滞有多个入路，本节仅介绍常用的2个入路。

1. 坐骨棘水平入路

患者俯卧位或侧卧位，侧卧位时患肢朝上。选用低频凸阵探头，操作前探头套无菌保护套。碘伏消毒铺单，探头先扫查骶丛神经短轴图像（扫查方法参见本章第二节），在该位置将探头旋转至脊柱长轴切面，超声图像显示骶丛神经长轴图像，再将探头向脊柱方向缓慢平移，直至超声图像出现坐骨棘骨影，彩色多普勒下可见坐骨棘内侧有阴部内动脉走行（阴部内静脉不易显示彩色血流信号），坐骨棘表面有臀下动脉走行，阴部神经位于阴部动脉旁，呈细小的"蜂窝"状图像（图4-41）。

从头侧向尾侧行平面内穿刺技术，进针须缓慢，针尖穿刺至阴部内动脉旁，回抽无血后

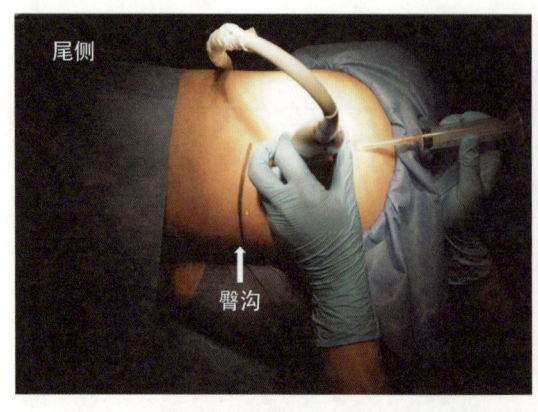

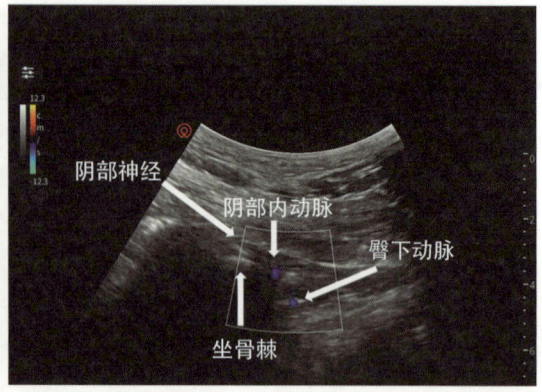

图 4-41 坐骨棘水平入路阴部神经阻滞

注药。

2. 阴部管水平入路

患者俯卧位或侧卧位,侧卧位时患肢朝上,若患者能配合可嘱患者膝胸位。选用低频凸阵探头,操作前探头套无菌保护套。碘伏消毒铺单,先扫查臀区入路坐骨神经图像(即股骨大转子与坐骨结节间入路,扫查方法和图像参见本章第十三节),后旋转探头至脊柱短轴切面,并向中线平移,直至图像中显示清晰的坐骨结节内侧缘骨影(此时探头位于坐骨棘下方),于坐骨结节内侧可见"条索"状强回声骶结节韧带图像,阴部神经走行于骶结节韧带深面的阴部管内(图 4-42)。

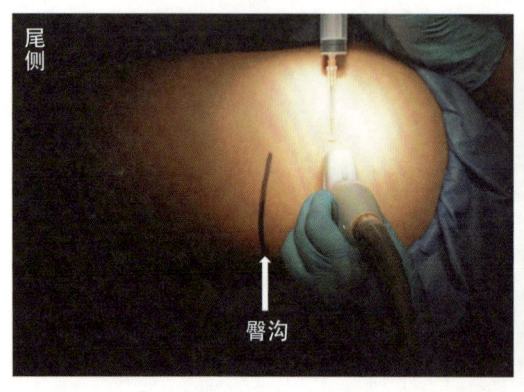

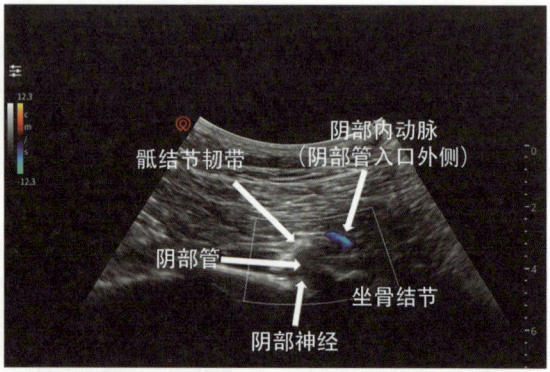

图 4-42 阴部管水平入路阴部神经阻滞

从外侧向内侧行平面内穿刺技术,针尖穿刺至坐骨结节内侧缘、骶结节韧带深面,回抽无血后注药。

(五) 贴士

(1) 阴部内动脉内径较小,是定位阴部神经的参照之一,但在实施阴部管水平入路阻滞时,受阴部管和骶结节韧带的阻挡,一般阴部内动脉难以显示彩色血流信号,仅在阴部管外口能显示彩色血流信号。扫查到坐骨结节骨影后,将针尖穿刺至坐骨结节内侧,缓慢进入阴部管后严格执行回抽注药操作。另外,应避免反复穿刺阴部管,以免造成神经损伤或出血。

(2) 阴部神经阻滞一般选用低频凸阵探头,扫查时应根据患者体型调节深度和增益等功能,优化超声图像。

第十五节　踝部神经阻滞

(一) 解剖概述

足部主要由5支外周神经共同参与支配,分别为胫后神经、腓深神经、腓浅神经、隐神经分支和腓肠神经。其中胫后神经和腓深神经走行于足部深筋膜,腓浅神经、腓肠神经和隐神经分支则走行于足部浅筋膜。

踝部5支神经中,胫后神经最为粗大,支配足底的大部分感觉,是胫神经的终末支,也是唯一的一支运动神经,与胫后动脉伴行。腓深神经走行于胫骨骨间筋膜表面,与胫前动脉伴行,于踝部分支,成为内侧支和外侧支,支配第一、二跖趾间。腓浅神经由腓总神经发出,在腓骨长、短肌之间走行,穿过固有筋膜后至踝部,在外踝分出腓浅神经足背内侧皮支和足背中间皮神经,主要支配足背大部分感觉。腓肠神经由胫神经和腓总神经的分支汇合后形成,在小腿外侧向下走行至踝外侧并发出跟外侧支和足背外侧皮神经等分支,支配腓肠肌下、后、外侧和足跟外后侧及第五趾的感觉。隐神经是股神经最长的一支感觉神经,在股三角下走行于收肌管内,后从远端收肌裂孔穿出并走行至小腿形成隐神经分支,与大隐静脉伴行,支配小腿内侧、踝和足内侧至第一趾内侧(图4-43)。

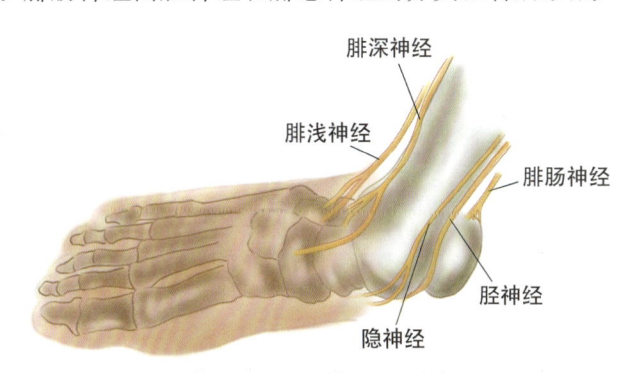

图4-43　踝部神经解剖关系

(二) 适应证

足部手术的麻醉和镇痛。

(三) 禁忌证和并发症

1. 禁忌证

穿刺部位感染、凝血功能异常、患者拒绝等。

2. 并发症

出血、局部麻醉药中毒、神经损伤等。

(四) 超声引导操作方法

1. 胫后神经阻滞

患者平卧位,患肢旋外。选用高频线阵探头,操作前探头套无菌保护套。碘伏消毒铺单,探头以胫骨短轴切面置于内踝上缘后侧,探头垂直于皮肤,超声图像可见内踝骨影,内踝后方显示胫后动脉短轴彩色血流图像,周围分布趾长屈肌肌腱、拇长屈肌肌腱等,与胫后动脉伴行的"蜂窝"状强回声团即为胫后神经(图4-44)。

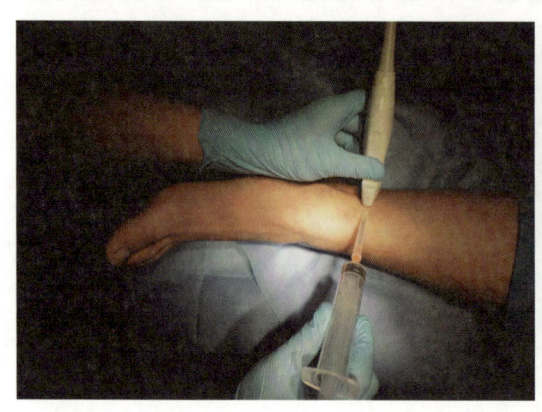

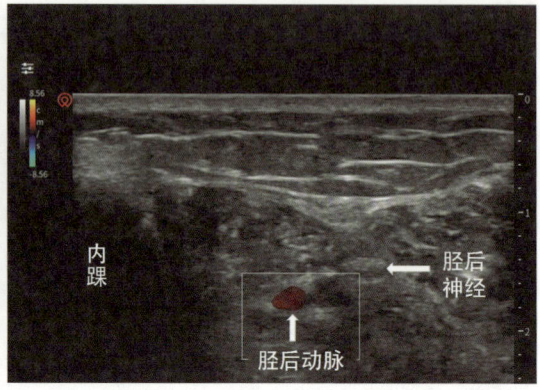

图4-44 踝部胫后神经阻滞

行平面内穿刺技术或平面外穿刺技术均可,针尖穿刺至胫后神经周围,回抽无血后注药。

2. 腓深神经阻滞

患者平卧位,双下肢自然伸直。选用高频线阵探头,操作前探头套无菌保护套。碘伏消毒铺单,探头以胫骨短轴切面置于踝部正上方,超声下可见胫骨骨影,在胫骨表面显示胫前动脉短轴彩色血流图像,腓深神经常走行于胫前动脉外侧,超声下表现为类圆形强回声"蜂窝"状图像(图4-45)。

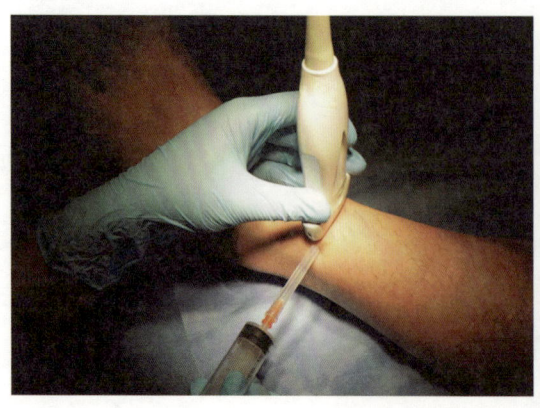

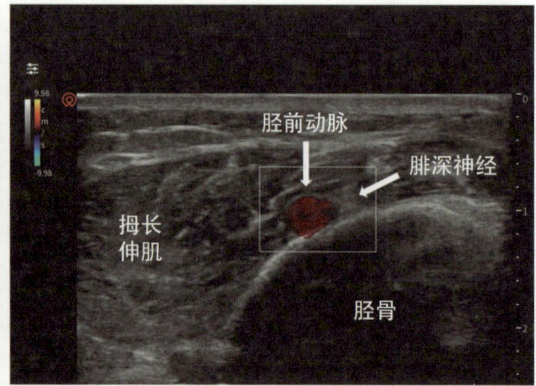

图4-45 踝部腓深神经阻滞

从外侧向内侧行平面内穿刺技术,针尖穿刺至胫前动脉外侧、腓深神经周围,回抽无血后注药。

3. 腓浅神经阻滞

患者平卧位,患肢稍旋内。选用高频线阵探头,操作前探头套无菌保护套。碘伏消毒铺单,探头以腓骨短轴切面置于腓骨远端。超声下可见腓骨骨影、腓骨长肌和腓骨短肌,腓浅神经走行于腓骨表面,呈小的椭圆形"蜂窝"状稍强回声图像(图4-46)。

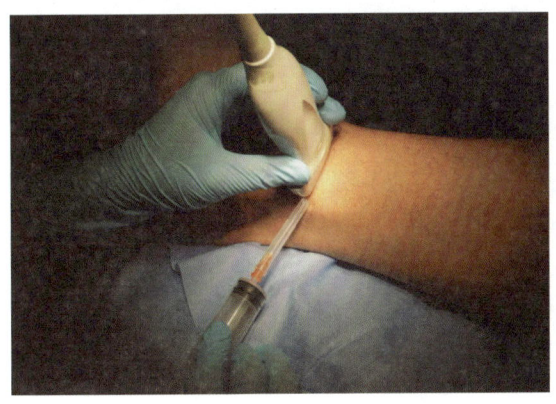

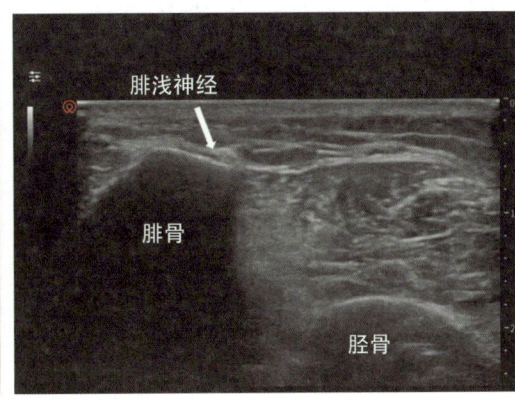

图4-46 踝部腓浅神经阻滞

从外侧向内侧或从内侧向外侧行平面内穿刺技术,针尖穿刺至腓骨表面、腓浅神经周围,回抽无血后注药。

4. 腓肠神经阻滞

患者平卧位,患肢尽量旋内。选用高频线阵探头,操作前探头套无菌保护套。碘伏消毒铺单,探头以腓骨短轴切面置于外踝头侧,超声图像可见腓骨骨影,浅面显示腓骨长肌和腓骨短肌图像,彩色多普勒可见小隐静脉短轴彩色血流图像,腓肠神经走行于小隐静脉旁,表现为类圆形不均质回声(图4-47)。

从前侧向后侧行平面内穿刺技术,针尖穿刺至小隐静脉旁,回抽无血后注药。

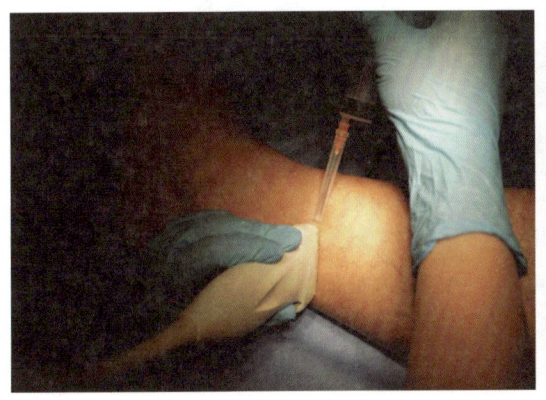

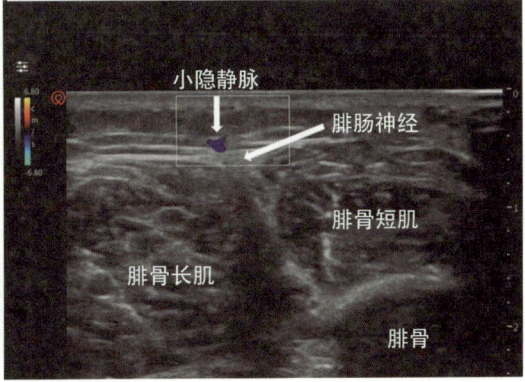

图4-47 踝部腓肠神经阻滞

5. 隐神经分支阻滞

患者平卧位，患肢旋外。选用高频线阵探头，操作前探头套无菌保护套。碘伏消毒铺单，探头以胫骨短轴切面置于胫骨远端。超声图像可见胫骨骨影和趾长屈肌，彩色多普勒下可见大隐静脉彩色血流图像位于胫骨背侧，于大隐静脉旁可见椭圆形"蜂窝"状强回声图像，为隐神经分支(图4-48)。

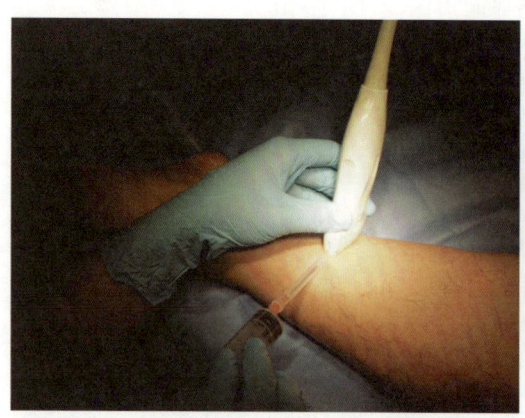

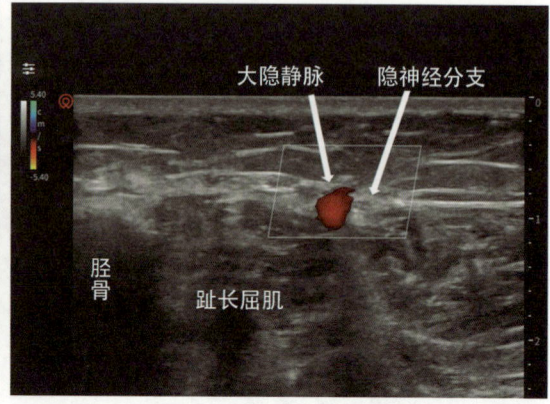

图4-48 踝部隐神经分支阻滞

从前侧向后侧行平面内穿刺技术，针尖穿刺至大隐静脉旁隐神经分支周围，回抽无血后注药。

(五) 贴士

(1) 腓浅神经是踝部5支外周神经中唯一的一支没有血管作为参照的神经，且解剖变异相对较大，若不能清晰地看到神经图像，可将针尖穿刺至腓骨骨皮质表面注药。

(2) 隐神经分支和腓肠神经主要依赖于大隐静脉和小隐静脉参照定位，但这两支静脉相对浅表且内径较小，扫查时探头稍微加压就可能将静脉压扁，彩色多普勒无法显示彩色血流信号，因此在扫查时，可多涂耦合剂，使探头压力更多地作用在耦合剂上，避免静脉形变，确定静脉和神经超声图像后再消毒穿刺，也可消毒后使用无菌耦合剂扫查。

(3) 对高龄或肥胖等解剖条件不佳的患者，大隐静脉和小隐静脉难以定位，要确定两者的位置，可通过优化彩色多普勒参数(包括调节彩色增益、血流量程和取样框角度偏转等)、使用能量多普勒、脉冲多普勒或血管短轴和长轴切面交替扫查等方法协助判断。

第五章

躯干部区域阻滞技术

第一节 胸壁阻滞

(一) 解剖概述

支配胸壁的神经来源于颈椎和胸椎发出的神经分支,包括来源于颈椎的胸长神经、胸背神经、胸内侧神经和胸外侧神经以及来源于胸椎的肋间神经前皮支和外侧皮支。这些神经共同参与支配前胸壁和侧胸壁的感觉(图 5-1)。

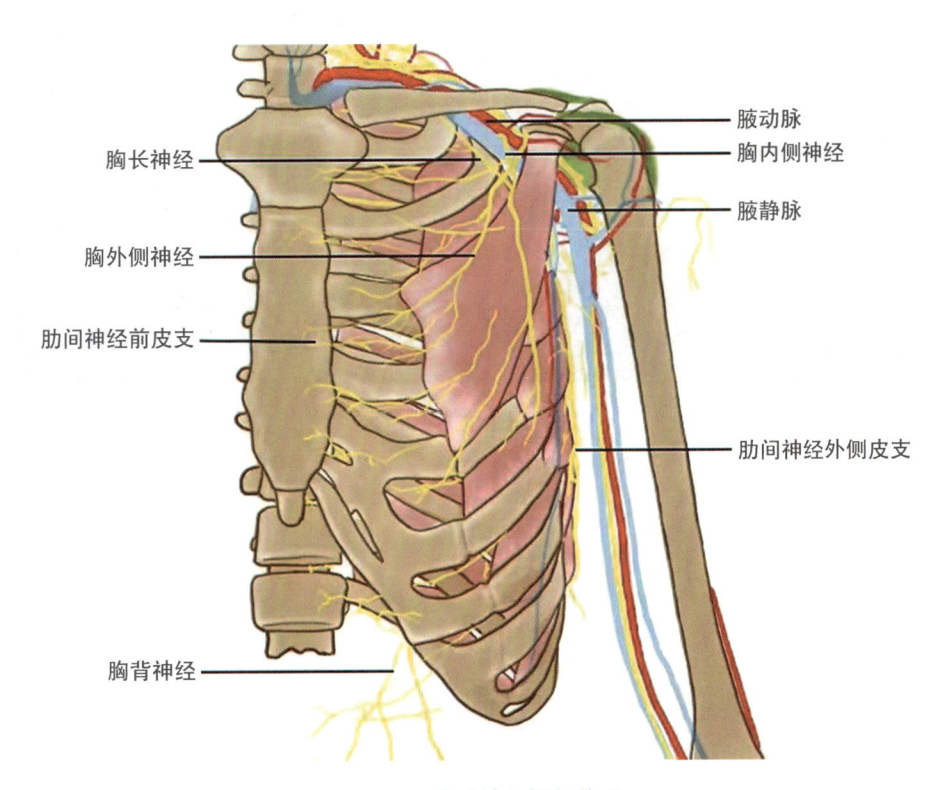

图 5-1 胸壁神经解剖关系

(二)适应证

乳腺手术、前胸壁和部分腋窝手术的镇痛。

(三)禁忌证和并发症

1. 禁忌证

穿刺部位感染、胸壁淋巴结肿大、局部麻醉药过敏、患者拒绝等。

2. 并发症

气胸、出血、肺损伤、局部麻醉药中毒、神经损伤等。

(四)超声引导操作方法

1. PECS Ⅰ

患者平卧位,双上肢置于身体两侧。选用高频线阵探头,操作前探头套无菌保护套。碘伏消毒铺单,探头长轴垂直于锁骨并置于锁骨下缘中点位置,后旋转探头,使探头尾侧端指向腋窝。此时超声图像由浅至深可见胸大肌、胸小肌以及外侧的腋动、静脉短轴彩色血流图像,彩色多普勒功能扫查胸大肌和胸小肌筋膜间隙,可见胸肩峰动脉胸肌支短轴彩色血流图像在筋膜间隙走行。该入路可阻滞胸外侧神经和胸内侧神经(图5-2)。

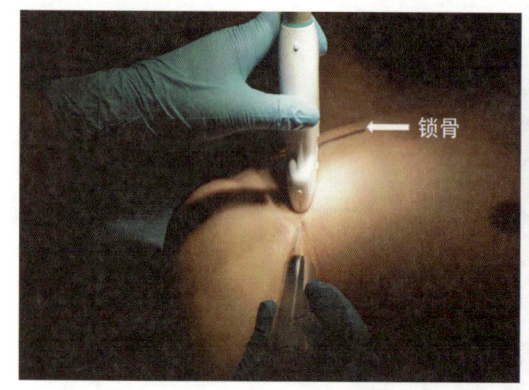

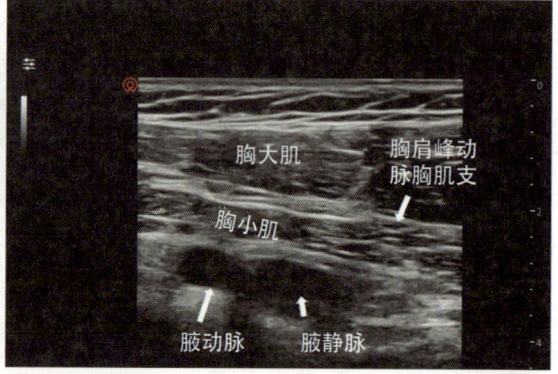

图5-2 PECS Ⅰ 阻滞

从外侧向内侧行平面内穿刺技术,针尖穿刺至胸大肌和胸小肌之间的筋膜间隙内,回抽无血后注药。

2. PECS Ⅱ

患者平卧位,双上肢置于身体两侧。选用高频线阵探头,操作前探头套无菌保护套。碘伏消毒铺单,探头先以PECS Ⅰ扫查方法放置,后探头向尾侧平移至下一肋间(即$R_3 \sim R_4$水平),超声图像可见第3、4肋(R_3、R_4)短轴图像、胸大肌、胸小肌、前锯肌和肋间肌。该入路可阻滞胸长神经和肋间神经外侧皮支(图5-3)。

从外侧向内侧行平面内穿刺技术,针尖穿刺至胸小肌与前锯肌之间的筋膜间隙内,回抽

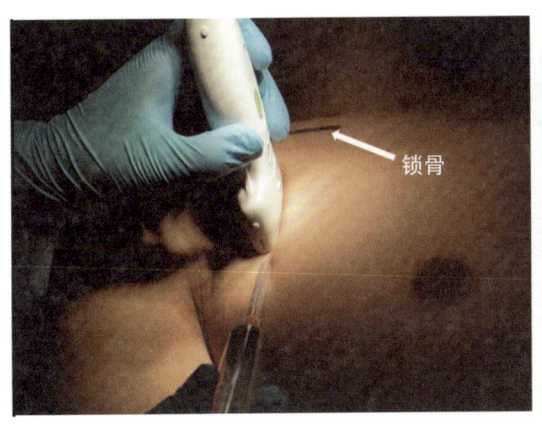

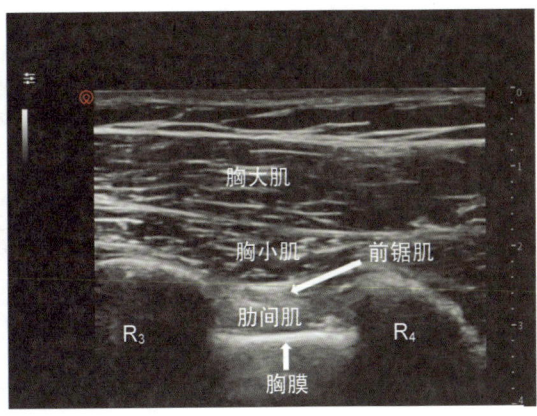

图 5-3 PECS Ⅱ 阻滞

无血后注药。

(五) 贴士

(1) PECS Ⅰ 阻滞技术中，探头一端靠住锁骨下缘中点，另一端指向腋窝，此时锁骨深面的锁骨下肌显影或不清晰，而胸肩峰动脉胸肌支也可能不显示彩色血流信号，尤其对于肥胖或高龄患者，但胸大肌和胸小肌图像常较为让人满意，筋膜间隙也清晰可见，注药过程中须判断药液在筋膜间隙横向扩散，一旦出现药液放射状扩散，则提示药液在肌内注射。

(2) 对体型偏瘦的男性患者或女性患者实施 PECS Ⅱ 阻滞时，胸小肌深面的前锯肌图像可能因为肌肉较薄而不易显示清晰，此时可依靠胸小肌深筋膜定位阻滞层次并实施阻滞，将药液注射于胸小肌深筋膜间隙内。

(3) 成年患者实施胸壁阻滞，PECS Ⅰ 常需要至少 20 mL 的局部麻醉药容量完成阻滞，而 PECS Ⅱ 常需要 30~35 mL 的局部麻醉药容量，否则容易出现阻滞不全。

第二节 胸横肌平面阻滞

(一) 解剖概述

胸横肌是呼吸肌的一部分，其内侧附着于胸骨下段内侧面，外侧附着于 R_2~R_6 肋骨内侧面，胸横肌浅面分布肋间内肌和胸大肌，胸廓内动、静脉走行于胸骨两侧。在胸横肌筋膜间隙注药可阻滞 T_2~T_6 肋间神经前皮支（图 5-4）。

(二) 适应证

正中切口的胸科或心脏外科手术镇痛、乳腺等相关手术的前胸壁镇痛。

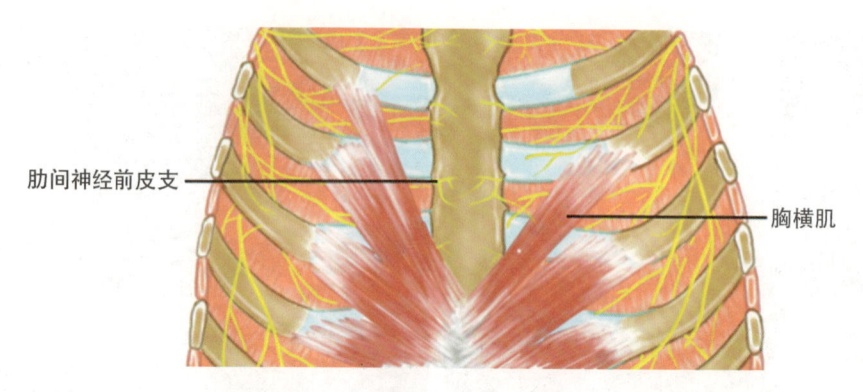

图 5-4 胸横肌平面解剖关系

(三) 禁忌证和并发症

1. 禁忌证

穿刺部位感染、凝血功能异常或患者拒绝等。

2. 并发症

出血、气胸、脏器损伤或局部麻醉药中毒等。

(四) 超声引导操作方法

患者平卧位,双上肢置于身体两侧。选用高频线阵探头,操作前探头套无菌保护套。碘伏消毒铺单,探头以脊柱短轴切面置于患侧胸骨旁第4肋~第5肋间隙。超声下可见图像内侧宽大的胸骨骨影,胸骨外侧由浅至深依次可见胸大肌、肋间外膜、肋间内肌和胸横肌,彩色多普勒下于胸横肌与胸骨间可见胸廓内动、静脉短轴图像,胸横肌深面可见胸内筋膜和胸膜(图5-5)。

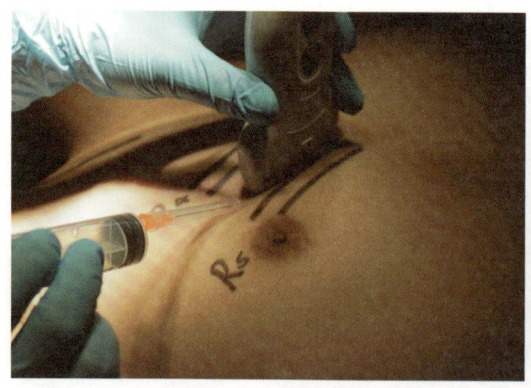

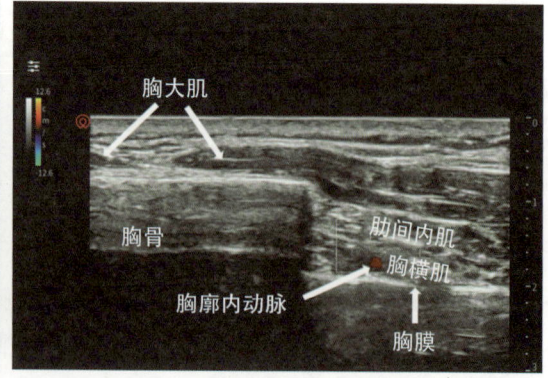

图 5-5 胸横肌平面阻滞

从外侧向内侧行平面内穿刺技术,针尖穿刺至肋间内肌与胸横肌之间的筋膜间隙,避开胸廓内动、静脉,回抽无血后注药。

（五）贴士

（1）极少数患者在胸骨两侧、胸大肌表面有胸骨肌存在，属胸前壁的异常肌。胸骨肌呈长条状，与胸骨走行一致，分布于胸骨外侧缘，胸廓内动脉穿支和肋间神经前皮支从胸骨肌穿出。虽然胸骨肌较窄，但对存在胸骨肌的患者实施胸骨旁扫查时，可见胸骨外侧缘显示胸骨肌超声图像。

（2）$R_4 \sim R_5$ 肋间隙可直接通过超声图像确定，将探头以矢状面置于胸骨外侧，从锁骨下方 R_2 开始扫查至 $R_4 \sim R_5$ 肋间隙后，再将探头旋转 90°，以横断面扫查并实施阻滞。

（3）虽然胸横肌平面阻滞技术的探头放置方法有矢状面和横断面两种，但考虑到损伤胸膜或肺都是严重的并发症，因此，探头若以矢状面放置，受肋骨的阻挡不易实施平面内阻滞技术，从而使操作的风险增加，而探头以横断面放置实施平面内穿刺技术，则安全性更高。另外，对肋间隙较窄的患者，可嘱其双手抱头将肋间隙稍拉开，以利于扫查和穿刺。

（4）穿刺前应在彩色多普勒下再次确认胸廓内动、静脉图像，以免损伤。

第三节　前锯肌平面阻滞

（一）解剖概述

前锯肌是分布在第 1 肋～第 9 肋（$R_1 \sim R_9$）之间胸壁外后方的扁平肌，呈锯齿状，前锯肌在肋骨表面最厚，肋间隙最薄，该肌起自肋骨表面、止于肩胛骨内缘腹侧面。在前锯肌平面注射局部麻醉药能有效阻滞胸椎发出的肋间神经外侧皮支和颈椎发出的胸长神经、胸内侧神经和胸背神经（图 5-6）。

（二）适应证

乳腺手术、普胸手术、上腹部手术、腋窝手术的术后镇痛。

（三）禁忌证和并发症

1. 禁忌证

穿刺部位感染、凝血功能异常、局部麻醉药过敏者。

2. 并发症

气胸、肺损伤、局部麻醉药中毒、出血、神经损伤等。

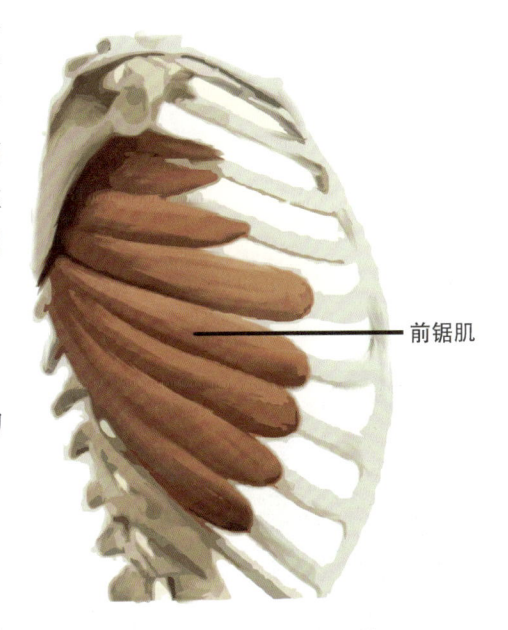

图 5-6　前锯肌平面解剖关系

（四）超声引导操作方法

1. $R_3 \sim R_4$ 间隙腋前线入路

患者平卧位，患侧上肢上举，显露腋窝。选用高频线阵探头，操作前探头套无菌保护套。碘伏消毒铺单，探头以脊柱长轴切面置于 $R_3 \sim R_4$ 肋间隙水平腋前线位置。超声图像由浅至深可见胸大肌、胸小肌后缘、前锯肌、肋骨骨影、肋间肌和胸膜，其中胸大肌图像较厚且清晰，胸小肌图像显示肌肉后缘，前锯肌分布于肋骨表面且肌肉图像较薄（图5-7）。

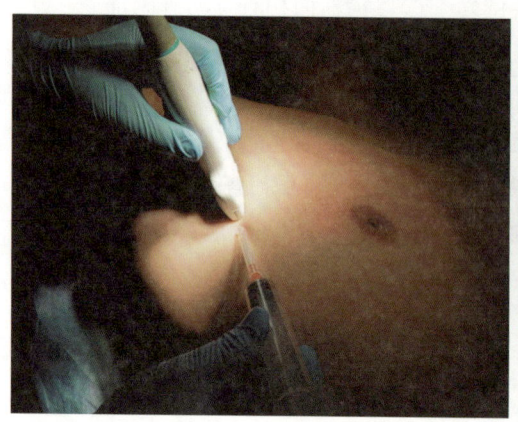

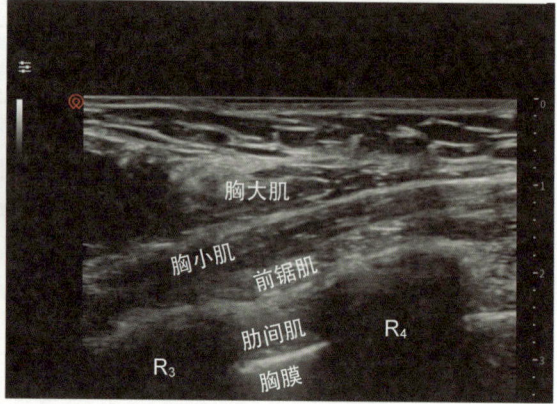

图5-7 $R_3 \sim R_4$ 间隙腋前线入路前锯肌平面阻滞

从头侧向尾侧或从尾侧向头侧行平面内穿刺技术，针尖穿刺至前锯肌深面筋膜间隙内，回抽无血后注药。

2. $R_5 \sim R_6$ 间隙腋中线入路

患者平卧位或侧卧位，患侧上肢上举，显露腋窝。选用高频线阵探头，操作前探头套无菌保护套。碘伏消毒铺单，探头以脊柱长轴切面置于 $R_5 \sim R_6$ 肋间隙腋中线位置。超声下由浅至深可见背阔肌前缘、前锯肌、肋骨骨影、肋间肌和胸膜，其中前锯肌图像较厚，而背阔肌图像较薄（图5-8）。

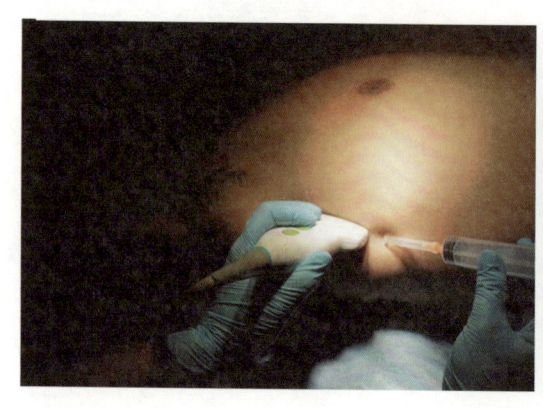

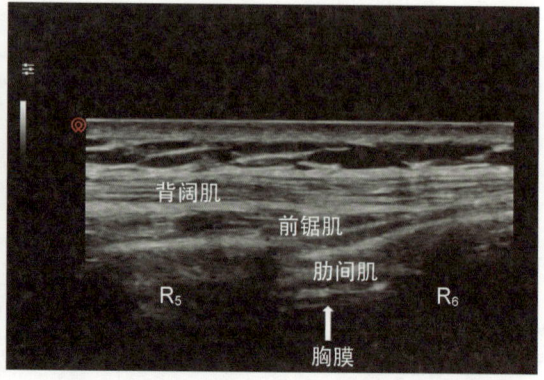

图5-8 $R_5 \sim R_6$ 间隙腋中线入路前锯肌平面阻滞

从尾侧向头侧行平面内穿刺技术,针尖穿刺至前锯肌深面筋膜间隙,回抽无血后注药。

(五)贴士

(1) $R_3 \sim R_4$ 间隙腋前线水平入路,因前锯肌较薄,尤其是女性、肥胖患者或小儿患者,前锯肌图像显示常不清晰,难以分辨前锯肌层次,此时可将药液注射于肋骨表面,注药时观察药液是否在筋膜间隙内水平扩散至上位或下位的肋骨表面,而注药后前锯肌显影常会更加清晰,若注药筋膜间隙错误,应及时调整穿刺针位置。

(2) 前锯肌平面阻滞技术是在前锯肌深筋膜间隙注药还是浅筋膜间隙注药,目前还存在争议,建议在前锯肌深筋膜间隙注药,原因是深筋膜注药可能阻滞更多的细小神经分支,阻滞效果更加完善。

(3) 前锯肌阻滞技术需根据患者的手术部位和切口位置选择阻滞入路。$R_3 \sim R_4$ 间隙腋前线入路阻滞能有效阻滞胸外侧神经和胸内侧神经,较大容量局部麻醉药能使药液向后浸润胸背神经和胸长神经。$R_5 \sim R_6$ 间隙腋中线入路阻滞能有效阻滞胸背神经、胸长神经和肋间神经外侧皮支。

第四节 肋间神经阻滞

(一)解剖概述

肋间神经是胸椎脊神经发出的最主要的神经分支,胸椎各节段的脊神经出椎间孔后主要分支为脊神经前支(即肋间神经)、脊神经后支和交感支。肋间神经形成后走行于肋间内膜和肋间最内肌间隙内,后继续向腹侧走行,其间发出外侧皮支、前皮支和不同的细小分支(图5-9)。

$T_1 \sim T_2$ 脊神经中有部分神经纤维参与上肢的神经支配,这些神经纤维与臂丛神经共同形成肋间臂神经、前臂内侧皮神经和臂内侧皮神经。而 T_{12} 脊神经参与形成肋下神经、髂腹下神经和髂腹股沟神经。不同节段的肋间神经与肋间动、静脉伴行于相应节段的肋骨下缘肋沟(肋间沟)内。

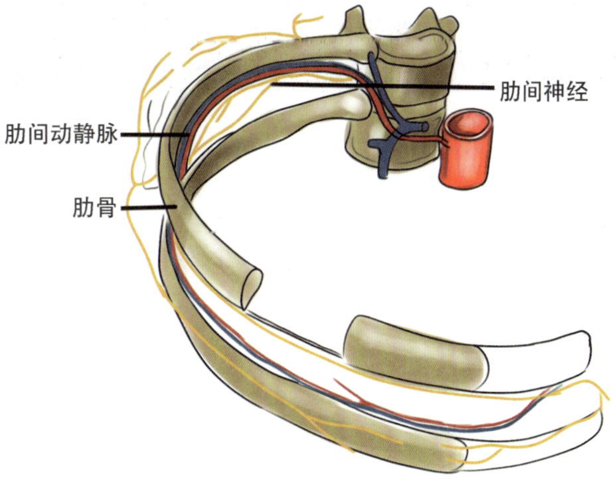

图5-9 肋间神经解剖关系

(二)适应证

胸腹部手术镇痛,如胸腔镜手术、肋骨骨折内固定术等。胸腹部疼痛治疗,如带状疱疹等。

(三) 禁忌证和并发症

1. 禁忌证

穿刺部位感染、凝血功能异常、局部麻醉药过敏者。

2. 并发症

气胸、肺损伤、出血、局部麻醉药中毒。

(四) 超声引导操作方法

患者平卧位或侧卧位，患侧上肢上举。选用高频线阵探头，操作前探头套无菌保护套。碘伏消毒铺单，探头以脊柱长轴切面置于腋中线或腋后线位置（具体阻滞节段需根据手术切口范围决定，一般选择切口后缘近脊柱侧，常需阻滞多个节段），超声图像可在一个视野范围内扫查到1～2个肋骨短轴图像，于目标肋骨下缘彩色多普勒功能下可见肋间动、静脉短轴彩色血流图像。肋骨间隙由浅至深可见肋间外肌、肋间内肌和肋间最内肌，肋间神经与肋间动静、脉共同走行于肋间内肌与肋间最内肌间隙（图5-10）。

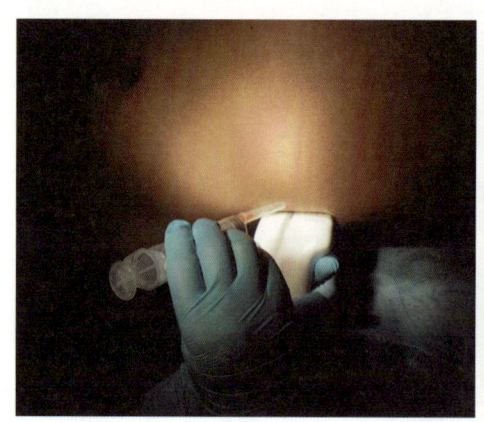

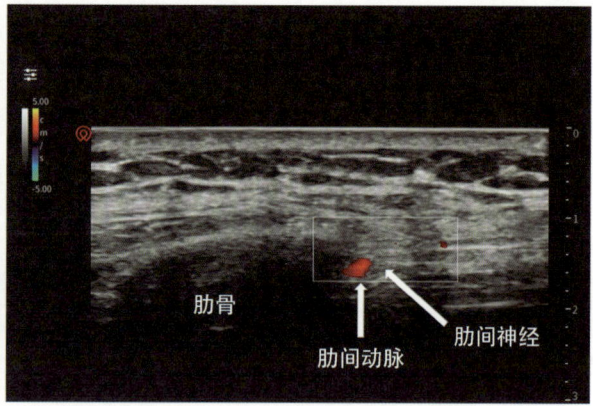

图 5-10 肋间神经阻滞

由尾侧向头侧行平面内穿刺技术或从腹侧向背侧行平面外穿刺技术，针尖穿刺至目标肋骨下缘肋间动、静脉旁，回抽无血后注药。

(五) 贴士

(1) 实施肋间神经阻滞前，需与外科医师沟通，了解手术切口位置，在手术切口相应节段完成阻滞。

(2) 肋间神经和肋间动、静脉走行于每一支肋骨的下缘，于肋骨下缘注射药液后，药物沿肋沟（肋间沟）水平扩散，几乎不会出现纵向扩散，因此常需要阻滞多个节段，而该阻滞技术更多应用于疼痛科带状疱疹等疾病的镇痛治疗。

(3) 肋间动、静脉内径较小，将彩色多普勒取样框置于肋骨下缘，一般至少可观察到肋间动脉彩色血流信号,如不显示血流信号,可缩小取样框的同时适度增加彩色增益,也可用能量多普勒或低速血流监测功能进行细致扫查,阻滞时避免针尖损伤血管。

第五节 上后锯肌平面阻滞

(一) 解剖概述

上后锯肌是一块四边形扁薄肌,位于斜方肌、大菱形肌和小菱形肌的深面,竖脊肌和胸腰筋膜后层的浅面。其中第1第2肌齿外侧缘被肩胛提肌和前锯肌覆盖。上后锯肌内侧附着于$C_7 \sim T_3$棘突外侧缘,外侧附着于$R_2 \sim R_5$肋骨背侧,一共由3~4个肌齿组成。该肌的神经支配来源于$R_2 \sim R_4$肋间神经,这些神经分支从深面进入肌肉内,并呈树枝样分布于肌腹之中。于上后锯肌浅筋膜间隙注药可以扩散至肩胛背神经,于深筋膜注药可浸润相对应节段的肋间神经分支和胸神经后内侧支。该肌的主要功能是吸气时上提肋骨,以辅助身体完成吸气动作(图5-11)。

(二) 适应证

肩胛区或颈后外侧手术的术后镇痛,肩胛区内侧疼痛或肩胛背神经卡压的治疗。

(三) 禁忌证与并发症

1. 禁忌证

穿刺部位感染、局部麻醉药过敏、患者拒绝等。

2. 并发症

出血、气胸、局部麻醉药中毒等。

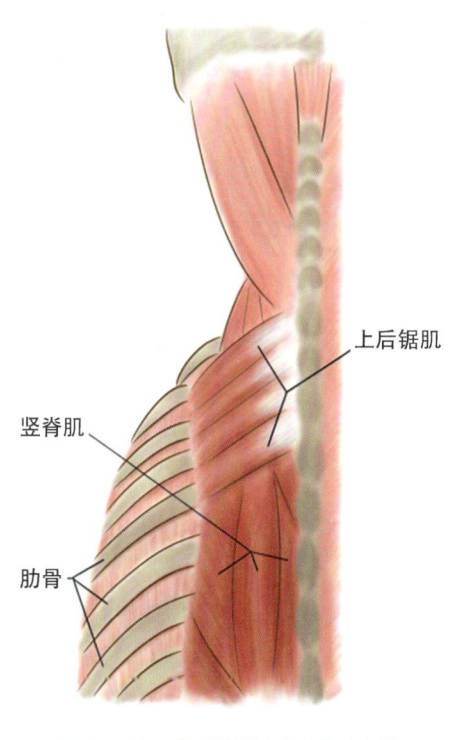

图5-11 上后锯肌平面解剖关系

(四) 超声引导操作方法

患者侧卧位或俯卧位,上肢置于身体两侧。选用高频线阵探头,操作前探头套无菌保护套。碘伏消毒铺单,探头以脊柱长轴切面置于$T_2 \sim T_3$水平肩胛骨内侧缘与棘突连线中点位置,超声图像由浅至深可见斜方肌、菱形肌、上后锯肌、胸腰筋膜后层、竖脊肌和肋骨(图5-12)。

从头侧向尾侧或从尾侧向头侧行平面内穿刺技术,针尖穿刺至菱形肌与上后锯肌之间的筋膜间隙,回抽无血后注药。也可将药液注射于上后锯肌与胸腰筋膜后层间筋膜间隙。

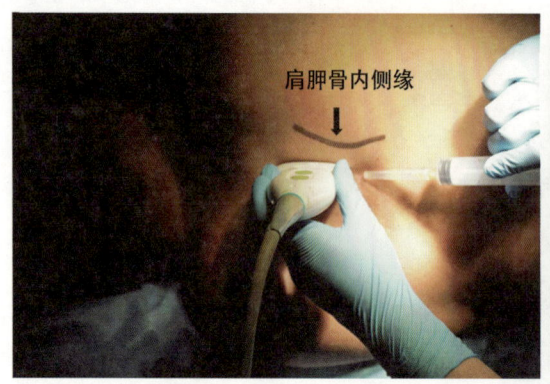

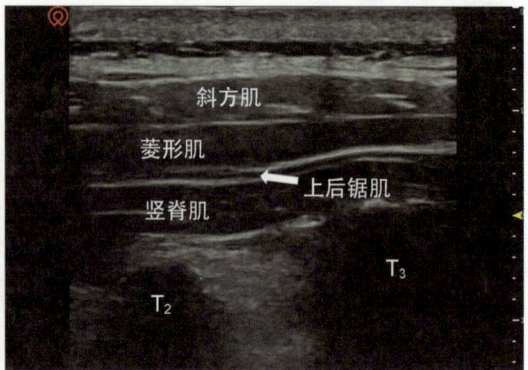

图 5-12　上后锯肌平面阻滞

(五) 贴士

(1) 上后锯肌较薄,从棘突到肋骨呈斜形分布,扫查时需注意辨识肌肉层次。

(2) 颈段竖脊肌由多组肌肉共同组成,解剖关系相对复杂,而上后锯肌位于胸腰筋膜后层浅面,解剖结构简单,可与其他阻滞技术联合应用于背部或肩胛骨手术术后镇痛。

(3) 上后锯肌平面阻滞可作为对拟实施颈、胸段椎旁间隙阻滞或竖脊肌平面阻滞的患者因横突或肋骨骨折等原因,造成椎旁间隙或竖脊肌图像不清晰时的替代阻滞平面。

(4) 在上后锯肌浅筋膜间隙注药能阻滞肩胛背神经,在上后锯肌深筋膜间隙注药能阻滞 $C_7 \sim T_3$ 脊神经部分后内侧支和后外侧支。菱形肌平面入路能阻滞斜方肌下丛。

第六节　胸椎旁间隙阻滞

(一) 解剖概述

胸椎脊神经从椎间孔处发出,在椎间孔水平分支为前支、后支和交感支,前支(即肋间神经)进入椎旁间隙后向腹侧走行。椎旁间隙是由胸膜、椎体和韧带共同构成的三角形间隙,也称椎旁三角,穿刺针突破肋横突上韧带,可将局部麻醉药注射于该间隙内阻滞脊神经前支,完成相应节段的胸壁镇痛,也有同侧交感神经被阻滞的可能(图 5-13)。

(二) 适应证

胸背部手术的麻醉和镇痛,尤其对于乳腺、肺、心脏手术镇痛效果理想。也用于胸背部疼痛治疗,如带状疱疹等。是除胸椎椎管内阻滞外,胸段镇痛效果最佳的外周神经阻滞技术。

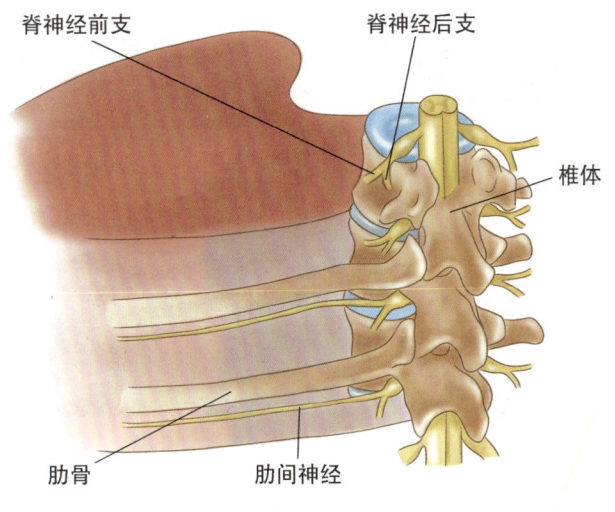

图 5-13 胸椎旁间隙解剖关系

(三) 禁忌证和并发症

1. 禁忌证

穿刺部位感染、凝血功能异常、局部麻醉药过敏等。

2. 并发症

气胸、肺损伤、硬膜外腔麻醉、全脊麻或局部麻醉药中毒等。

(四) 超声引导操作方法

1. 脊柱长轴切面入路

患者侧卧位或俯卧位,选用高频线阵探头,操作前探头套无菌保护套。碘伏消毒铺单,根据手术切口和手术侵犯范围确定阻滞节段,探头以脊柱长轴切面置于目标椎体横突水平,超声图像在一个视野范围内至少可见 2 个横突的"城垛"样骨影。也可从棘突开始逐渐向外侧平移探头扫查椎体各部位,超声图像由中间向外侧依次可见高耸且末端扁平的棘突骨影;呈"波浪"征的椎板骨影;呈"锯齿"征的关节突骨影;呈"城垛"样的横突骨影;呈"方块"征的肋骨骨影。胸背部肌肉丰富,在不同胸椎节段肌肉分布不同,包括斜方肌、竖脊肌、菱形肌、上后锯肌、前锯肌和背阔肌等。胸椎 2 个椎体横突间可见呈"条索"状强回声斜形分布的肋横突上韧带图像和两横突末端之间"条索"状强回声表现的横突间韧带图像,两横突间深面是椎旁间隙、胸膜,或可见部分回旋长肌图像(图 5-14)。

将目标节段横突间隙置于屏幕中央位置,行平面外穿刺技术,针尖突破肋横突上韧带至椎旁间隙,回抽无血后注药,注药后出现胸膜下压征象。

2. 脊柱短轴切面入路

患者侧卧位或俯卧位。选用高频线阵探头,操作前探头套无菌保护套。碘伏消毒铺单,先确定目标椎体,探头以脊柱短轴切面置于目标椎体横突位置后稍旋转探头,使探头内侧端

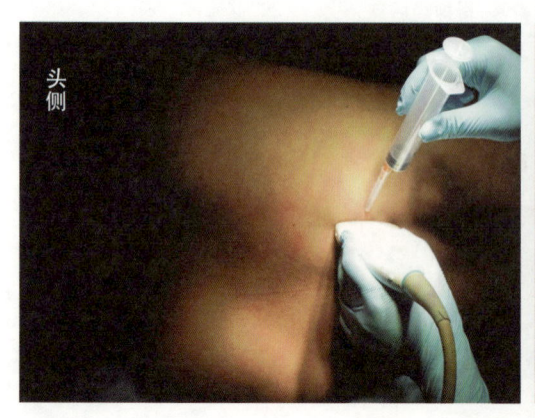

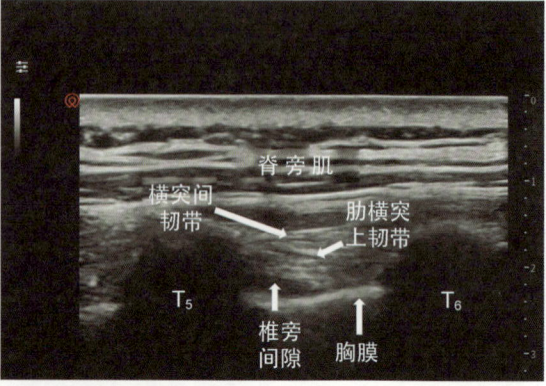

图 5-14　脊柱长轴切面入路胸椎旁间隙阻滞

在横突位置、外侧端向尾侧滑动,超声图像可显示横突、脊旁肌、横突间韧带、肋横突上韧带、椎旁间隙和胸膜,此为胸椎旁间隙阻滞经典切面。若探头向头侧滑动,超声图像可见横突、肋横突关节和肋骨骨影,此切面常不可见肋横突上韧带(图 5-15)。

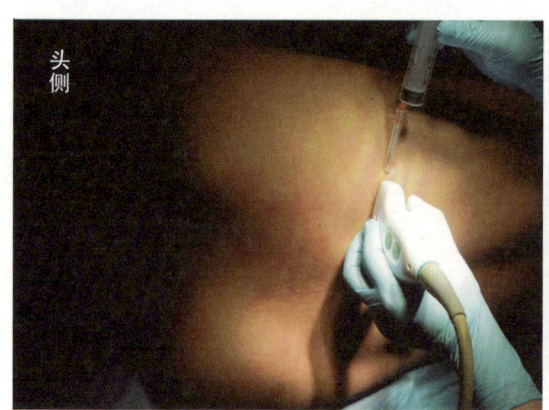

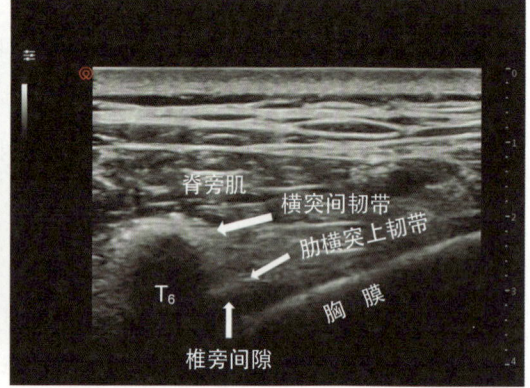

图 5-15　脊柱短轴切面入路胸椎旁间隙阻滞

在胸椎旁间隙经典切面,从外侧向内侧行平面内穿刺技术,针尖突破肋横突上韧带穿刺至椎旁间隙,回抽无血后注药。

(五) 贴士

(1) 胸椎旁其实是一个模糊的概念,但胸椎旁间隙或椎旁三角的解剖结构是确定的,在该间隙内注药常能获得满意的镇痛效果,增加局部麻醉药容量可使药液纵向扩散,阻滞邻近椎体节段。

(2) 不同节段的椎体,形态略有差异,在扫查不同节段胸椎图像时,要注意图像存在的细微差异,尤其对于棘突和横突图像,低位胸椎棘突向下倾斜角度更大而横突更短。

(3) 行脊柱长轴切面平面外穿刺技术时,进针前可打开超声中位线功能,将目标间隙置于中位线处，进针深度可参考屏幕一侧的深度标尺也可直接测量距离，评估肋横突上韧带与皮肤的距离，预估进针深度再行穿刺。

（4）T_1 或 T_2 超声图像需特别注意，因其解剖结构特殊，行该节段椎旁间隙阻滞可能会阻滞到参与臂丛的神经纤维。另外，T_1 和 T_2 横突间距较小，且横突较长，在定位节段时需细致观察图像特征。

（5）胸椎椎旁阻滞可选用高频线阵探头或低频凸阵探头完成扫查和阻滞，但胸椎相对较为浅表，因此即使是成年患者也常使用高频线阵探头完成阻滞，可观察更细致的超声图像。

（6）以脊柱长轴切面扫查时，可见肋骨骨影和横突骨影类似，但肋骨骨影更为宽大且骨影末端较为平坦，形成"方块"征，而横突骨影末端稍圆润，骨影较肋骨更窄，呈"城垛"样。

第七节 ITP 阻滞

（一）解剖概述

ITP 阻滞也称为横突中点胸膜上改良阻滞技术，2017 年由 Costache 首次提出，其目的是在实现胸椎旁间隙阻滞镇痛效果的同时，避免针尖因穿刺过深而导致的胸膜或肺组织的损伤。在两个胸椎椎体横突之间可见脊旁肌、肋横突上韧带、横突间韧带、椎旁间隙和胸膜等结构，经典的胸椎旁间隙阻滞技术，不管是平面内穿刺技术或是平面外穿刺技术，穿刺针都需突破肋横突上韧带，注药后胸膜出现下压征象。但 ITP 阻滞是将穿刺针穿刺至两横突中点处，针尖不突破肋横突上韧带即完成注药，局部麻醉药注射于肋横突上韧带浅面，胸膜不会出现下压征象，有研究显示，其镇痛效果与胸椎旁间隙阻滞类似（图 5-16）。

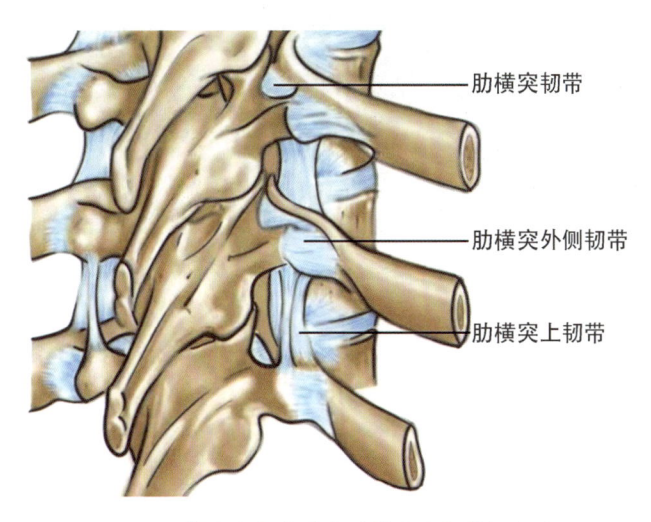

图 5-16 横突中点胸膜上肋横突上韧带解剖关系

(二) 适应证

胸背部手术的麻醉和镇痛,尤其对于乳腺、肺、心脏或肩胛区手术以及疼痛科胸背部疼痛治疗等。

(三) 禁忌证和并发症

1. 禁忌证

穿刺部位感染、凝血功能异常、局部麻醉药过敏等。

2. 并发症

神经损伤、气胸、肺损伤或出血等。

(四) 超声引导操作方法

患者侧卧位或俯卧位。选用高频线阵探头,操作前探头套无菌保护套。碘伏消毒铺单,根据手术切口和手术侵犯范围确定阻滞节段,探头以脊柱长轴切面置于目标节段横突水平,超声下可见脊旁肌(包括斜方肌、菱形肌、上后锯肌、竖脊肌或背阔肌等)、横突"城垛样"骨影,横突间隙可见横突间韧带、肋横突上韧带、椎旁间隙和胸膜等。也可从棘突开始逐渐向外侧平移探头扫查椎体各部位,超声图像由中间向外侧依次可见高耸且末端扁平的棘突骨影;呈"波浪"征的椎板骨影;呈"锯齿"征的关节突骨影;呈"城垛"样的横突骨影;呈"方块"征的肋骨骨影(图5-17)。

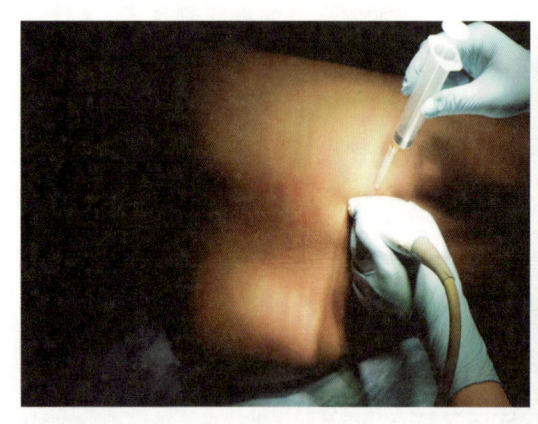

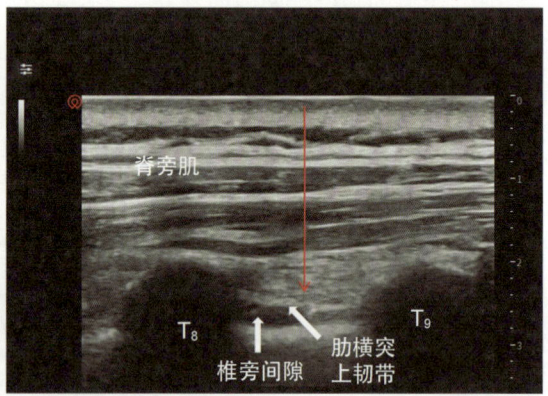

图5-17 ITP阻滞(右图红色箭头表示穿刺针)

在横突切面,将横突间隙置于屏幕中央位置,行平面外穿刺技术,针尖穿刺至肋横突上韧带浅面,针尖不突破韧带,回抽无血后注药。

(五) 贴士

(1) 该阻滞技术扫查脊柱长轴切面图像时,获取横突间的肋横突上韧带图像是关键。

一般胸椎肌肉较薄,胸椎椎体相对腰椎椎体更加浅表,可用高频线阵探头扫查,其高分辨率能更清晰地显示肋横突上韧带和胸椎旁间隙,更利于实施阻滞。

(2)以脊柱长轴切面扫查胸椎椎体横突图像实施平面外穿刺技术时,穿刺前可观察屏幕一侧的深度标尺协助判断肋横突上韧带与皮肤的距离,针尖穿刺至肋横突上韧带浅面,不突破韧带即可注药。另外,使用超声中位线功能和探头中点标记,可更准确地穿刺。

(3)ITP阻滞技术一般不选择脊柱短轴切面扫查,原因是肋横突上韧带是双层韧带结构,起止于下位肋骨上缘和上位横突下缘,以脊柱长轴切面扫查肋横突上韧带能获取理想的韧带长轴切面图像,从而准确定位韧带位置,实施ITP阻滞。

第八节　胸神经根阻滞

(一) 解剖概述

胸椎脊神经在椎间孔内汇合形成后,神经根走行于椎间孔上部,当神经根行至椎间孔外口时,分支为脊神经前支、后支和交感支等。胸椎椎体形态特别,横突较宽,而棘突向下倾斜呈"叠瓦"状排列,关节突关节深面的椎间孔有神经根穿出,在该位置可实施胸神经根阻滞(图5-18)。

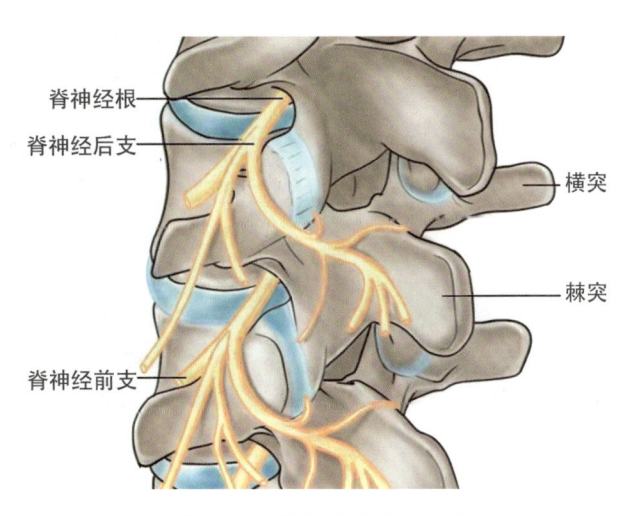

图5-18　胸神经根解剖关系

(二) 适应证

乳腺、开胸、背部或腹部手术、心脏外科手术的镇痛,也用于胸、腹部疼痛介入治疗等。

(三) 禁忌证和并发症

1. 禁忌证

穿刺部位感染、凝血功能异常、局部麻醉药过敏、既往神经损伤。

2. 并发症

神经损伤、出血、气胸、肺损伤、低血压、椎管内注药等。

(四) 超声引导操作方法

虽然胸神经根阻滞在脊柱短轴切面和脊柱长轴切面都可实施阻滞,但以脊柱长轴切面扫查并实施阻滞时,很难将针尖穿刺至椎间孔外口的神经根位置,穿刺针常常被关节突关节阻挡。另外,以脊柱长轴切面在横突水平扫查时,将探头尾端向外侧倾斜,使声束尽可能扫向关节突深面的椎间孔外口,或能看到神经根图像,但实施平面外穿刺技术时,针尖深度不易把控,容易出现并发症。因此,本节仅介绍脊柱短轴切面平面内穿刺技术。

患者侧卧位、俯卧位或坐位。选用高频线阵探头,操作前探头套无菌保护套。确定目标椎体后,碘伏消毒铺单,探头以脊柱短轴切面置于棘突旁,稍旋转探头,使探头外侧端向尾侧移动,探头内侧端保持在横突位置,超声图像可见横突"城垛"样骨影和胸膜强回声"弧形条索"状图像,即椎旁间隙阻滞脊柱短轴切面图像。在该切面探头尾端向头侧倾斜,使声束移向椎间孔,此时横突图像消失,但胸膜图像依然清晰(图5-19)。

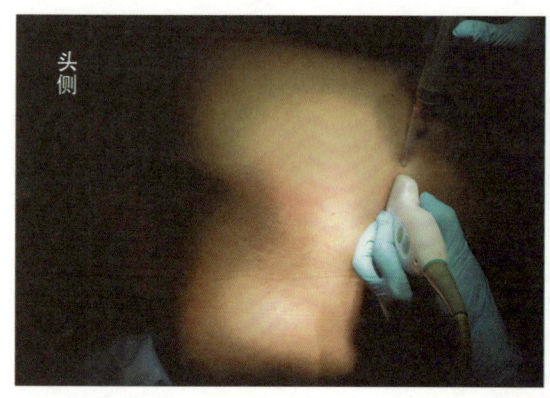

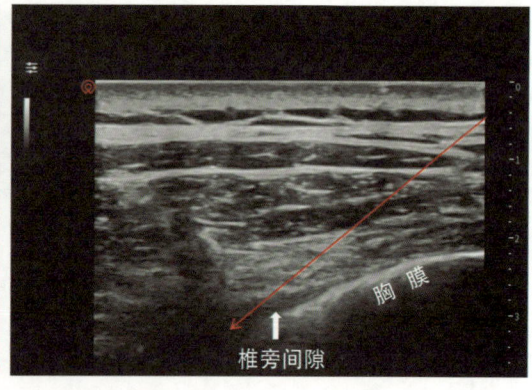

图5-19 胸神经根阻滞

从外侧向内侧行平面内穿刺技术,针尖穿刺至胸膜表面、椎旁间隙处,再向内进针0.5~1 cm,回抽无血后注药。

(五) 贴士

(1) 胸神经根图像受关节突关节和横突的阻挡,超声下很难辨识清楚,穿刺技术首选平面内技术,避免进针过深引发严重并发症。

(2) 胸神经根阻滞较胸椎旁间隙阻滞风险更高,虽然阻滞到交感支和后支的成功率更大，但若仅用于胸腹部镇痛，则不建议行该阻滞技术，可实施胸椎旁间隙阻滞或ITP阻滞。另外，因高龄或肥胖等因素造成透声条件不佳或超声图像不清晰的患者，应避免实施该阻滞技术。

(3) 棘突向尾侧倾斜并呈"叠瓦状"排列是胸椎椎体的最大特征，无论是脊柱长轴切面或脊柱短轴切面，获取棘突图像时，都应根据解剖特征，判断是否为上一椎体的棘突图像，以免阻滞节段发生错误。胸椎各节段横突从高位至低位逐渐缩短，到 T_{11}/T_{12} 水平时最短，应注意辨识。

第九节　竖脊肌平面阻滞

(一) 解剖概述

竖脊肌是一组肌肉的统称，包括棘肌、髂肋肌和最长肌。其中棘肌包含头棘肌、颈棘肌和胸棘肌；髂肋肌包含颈髂肋肌、胸髂肋肌和腰髂肋肌；最长肌包含头最长肌、颈最长肌和胸最长肌。竖脊肌分布面积大且肌肉距离椎体较近（图5-20）。在竖脊肌深筋膜注药后，药液可经肋横突孔向椎旁间隙扩散，从而阻滞脊神经前支，也可能直接扩散至肋间神经。

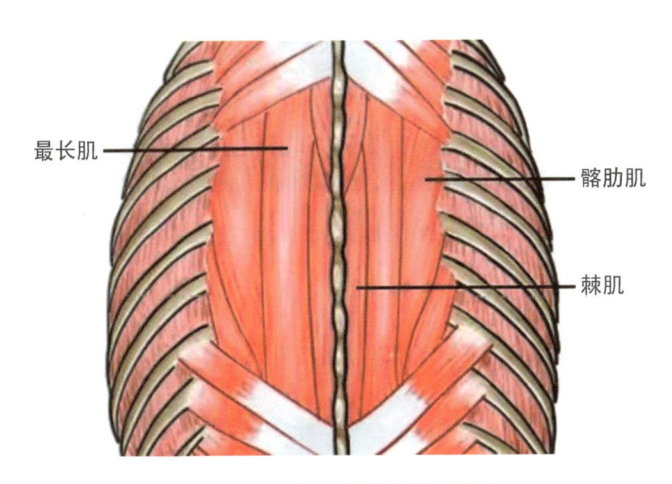

图 5-20　竖脊肌平面解剖关系

(二) 适应证

根据手术部位和侵犯范围可阻滞不同节段，用于胸部、腹部和髋部手术的镇痛，也用于肋间神经痛或躯干带状疱疹等疾病的疼痛治疗。

(三) 禁忌证和并发症

1. 禁忌证

穿刺部位感染、凝血功能异常或局部麻醉药过敏等。

2. 并发症

气胸、出血或局部麻醉药中毒等。

(四) 超声引导操作方法

1. 脊柱长轴切面入路

患者侧卧位、俯卧位或坐位,选用高频线阵探头或低频凸阵探头(胸椎节段建议使用高频线阵探头,腰椎节段建议使用低频凸阵探头),操作前探头套无菌保护套。根据手术切口确定阻滞节段,碘伏消毒铺单,探头以脊柱长轴切面置于棘突外侧横突位置,获取横突图像(在胸椎节段,高频线阵探头1个视野范围内可至少扫查2个节段的"城垛"样横突骨影,在腰椎节段,低频凸阵探头1个视野范围内可至少扫查2个节段的"三叉戟"征横突骨影),于横突浅面可见竖脊肌(图5-21)。

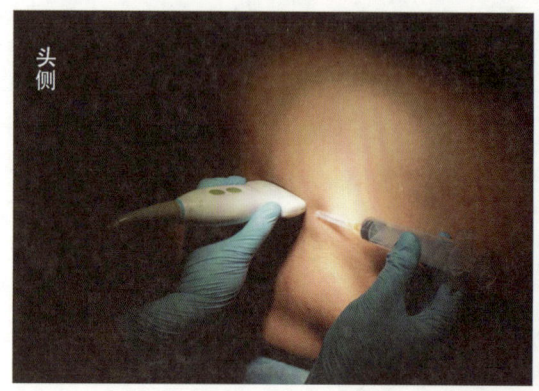

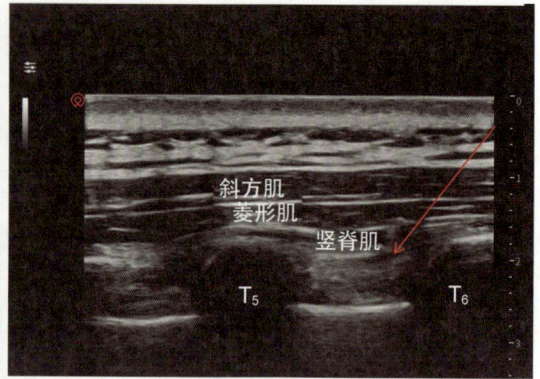

图5-21 脊柱长轴切面入路竖脊肌平面阻滞(右图红色箭头表示穿刺针)

从头侧向尾侧或从尾侧向头侧行平面内穿刺技术,针尖穿刺至竖脊肌深筋膜间隙(即横突表面),回抽无血后注药。

2. 脊柱短轴切面入路

患者侧卧位、俯卧位或坐位。选用高频线阵探头或低频凸阵探头(胸椎节段建议使用高频线阵探头,腰椎节段建议使用低频凸阵探头),操作前探头套无菌保护套。根据手术切口确定目标椎体,碘伏消毒铺单,探头以脊柱短轴切面置于椎体棘突外侧横突位置。扫查胸椎节段时,探头外侧端稍向尾侧滑动,内侧端保持不变(即保持横突位置),超声图像可见上位椎体棘突骨影、中间的横突骨影和外侧强回声线状胸膜图像,胸膜和横突形成夹角,竖脊肌分布于横突表面。扫查腰椎节段时,探头保持脊柱短轴切面扫查目标椎体"三阶"梯征,由内向外可见棘突骨影、关节突骨影和横突骨影,竖脊肌分布于横突表面(图5-22)。

从外侧向内侧行平面内穿刺技术,针尖穿刺至横突表面的竖脊肌深筋膜间隙,回抽无血后注药。

3. 侧方"三叶草"征切面入路

患者侧卧位,选用低频凸阵探头,操作前探头套无菌保护套。碘伏消毒铺单,探头以脊

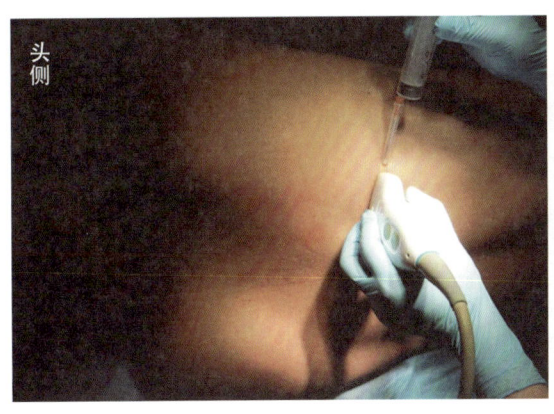

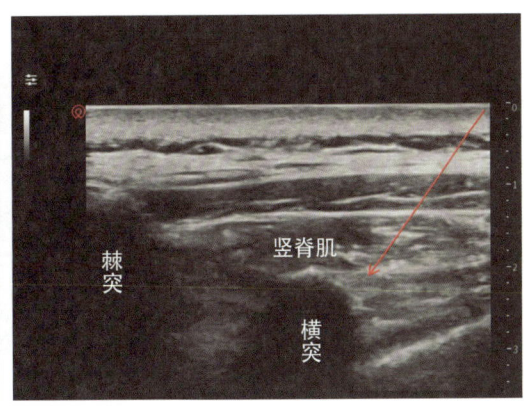

图 5-22 脊柱短轴切面入路竖脊肌平面阻滞

柱短轴切面置于髂嵴头侧腋中线位置,超声图像可见尖锐高耸的横突骨影和椎体侧缘骨影形成"靠背椅"征,以横突作为三叶草的"茎部",腰大肌、腰方肌和竖脊肌作为三叶草的"叶部",图像背侧或可见关节突骨影(图 5-23)。

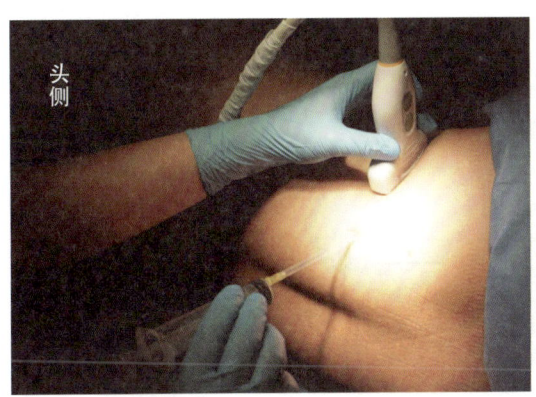

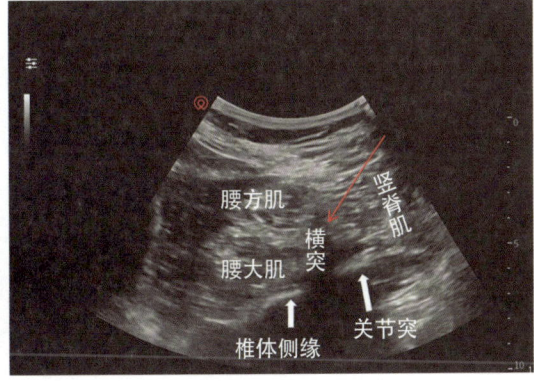

图 5-23 侧方"三叶草"征切面入路竖脊肌平面阻滞

从背侧向腹侧行平面内穿刺技术,针尖穿刺至横突骨影背面(横突背面骨皮质),回抽无血后注药。

(五)贴士

(1)竖脊肌阻滞一般根据手术范围选择椎体节段,在横突浅面的竖脊肌深筋膜间隙实施阻滞。脊柱长轴切面实施该阻滞技术,更利于观察药液在不同椎体节段横突浅面的竖脊肌筋膜间隙扩散情况。另外,平面内技术阻滞过程中,因穿刺针与竖脊肌筋膜间隙角度较小,更利于针孔在筋膜间隙注药,而平面外技术,穿刺针与筋膜呈 90°,针尖到达筋膜间隙后注药或需要调整穿刺针深度,因此,脊柱长轴切面平面内穿刺技术更利于操作。

(2)在不同椎体节段的竖脊肌浅面有不同的肌肉分布,因此竖脊肌平面阻滞的参照物可直接选择横突,分布于横突浅面的肌肉即为竖脊肌。

(3) 注药时,操作者双手须保持稳定,持续观察药液在筋膜间隙的扩散情况,如出现肌肉内注药或针尖移动到其他层次须及时调整针尖位置,保持药液在同一筋膜间隙扩散。

(4) 目前,竖脊肌平面阻滞是选择在肌肉浅筋膜间隙注药或深筋膜间隙注药尚存在争议,但笔者建议在竖脊肌深筋膜间隙注药,一是因为竖脊肌深面有横突作为参照,定位或注药过程利于观察;二是在深筋膜间隙注药可能会阻滞到更多神经分支。

(5) 竖脊肌平面阻滞药液扩散机制有2种假说:一是经肋横突孔向椎旁间隙扩散;二是经横突间的多层结缔组织渗透至椎旁间隙。

(6) 临床上,颈段竖脊肌平面阻滞应用较少,原因可能包括颈部重要器官和血管较多,风险较高;颈椎横突较短,超声不易辨识;颈后部竖脊肌较小,颈枕部其他肌肉丰富。因此,常使用颈椎椎板后阻滞或颈椎其他肌筋膜间隙阻滞代替颈段竖脊肌平面阻滞。

第十节 腰方肌阻滞

(一) 解剖概述

腰方肌解剖位置相对较浅表,位于腰椎横突和腰大肌的外侧、髂腰肋肌的腹侧、肾脏的背侧、竖脊肌的前面,该肌起始于第12肋(R_{12})下缘,止于髂嵴腹侧髂腰韧带,经过腰椎各节段时与横突相连。腰方肌是胸腰筋膜的重要组成部分,其中肋下神经、髂腹下神经、髂腹股沟神经、腰丛神经部分神经纤维等都与腰方肌及其筋膜产生联系,腰方肌阻滞对躯干部和髋部手术都有理想的镇痛效果(图5-24)。

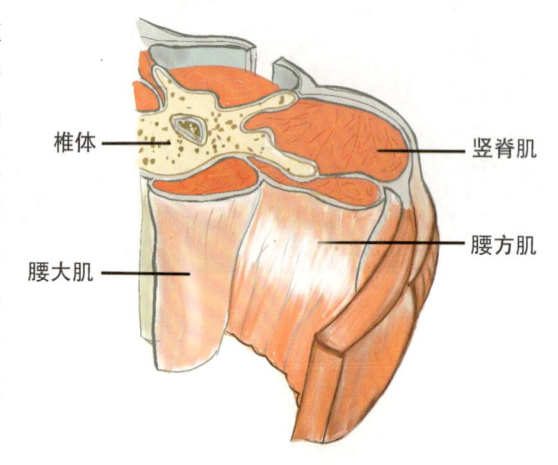

图5-24 腰方肌解剖关系

(二) 适应证

腹部或髋部手术的镇痛。

(三) 禁忌证和并发症

1. 禁忌证

穿刺部位感染、凝血功能异常、患者拒绝等。

2. 并发症

出血、脏器或腹膜损伤、局部麻醉药中毒等。

（四）超声引导操作方法

目前，腰方肌阻滞主要分为4种入路，分别为：QLB1即侧路腰方肌阻滞，指腰方肌腹侧筋膜间隙入路；QLB2即后路腰方肌阻滞，指腰方肌、竖脊肌和背阔肌之间的筋膜间隙入路；QLB3即前路腰方肌阻滞，指腰方肌和腰大肌之间的筋膜间隙入路；QLB4即腰方肌肌肉内入路（图5-25）。

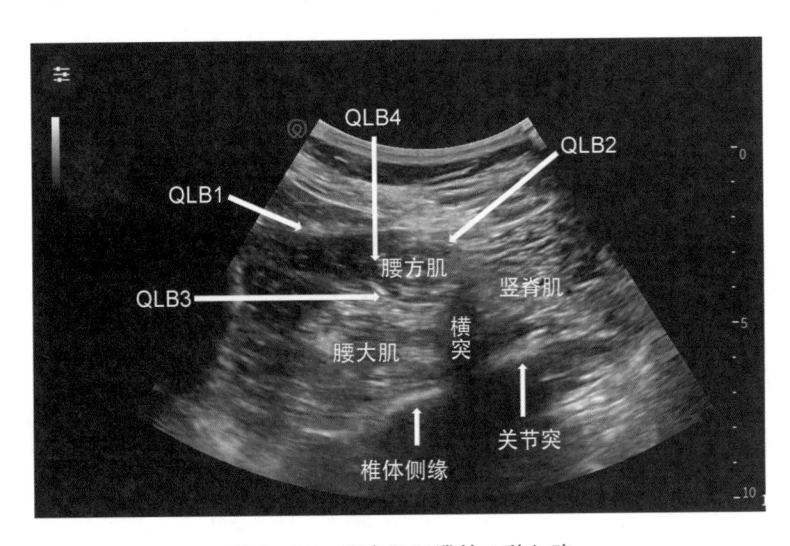

图5-25 腰方肌阻滞的4种入路

1. 平卧位由腹侧向背侧方向穿刺

患者平卧位，上肢抱于胸前。选用低频凸阵探头，操作前探头套无菌保护套。碘伏消毒铺单，探头以脊柱短轴切面置于髂前上棘头侧腋中线至腋后线位置。超声下可见L_4高耸而尖锐的横突和椎体侧缘骨影，形成一个类似"靠背椅"的征象，消瘦患者能看横突背侧的关节突骨影，围绕横突的三块肌肉包括横突腹侧的腰大肌、横突浅面的腰方肌和横突背侧的竖脊肌，这些结构形成典型的"三叶草"征，腰大肌腹侧可见腹腔内容物。若探头向头侧扫查至L_3水平，腹侧图像可见肾脏下极（图5-26）。

阻滞前，将探头向背侧滑动以尽可能避开腹腔，从腹侧向背侧行平面内穿刺技术，针尖穿刺至腰方肌相应阻滞位点时，回抽无血后注药。

2. 侧卧位由背侧向腹侧方向穿刺

患者侧卧位，患肢朝上，选用低频凸阵探头，操作前探头套无菌保护套。碘伏消毒铺单，探头以脊柱短轴切面置于髂前上棘头侧腋中线至腋后线位置。超声下可见L_4高耸而尖锐的横突和椎体侧缘骨影，形成一个类似"靠背椅"的征象，消瘦患者能看横突背侧的关节突骨影，围绕横突的三块肌肉包括横突腹侧的腰大肌、横突浅面的腰方肌和横突背侧的竖脊肌，这些结构形成典型的"三叶草"征（图5-27）。

从背侧向腹侧行平面内穿刺技术，针尖穿刺至腰方肌相应阻滞位点时，回抽无血后注

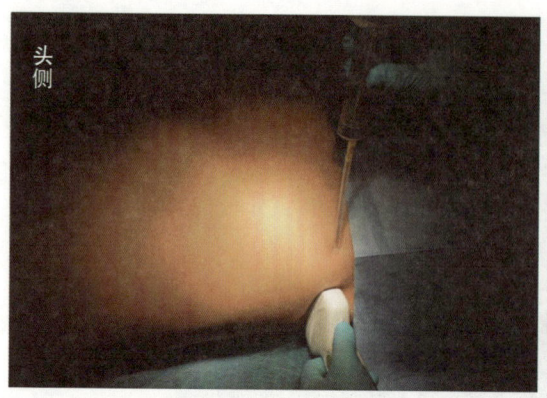

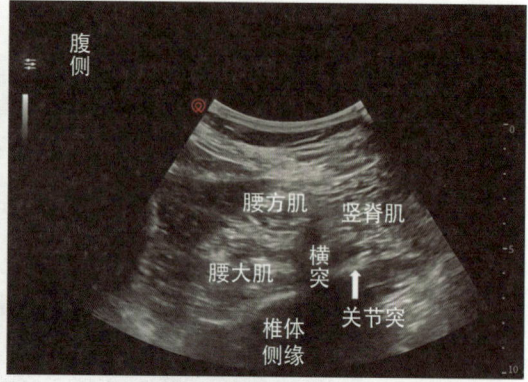

图 5-26 平卧位由腹侧向背侧方向穿刺的腰方肌阻滞

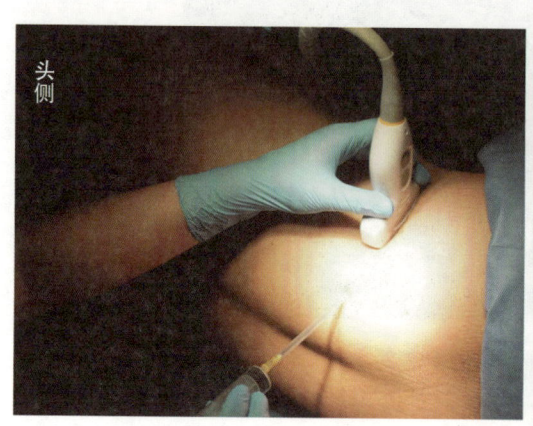

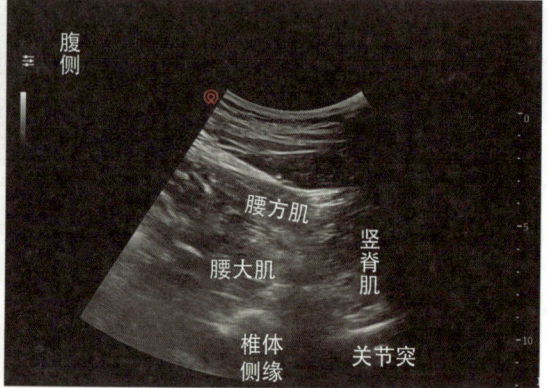

图 5-27 侧卧位由背侧向腹侧方向穿刺的腰方肌阻滞(右图为探头倾斜后横突消失)

药。实施 QLB3 时,可能受横突阻挡,将探头尾端稍向头侧或尾侧倾斜,使横突消失,可避开横突阻挡。

(五)贴士

(1)肥胖患者行平卧位阻滞时,可将手术床向对侧适当倾斜,减少脏器后坠的影响。另外,扫查时适当的探头加压可有效优化图像质量。

(2)腰方肌阻滞的第一参照物是腰椎横突或椎体侧缘,但对于高龄或肥胖患者,横突骨影可能因为患者透声条件不佳或声衰减等因素显示不清,这对定位腰方肌造成一定困难,此时可将参照物更换为 TAP 平面,利用腰方肌腹侧的腹外斜肌、腹内斜肌和腹横肌三层肌肉或腹横筋膜协助定位,即先在腹部外侧扫查 TAP 平面,后探头向背侧缓慢滑动,当 TAP 平面移行至腹横筋膜时,腰方肌位于腹横筋膜背侧,多呈"椭圆"形或"水滴"形图像。

(3)腰方肌腹侧深面是腰大肌,两者除了通过筋膜间隙加以区分外,两块肌肉的超声显影也有很大差别,腰方肌回声较低,但腰大肌内走行的腰丛神经纤维使腰大肌回声增高。

(4)小儿或体型较瘦的患者可选用高频线阵探头实施阻滞。

(5) 有文献报道腰方肌阻滞不同注药位置的药液扩散机制：QLB1 可阻滞 $T_7 \sim L_1$ 节段；QLB2 可阻滞 $T_7 \sim L_1$ 节段；QLB3 可阻滞 $T_{10} \sim L_4$ 节段；QLB4 可阻滞 $T_7 \sim T_{12}$ 节段。

第十一节　椎板后阻滞

（一）解剖概述

椎板是椎体背侧的重要结构，是连接棘突、横突、上关节突、下关节突的骨质板，周围被脊旁肌所覆盖。除 C_1 缺乏典型的椎板结构外，颈椎其他节段椎体、胸椎和腰椎都有典型的椎板存在。脊柱周围有丰富的血管滋养各节段椎体，其中颈椎节段滋养椎板的动脉来源于胚胎节间体动脉的纵向动脉椎板前支，胸椎和腰椎节段滋养椎板的动脉来源于胚胎节间体动脉背侧支的肋间后动脉和腰动脉背侧支的椎板前支。脊柱各节段椎体都被椎外静脉丛包绕，以颈椎最为丰富，其中椎外静脉后丛位于椎板后方并环绕棘突、横突和关节突，后发出椎板外侧后静脉丛，与椎内静脉丛共同汇入椎静脉、肋间后静脉和腰静脉。脊神经根在椎间孔外口形成分支后，脊神经后支经过关节突和椎板向后方走行，在椎板后平面注药可阻滞脊神经后支（或后内侧支），加大注射剂量后或可扩散至椎旁间隙（图 5-28）。

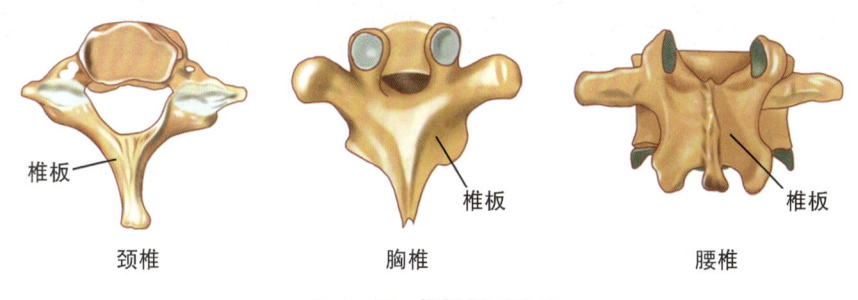

图 5-28　椎板解剖关系

（二）适应证

颈后部、胸背部、腰部手术的镇痛，较大容量注射也可用于胸腹部手术的镇痛，疼痛科用于部分介入治疗。

（三）禁忌证和并发症

1. 禁忌证

穿刺部位感染、脊柱骨折、凝血功能异常、局部麻醉药过敏等。

2. 并发症

出血、神经损伤、椎管内阻滞、局部麻醉药中毒等。

(四) 超声引导操作方法

1. 脊柱长轴切面入路

(1) 颈椎节段椎板后阻滞

患者侧卧位或俯卧位,嘱患者稍低头以显露颈后部,选用高频线阵探头,操作前探头套无菌保护套。碘伏消毒铺单,探头以脊柱长轴切面置于颈后部中线位置,先扫查棘突,超声图像在一个视野范围内可见2~3个节段棘突高耸的骨影,探头缓慢向外侧(患侧)平移,超声下显示"波浪"形图像为椎板切面,探头继续向外侧平移可见小的"叠瓦"状关节突关节图像。根据手术部位选定阻滞节段,在"波浪"征骨影的椎板切面实施阻滞(图5-29)。

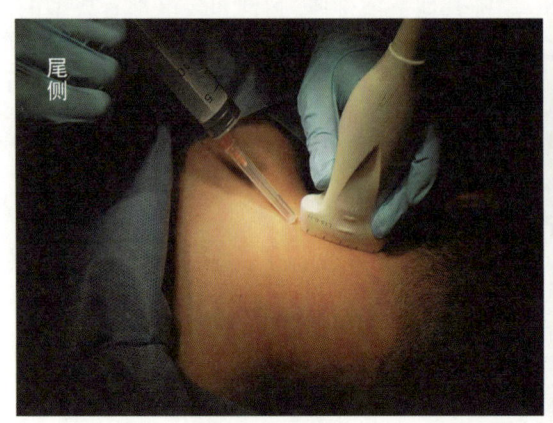

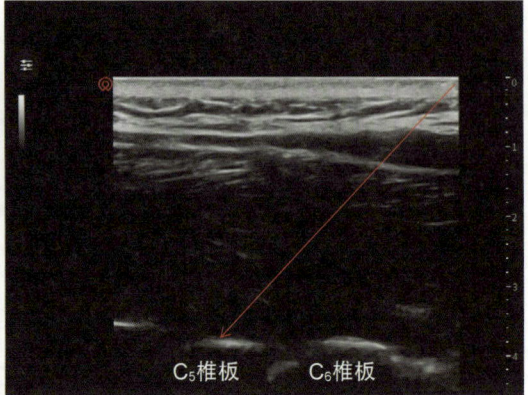

图5-29 脊柱长轴切面入路颈椎椎板后阻滞(右图红线表示穿刺针)

从头侧向尾侧或从尾侧向头侧行平面内穿刺技术,针尖穿刺至目标椎板骨影表面,回抽无血后注药。"脖子短"的患者应避免脊柱长轴切面入路。

(2) 胸椎节段椎板后阻滞

患者侧卧位、俯卧位或坐位,选用高频线阵探头(也可选用低频凸阵探头),操作前探头套无菌保护套。碘伏消毒铺单,探头以脊柱长轴切面置于背部中线位置,先扫查棘突,确定棘突"弧形"骨影后探头缓慢向外侧(患侧)平移,此时超声图像显示连续的"波浪"征骨影即为椎板图像,若探头继续向外侧滑动则可见连续的"锯齿"征关节突关节骨影。根据手术部位选定阻滞节段,在"波浪"征骨影的椎板切面实施阻滞(图5-30)。

从尾侧向头侧或从头侧向尾侧行平面内穿刺技术,针尖穿刺至目标椎板骨影表面,回抽无血后注药。

(3) 腰椎节段椎板后阻滞

患者侧卧位、俯卧位或坐位,选用低频凸阵探头,操作前探头套无菌保护套。碘伏消毒铺单,探头以脊柱长轴切面置于背部中线位置,先扫查棘突,确定棘突高耸的"山峰"征骨影后,探头缓慢向外侧(患侧)平移,超声图像可见"马头"征椎板骨影,继续向外侧平移可见"驼峰"征关节突关节骨影和最外侧的横突"三叉戟"征骨影图像。根据手术部位选择阻滞节段,

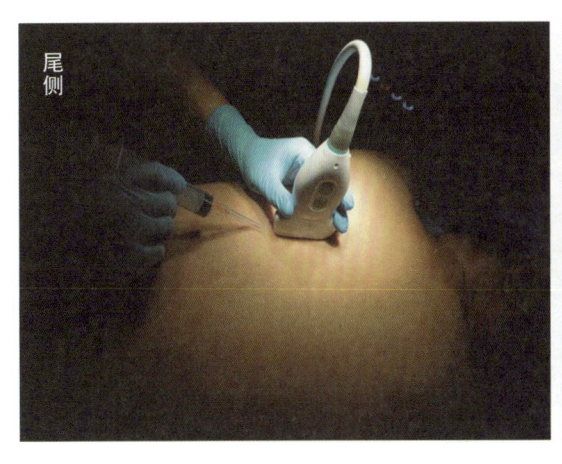

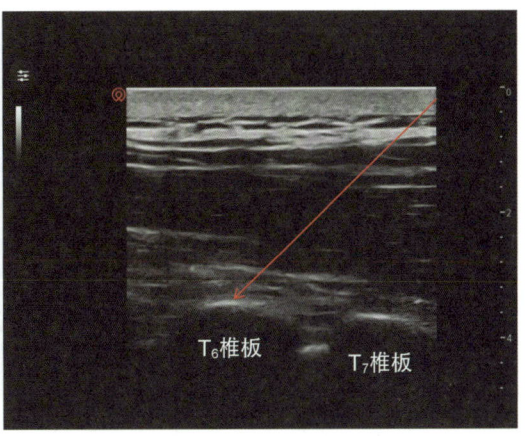

图5-30　脊柱长轴切面入路胸椎椎板后阻滞（右图红线表示穿刺针）

在"马头"征骨影的椎板切面实施阻滞（图5-31）。

从尾侧向头侧或从头侧向尾侧行平面内穿刺技术，针尖穿刺至目标椎板骨影表面，回抽无血后注药。

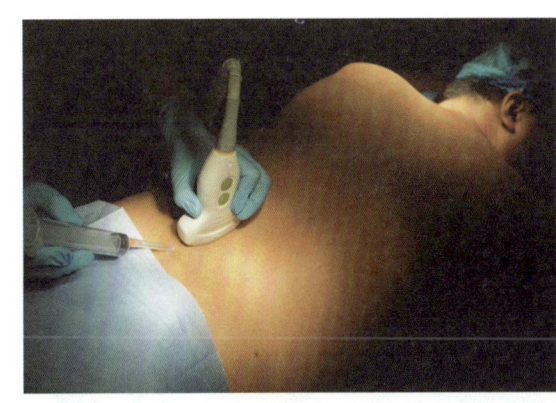

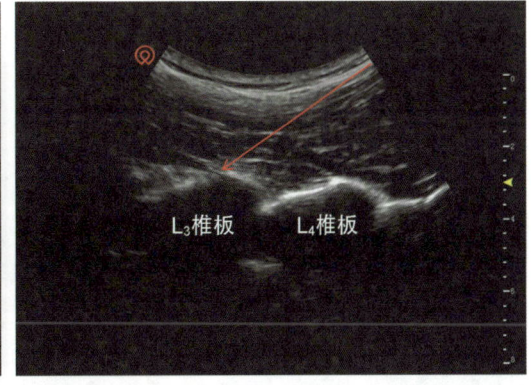

图5-31　脊柱长轴切面入路腰椎椎板后阻滞（右图红线表示穿刺针）

2. 脊柱短轴切面入路

（1）颈椎节段椎板后阻滞

患者俯卧位、侧卧位或坐位，嘱患者稍低头以显露颈后部，选用高频线阵探头，操作前探头套无菌保护套。碘伏消毒铺单，探头以脊柱短轴切面置于颈后正中线目标椎体棘突位置，超声下可见屏幕中间高耸的棘突骨影，以棘突为中心，整个椎体背面呈"花瓶"征，棘突为"瓶口"、两侧的椎板为"瓶颈"、椎板外侧的横突为"瓶身"（图5-32）。

从外侧向内侧行短轴平面内穿刺技术，针尖穿刺至患侧椎板表面（即"瓶颈"位置），回抽无血后注药。

（2）胸椎节段椎板后阻滞

患者俯卧位、侧卧位或坐位，选用高频线阵探头（也可选用低频凸阵探头），操作前探头

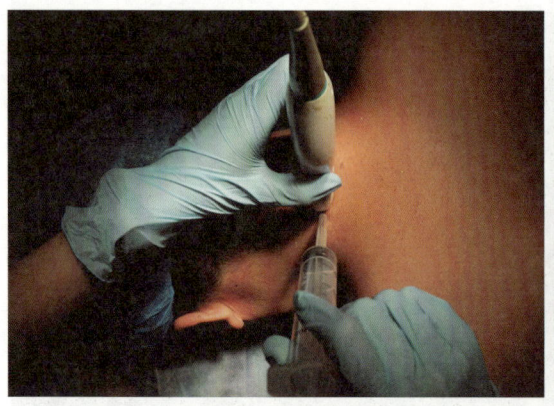

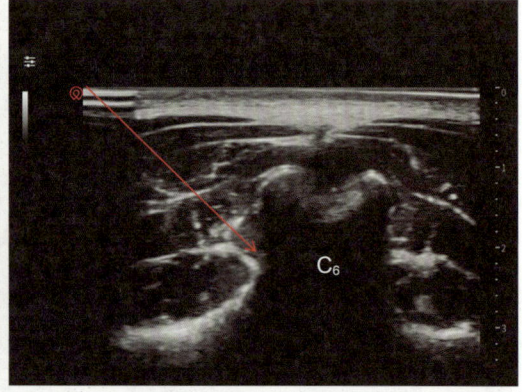

图 5-32　脊柱短轴切面入路颈椎椎板后阻滞（右图红线表示穿刺针）

套无菌保护套。碘伏消毒铺单，探头以脊柱短轴切面置于目标椎体棘突位置，超声下可见中央高耸的棘突骨影，探头向患侧平移 1～2 cm，此时稍旋转探头（使探头内侧端稍高、外侧端稍低），超声图像可见下位椎体横突"驼峰"征骨影和滑动的胸膜，后将探头向头侧平移直至下位椎体横突图像消失，此时可见目标椎体棘突旁高亮的短横线为椎板图像，椎板外侧可见肋骨骨影（图 5-33）。

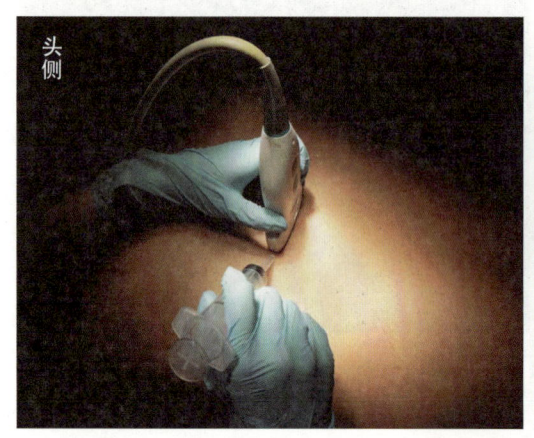

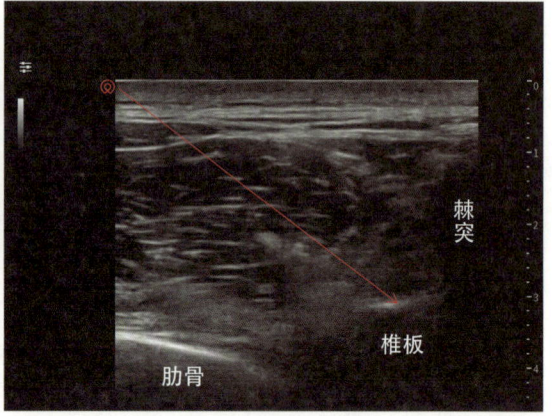

图 5-33　脊柱短轴切面入路胸椎椎板后阻滞（右图红色箭头表示穿刺针）

从外侧向内侧行平面内穿刺技术，针尖穿刺至椎板表面，回抽无血后注药。

(3) 腰椎节段椎板后阻滞

患者俯卧位、侧卧位或坐位，选用低频凸阵探头，操作前探头套无菌保护套。碘伏消毒铺单，探头以脊柱短轴切面置于目标椎体棘突—横突水平，超声下可见图像中间高耸的棘突骨影、两侧关节突骨影和两侧横突骨影，共同组成"三阶梯"征。后将探头倾斜或滑动，"三阶梯"征被棘突—椎板水平的"宝塔"征取代，图中可见清晰的双侧椎板（图 5-34）。

从外侧向内侧行平面内穿刺技术，针尖穿刺至椎板表面，回抽无血后注药。

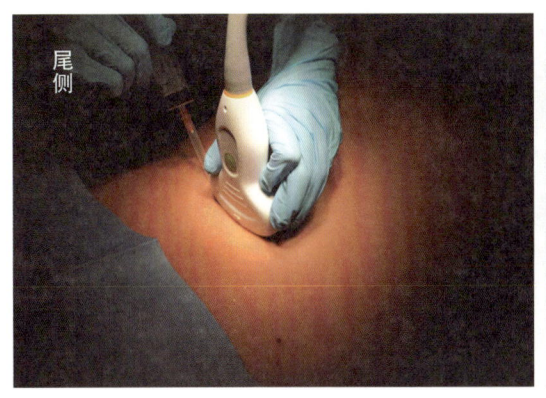

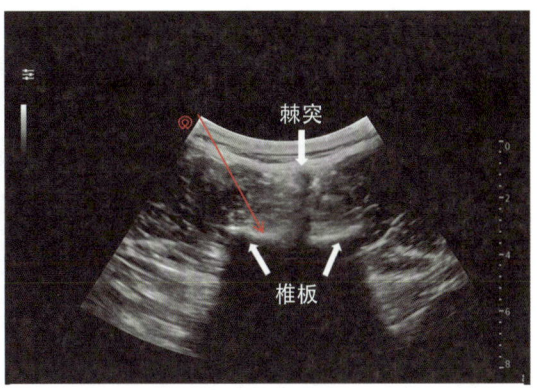

图 5-34　脊柱短轴切面入路腰椎椎板后阻滞(右图红色箭头表示穿刺针)

(五) 贴士

(1) 本节仅介绍平面内阻滞技术,若需行平面外阻滞技术,在扫查并确定椎板图像后,可先利用屏幕一侧深度标尺预估椎板至皮肤间的距离再行穿刺,避免因穿刺过深引发并发症。另外,实施颈椎节段阻滞时,较容易将针穿刺至椎管内。因此,无论是脊柱长轴切面或短轴切面,都不建议行平面外穿刺技术。

(2) 颈椎、胸椎、腰椎椎体形态各有特点,在扫查不同骨性结构切面图像时,需注意以下特点:C_1 和 C_2 几乎看不到典型的椎板切面图像;$C_2 \sim C_6$ 棘突末端有分叉,C_1 和 C_7 棘突末端无分叉;$T_1 \sim T_3$ 棘突向尾侧倾角较小,从 T_4 开始棘突倾角增大并与下位椎体棘突共同排列成"叠瓦"状;$T_{11} \sim T_{12}$ 横突变短,其中 T_{12} 横突向背侧倾斜;L_3 横突最长,L_5 横突最宽(图 5-35)。

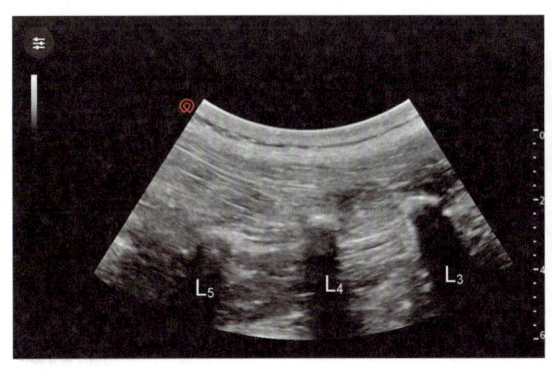

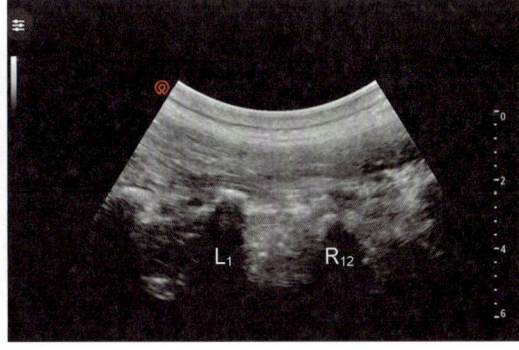

图 5-35　脊柱长轴切面横突水平

(3) 椎板后阻滞的药液扩散机制目前有 2 种猜测:一是在椎板后大剂量注药,药液可从椎板骨表面向前外侧扩散至椎旁间隙,阻滞脊神经前支,实现胸、腹部的镇痛;二是在椎板后注药,药液可能渗透结缔组织复合物向椎旁间隙扩散,阻滞脊神经前支,实现胸、腹部的镇痛。

(4) 颈部一般在低位节段实施脊柱短轴切面阻滞技术,因为低位颈椎(尤其是 C_5、C_6、C_7)椎体形态更典型,椎板面积更大,超声扫查可见理想的椎体背侧图像,棘突、椎板和关节突更容易辨识,而高位节段实施阻滞可选择肌筋膜间隙注药。

(5) 胸椎棘突多向尾侧倾斜,呈"叠瓦"状排列,因此胸椎棘突的"弧形"骨影不像腰椎棘突的"山峰"征骨影那么尖锐。另外扫查胸椎横突水平时所见的棘突骨影一般是上位椎体的棘突,须注意分辨。也可用"第12肋"法,从胸椎横突图像开始追溯到目标椎体的横突和椎板图像,再实施阻滞。

第十二节 腹横肌平面阻滞

(一) 解剖概述

腹部肌肉主要由腹直肌、腹外斜肌、腹内斜肌和腹横肌以及相应的腱膜共同形成,这些肌肉的神经支配主要来源于 $T_6 \sim L_1$ 腹侧支,包括肋间神经外侧皮支和肋间神经前皮支。腹横肌平面阻滞是将局部麻醉药推注在腹内斜肌和腹横肌之间的筋膜间隙,以阻滞支配手术区域相应节段的神经。腹横肌平面阻滞入路广泛,从肋缘下到髂嵴上缘腋后线位置均可实施,具体穿刺位置可根据手术切口和手术侵犯范围而定(图5-36)。

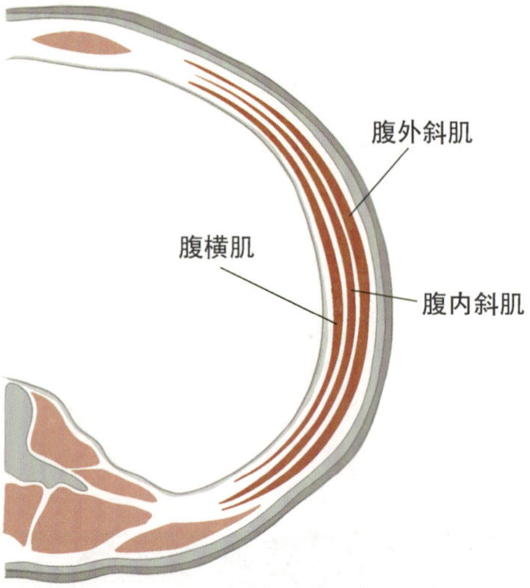

图 5-36 腹横肌平面解剖关系

(二) 适应证

腹部手术的麻醉和镇痛,也可用于如带状疱疹等腹壁疼痛治疗。

(三) 禁忌证和并发症

1. 禁忌证

穿刺部位感染、局部麻醉药过敏等。

2. 并发症

出血、腹膜损伤、脏器损伤、局部麻醉药中毒等。

(四) 超声引导操作方法

患者平卧位或侧卧位,选用高频线阵探头,操作前探头套无菌保护套。碘伏消毒铺单,探头以脊柱短轴切面置于肋缘下至髂嵴上缘之间的不同位置(以不同手术部位选择阻滞位置,可多点阻滞)。超声图像由浅至深可见皮下组织、脂肪、腹外斜肌、腹内斜肌和腹横肌。

腹内斜肌最厚,而腹横肌最薄,腹横肌深面是腹腔(图 5-37)。

从背侧向腹侧或从腹侧向背侧行平面内穿刺,针尖穿刺至腹内斜肌与腹横肌之间的筋膜间隙,回抽无血后注药。开腹手术或多通道的腹腔镜手术建议实施多点阻滞或双侧阻滞。

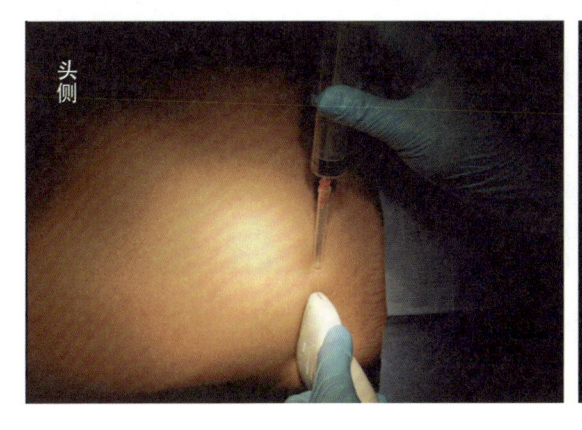

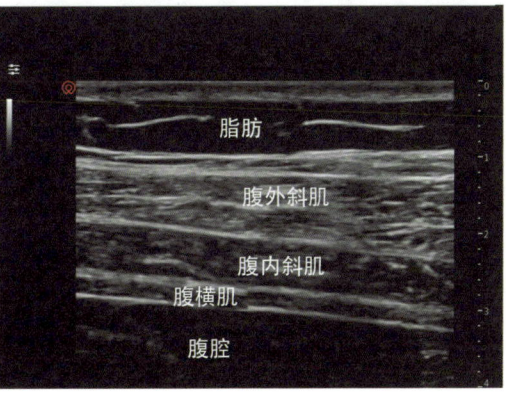

图 5-37 腹横肌平面阻滞

(五) 贴士

(1) 该阻滞技术用于产科手术的切口镇痛时,由于产妇腹壁张力高,腹部的肌肉形态容易发生改变,腹外斜肌、腹内斜肌和腹横肌因张力因素变薄,肌肉内的肌束膜被拉长,形成类似筋膜样图像,超声扫查时需注意鉴别肌筋膜间隙和子宫壁图像。

(2) 腹横肌平面阻滞(TAPB)因腹壁面积较大,常需要注射较大容量的局部麻醉药,以浸润更多的神经分支,而阻滞实施后需要时间等待药液扩散。因此,对于切口较大的开腹手术或多通道的腹腔镜手术,建议根据手术切口位置,于切口近脊柱侧实施多点阻滞或双侧阻滞,这样更利于药物均匀地在筋膜间隙扩散。

(3) 支配腹部的不同节段的外周神经,从背侧向腹侧走行的过程中稍向尾侧斜行,在选择阻滞入路时需注意。若阻滞入路在肋缘下时,腹直肌和腹横肌平面交界处的半月线要特别注意。

(4) 实施肋缘下阻滞时,探头置于肋缘下能扫查到腹直肌、半月线、腹外斜肌、腹内斜肌和腹横肌图像(即腹直肌与腹横肌平面交界位置),图像中半月线是重要的解剖结构,其间有 $R_7 \sim R_9$ 肋间神经走行,将药液注射在半月线间隙内能阻滞这些神经(图 5-38)。

第十三节 腹横筋膜间隙阻滞

(一) 解剖概述

腹横筋膜是腹横肌和腹膜之间的一层较薄的筋膜。腹横筋膜向背侧延续至胸腰筋

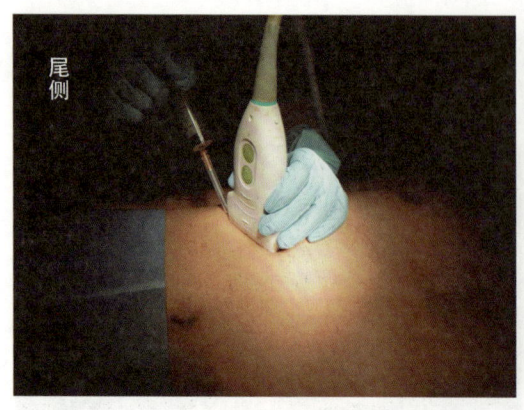

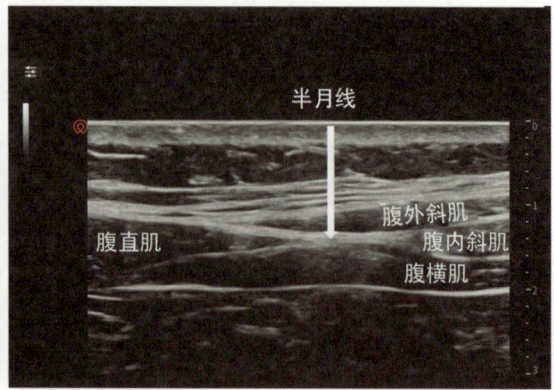

图 5-38 肋缘下半月线间隙阻滞

膜浅层,其中髂腹下神经、髂腹股沟神经和肋下神经走行于腰方肌与腹横筋膜之间。腹壁下动脉来源于髂外动脉,腹壁下静脉汇入髂外静脉,它们穿过腹横筋膜并向前走行至腹直肌鞘。(图 5-39)。

(二)适应证

腹部手术的麻醉和镇痛,也可用于如带状疱疹等疾病的镇痛治疗。

(三)禁忌证和并发症

1. 禁忌证

穿刺部位感染、凝血功能异常、患者拒绝等。

2. 并发症

出血、神经损伤、刺破腹膜、脏器损伤、局部麻醉药中毒等。

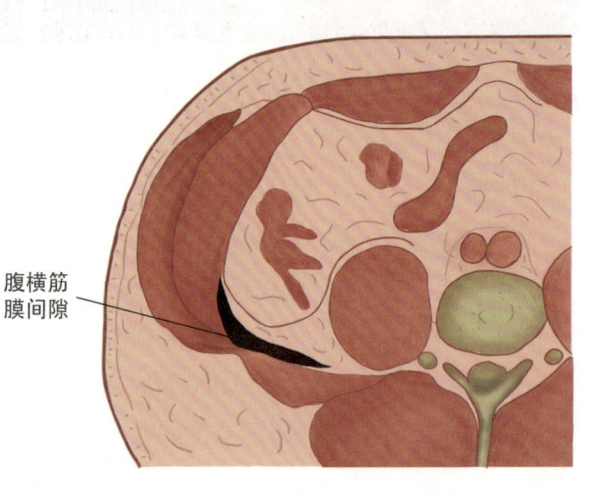

图 5-39 腹横筋膜间隙解剖关系

(四)超声引导操作方法

患者仰卧位或侧卧位,选用低频凸阵探头,操作前探头套无菌保护套。碘伏消毒铺单,探头以脊柱短轴切面置于肋缘与髂前上棘之间腋中线至腋后线位置,超声图像可见腰方肌、横突、腹外斜肌腱膜、腹内斜肌、腹横肌腱膜、腹横筋膜、腰大肌等,若声束向头侧移动可见肾脏下极短轴图像(图 5-40)。

从腹侧向背侧或从背侧向腹侧行平面内穿刺技术,针尖穿刺至腹横筋膜间隙,回抽无血后注药。

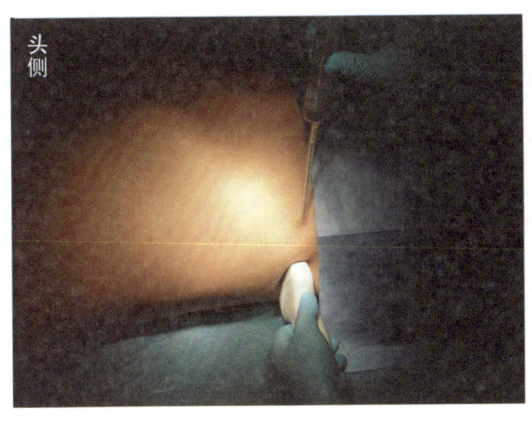

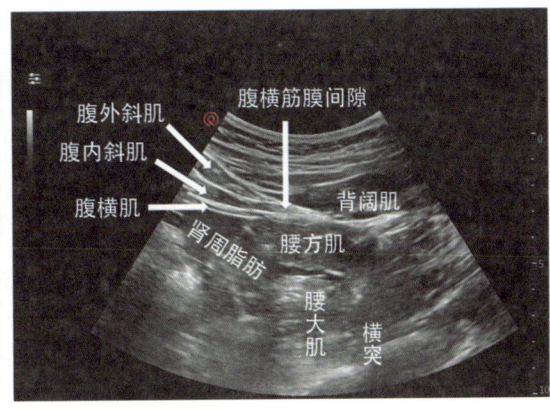

图 5-40 腹横筋膜间隙阻滞

(五) 贴士

(1) 腹横筋膜平面阻滞的注药位点位于腰方肌与腹横肌之间的筋膜间隙,阻滞时需注意鉴别筋膜位置,尤其对于解剖条件或透声条件不佳的患者。若阻滞对象较瘦或是患儿,可使用高频线阵探头扫查并实施阻滞,筋膜间隙将显示得更加清晰。

(2) 患者可能因多种原因致使腹腔压力过高或解剖异常,穿刺前需充分评估,选择侧卧位从背侧向腹侧穿刺能有效避开腹腔。

第十四节 腹直肌后鞘阻滞

(一) 解剖概述

腹直肌是腹部中间部分的肌肉,被中线分为左右两侧,该肌起始于第5~7肋软骨,终止于耻骨结节,整块腹直肌被三条腱划水平分隔。腹直肌后鞘有肋间神经前皮支走行。腹直肌被前鞘和后鞘包裹,弓状线以上的腹直肌前鞘由腹外斜肌腱膜和腹内斜肌腱膜前层融合后形成,后鞘来源于腹内斜肌腱膜后层和腹横肌腱膜。弓状线以下的腹直肌前鞘由腹外斜肌腱膜、腹内斜肌腱膜和腹横肌腱膜融合后形成,后鞘由腹横筋膜和腹膜外结缔组织融合后形成。因此,脐以下的腹直肌后鞘是缺如的(图5-41)。

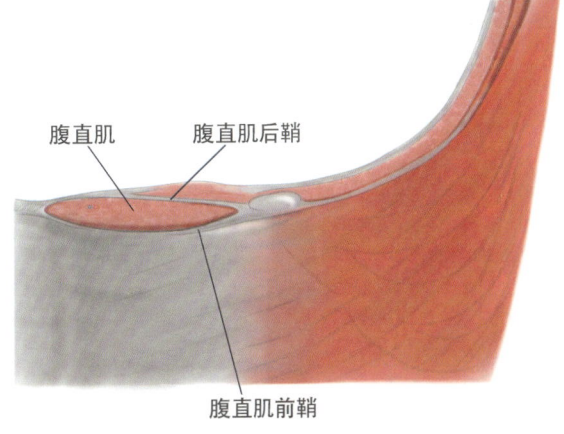

图 5-41 腹直肌后鞘解剖关系

(二) 适应证

腹膜以上的正中切口或切口在腹直肌范围内的腹部手术的麻醉和镇痛。

(三) 禁忌证和并发症

1. 禁忌证

穿刺部位感染、局部麻醉药过敏等。

2. 并发症

刺破腹膜、脏器损伤、出血、局部麻醉药中毒等。

(四) 超声引导操作方法

患者平卧位,双手置于身体两侧。选用高频线阵探头,操作前探头套无菌保护套。碘伏消毒铺单,探头以脊柱长轴切面或脊柱短轴切面置于弓状线以上腹直肌区域,超声下由浅至深可见皮下组织、脂肪、腹直肌前鞘、腹直肌、腹直肌后鞘、腹膜和腹腔等图像,其中腹直肌后鞘与腹膜形成"双轨"征图像。若探头以脊柱短轴切面扫查并向内侧滑动,可见腹直肌逐渐变薄,形成椭圆形肌肉图像直至腹白线,若向外侧滑动也可见腹直肌逐渐变薄,形成椭圆形肌肉图像直至腹外斜肌、腹内斜肌和腹横肌的腱膜融合区域(图5-42)。

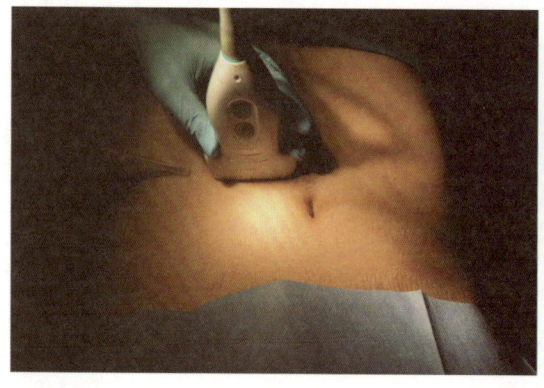

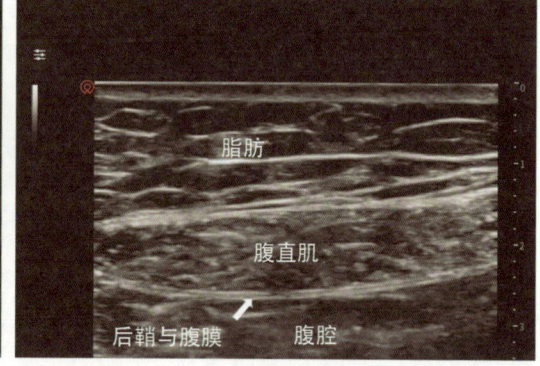

图 5-42 腹直肌后鞘阻滞

根据手术切口选择穿刺位置,行平面内穿刺技术,针尖穿刺至腹直肌后鞘间隙,回抽无血后注药,一般需实施双侧阻滞。

(五) 贴士

(1) 腹直肌后鞘和腹膜贴合,超声图像显示为"双轨"征,该征象是鉴别腹膜的重要参照,穿刺时须注意针尖位置,避免刺破腹膜。另外,腹直肌后鞘有腹壁上、下动脉分支走行,超声下不易辨识,注药时需严格执行回抽操作。

(2) 剖腹产手术实施神经区域阻滞用于切口镇痛的阻滞方法较多,但腹直肌后鞘阻滞无疑是阻滞位点距离切口最近的一种阻滞入路。根据切口的长度,在切口周围实施双侧两点或多点的腹直肌后鞘阻滞,镇痛效果常较为满意。值得注意的是,产妇腹部张力高,腹直肌相较腹横肌受腹部张力影响更大,超声下可见腹直肌内的肌束因较高的张力被拉伸,常表现为筋膜样图像,容易误认为是脂肪层或腹直肌前鞘,而其深面的子宫壁常被误认为是腹直肌,可能造成在子宫内壁注射局部麻醉药的情况。因此,若行剖腹产手术腹直肌后鞘阻滞,需高度警惕这类情况(图5-43)。

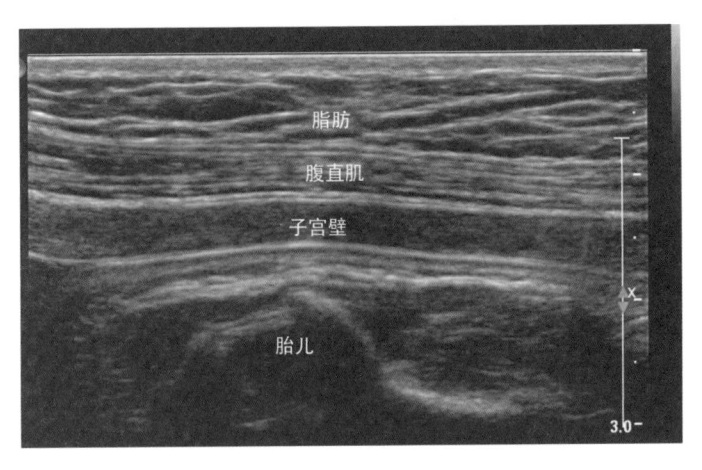

图5-43 产妇产前腹直肌与子宫壁的超声图像

(3)腹直肌在弓状线以上有前鞘和后鞘存在,在弓状线以下仅有腹横筋膜存在于腹直肌深面。

(4)腹直肌后鞘阻滞是将药物注射在腹直肌与腹直肌后鞘之间,如果把腹直肌和腹直肌后鞘比喻为橙子,则可将药液注射在果肉和果皮之间。

第十五节 髂腹下神经和髂腹股沟神经阻滞

(一)解剖概述

髂腹下神经和髂腹股沟神经来源于L_1脊神经前支,其中髂腹下神经还有部分T_{12}神经纤维参与。这两支神经形成后,从腰大肌外侧缘穿出并途经腰方肌后至腹横筋膜和腹横肌平面。主要参与支配耻骨周围、腹股沟区和会阴部部分区域(图5-44)。

(二)适应证

腹股沟区手术的麻醉和镇痛,如腹股沟斜疝修补术、下腔静脉滤器植入术等。

(三)禁忌证和并发症

1. 禁忌证

凝血功能异常、穿刺部位感染、局部麻醉药过敏等。

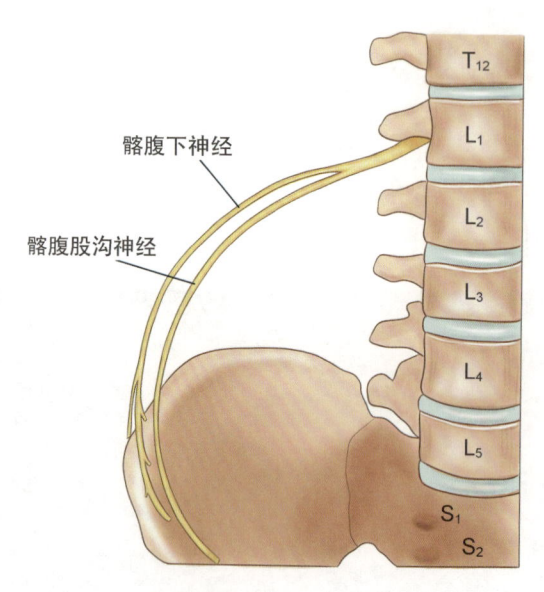

图 5-44 髂腹下神经和髂腹股沟神经解剖关系

2. 并发症

出血、神经损伤、脏器损伤等。

（四）超声引导操作方法

患者平卧位，上肢置于身体两侧。可先用记号笔标记出患侧髂前上棘边缘，选用高频线阵探头，操作前探头套无菌保护套。碘伏消毒铺单，探头置于髂前上棘内上方，探头外侧端扫查髂前上棘边缘，内侧端指向脐。超声图像外侧可见髂前上棘骨影，呈"山峰"征，内侧可见腹外斜肌腱膜、腹内斜肌和腹横肌，髂前上棘内侧可见髂肌，于腹内斜肌和腹横肌筋膜间隙可见旋髂深动脉短轴图像，彩色多普勒可见彩色血流信号，髂腹下神经和髂腹股沟神经表现为小的圆形低回声图像，走行于旋髂深动脉周围（图 5-45）。

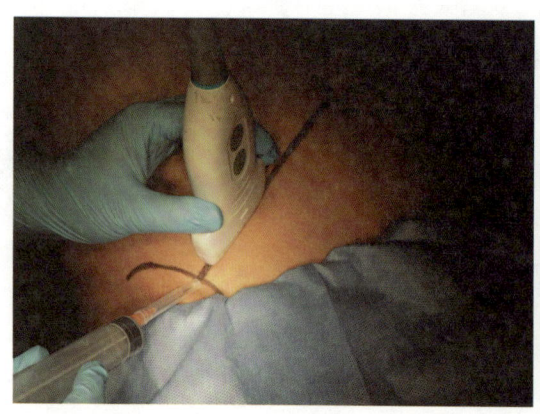

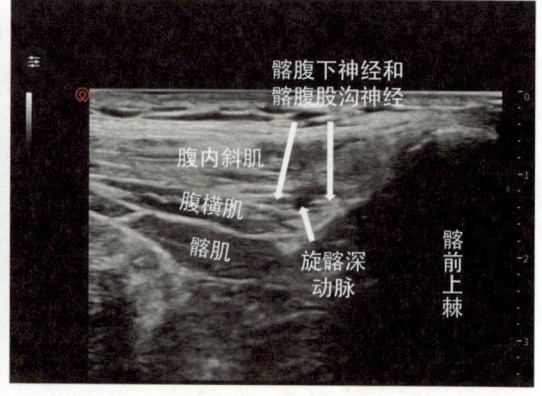

图 5-45 髂腹下神经和髂腹股沟神经阻滞

避开髂前上棘后,从外侧向内侧行平面内穿刺技术,针尖穿刺至旋髂深动脉旁,回抽无血后注药。

(五) 贴士

(1) 髂腹下神经和髂腹股沟神经阻滞,常选择在旋髂深动脉两侧完成注药,有文献报道神经走行不完全在旋髂深动脉两侧,也可能走行于旋髂深动脉浅层和深层,因此在阻滞前需细致观察神经图像或将局部麻醉药推注在筋膜间隙内,使药液浸润旋髂深动脉周围。

(2) 旋髂深动脉内径较小,超声下需仔细辨识,对于高龄或肥胖患者更加难以扫查到该动脉图像,POC超声的彩色多普勒功能或不能显示彩色血流信号,因此在扫查该动脉时,可调节设备功能以优化彩色多普勒参数或用能量多普勒功能观察血流信号。

第六章

椎管内阻滞技术

第一节 胸椎硬膜外间隙阻滞

(一)解剖概述

胸椎由 12 个椎体以及相对应的关节和韧带相互连接共同组成。椎体切面呈心形,椎孔大致呈圆形且较小,棘突细长并向后下方倾斜呈"叠瓦"状,横突呈类"圆柱"状并伸向后外方,椎体侧面有肋凹与肋骨关节面相关节。脊髓节段是每对脊神经附着的一段脊髓,共 31 节段,分别是颈段 8 节,胸段 12 节,腰段 5 节,骶段 5 节及尾段 1 节。胸段硬膜外正中穿刺入路需经过棘上韧带、棘间韧带和黄韧带到达硬膜外腔(图 6-1)。

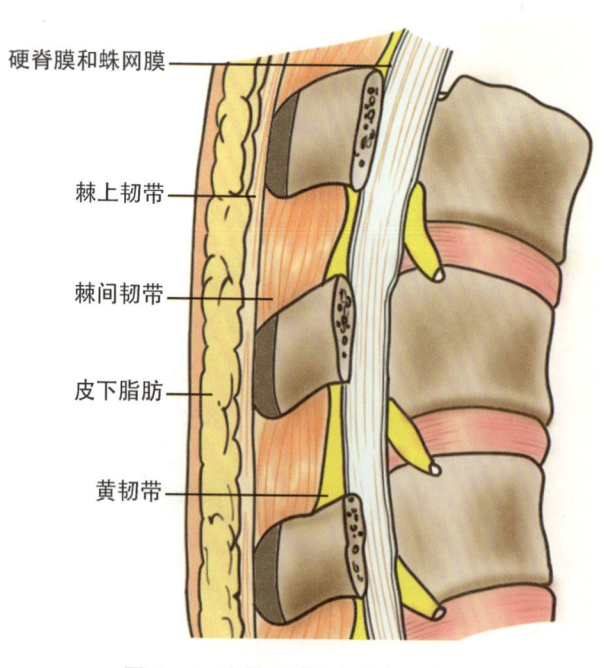

图 6-1 胸椎硬膜外间隙解剖关系

(二) 适应证

胸部及腹部手术的麻醉与镇痛。

(三) 禁忌证和并发症

1. 禁忌证

中枢神经病变,全身或穿刺部位感染,高血压合并冠状动脉病变者,休克患者,精神病,严重神经官能症以及小儿等不合作者,凝血功能异常,局部麻醉药过敏等。

2. 并发症

局部麻醉药中毒,硬膜、脊髓、神经根损伤,全脊麻,椎管内血肿和感染等。

(四) 超声引导操作方法

1. 脊柱短轴切面入路

患者侧卧膝胸位,先确定穿刺节段,可做体表标记。选用低频凸阵探头,操作前探头套无菌保护套。碘伏消毒铺单,探头以脊柱短轴切面置于背侧中线目标椎体棘突位置,超声下可见图像中间的棘突骨影和棘突两侧的椎板骨影,后将探头向尾侧平移,可见棘突图像发生变化,棘突两侧深面显示硬脊膜为较短较粗的"条索"状高回声图像,黄韧带图像与硬脊膜图像常不易区分,都呈强回声"条索"状图像,棘突深面的低回声区域为椎管,椎管腹侧可见稍强回声较短"条索"状图像的前复合体(图6-2)。

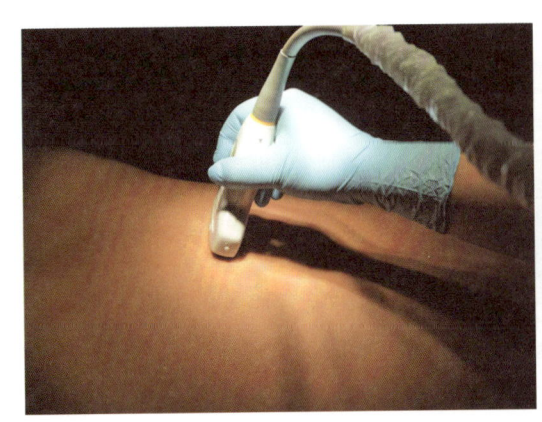

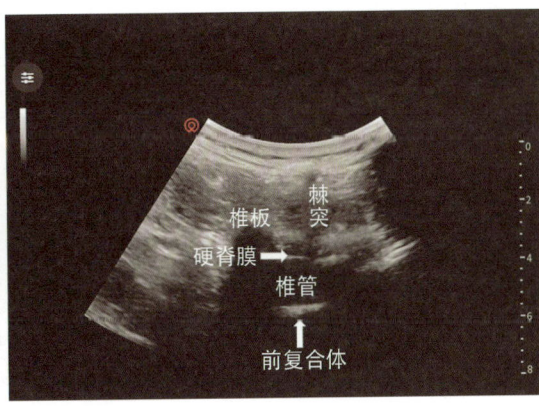

图6-2 脊柱短轴切面入路胸椎硬膜外间隙阻滞

确定椎间隙后,保持探头切面稳定,再行穿刺。若探头阻挡穿刺,则可在探头上、下缘中点处做皮肤标记,移除探头后于两标记点做一连线,穿刺点即为该连线的中点位置。另外,扫查到清晰的椎间隙图像后,可先测量穿刺路径距离,确定进针深度后再实施操作。

2. 脊柱长轴切面入路

患者侧卧膝胸位,先确定穿刺节段,可做体表标记。选用低频凸阵探头,操作前探头套无菌保护套。碘伏消毒铺单,探头以脊柱长轴切面置于背侧正中线位置扫查棘突,确定目标椎体后将探头向外侧平移1~2 cm,此时超声图像可见胸椎椎板"波浪"征图像,相邻椎板间隙浅面可见稍强回声较短的"弧形"图像,为黄韧带,其深面强回声细短的"弧形"图像为硬脊膜,硬脊膜腹侧或可见前复合体。硬脊膜和黄韧带之间为硬膜外间隙,硬脊膜与腹侧硬膜之间即为蛛网膜下腔,其内为无回声的脑脊液。大部分中老年患者,硬脊膜和黄韧带图像常不易区分,都呈强回声表现。(图6-3)。

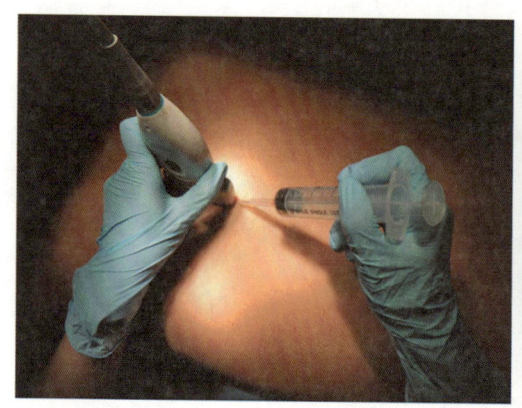

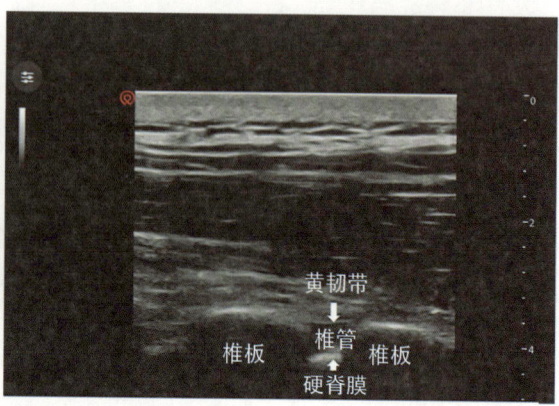

图6-3 脊柱长轴切面胸椎硬膜外间隙阻滞

从尾侧向头侧行平面内穿刺技术,针尖指向脊柱中线方向刺破黄韧带有落空感后,即到达硬膜外间隙。

(五)贴士

(1)椎管内穿刺要严格执行无菌原则,尤其是探头无菌处理技术。

(2)单人实时超声引导下穿刺时,建议选择较细的硬膜外穿刺针,也可以让助手协助操作探头,采用阻力消失法进行操作。

(3)胸椎硬膜外间隙阻滞技术难度和风险较高,初学者谨慎穿刺。实时超声引导穿刺要始终保持针尖位于图像上,避免进针过深,造成脊髓损伤,前、后复合体显示不清者不可盲目穿刺。建议穿刺前测量并计算穿刺路径长度。

(4)脊柱长轴切面平面内穿刺技术,因穿刺路径较长,需选择较长的穿刺针。另外,右利手的麻醉医师嘱患者左侧卧位,左利手的麻醉医师嘱患者右侧卧位,以方便穿刺操作。

第二节 腰椎硬膜外间隙和蛛网膜下腔阻滞

(一)解剖概述

腰椎由5个椎体及其相对应的关节和韧带相互连接共同组成。其中L_1~L_3椎体横突逐渐增长，L_3 横突最长，L_4、L_5 横突逐渐变短。L_1 椎体对应 Co_1 脊髓节段，L_2 椎体以下是马尾神经。腰段椎管内正中穿刺经过棘上韧带、棘间韧带和黄韧带到达硬膜外腔（图 6-4）。

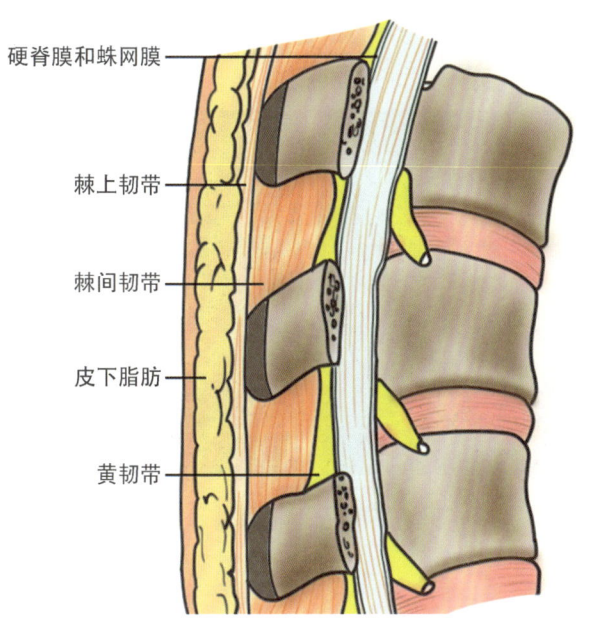

图 6-4　腰椎硬膜外间隙和蛛网膜下腔解剖关系

（二）适应证

下肢及盆腔部手术的麻醉与镇痛。

（三）禁忌证和并发症

1. 禁忌证

中枢神经病变，全身或穿刺部位感染，高血压合并冠状动脉病变患者，休克患者，精神病，严重神经官能症以及小儿等不合作者，凝血功能异常，局部麻醉药过敏等。

2. 并发症

局部麻醉药中毒，硬膜、马尾神经、神经根损伤，全脊麻，椎管内血肿和感染等。

（四）超声引导操作方法

1. 脊柱短轴切面入路

患者侧卧膝胸位或坐位，先确定目标椎体位置，可做体表标记。选用低频凸阵探头，操作前探头套无菌保护套，碘伏消毒铺单。探头以脊柱短轴切面置于目标椎体正中线位置扫查棘突，超声下可见高耸尖锐的棘突骨影和两侧的椎板骨影，共同形成"宝塔"征。探头向椎间隙平移后，超声图像显示棘突间隙和关节突和横突形成的"二阶梯"征，此时棘突消失，原棘突位置可见棘突间隙影，其深面显示细短的稍强回声"条索"状前、后复合体图像呈"="

征,两者间可见椎管无回声图像(图6-5)。

确定椎间隙后,保持探头切面稳定,再行穿刺。若探头阻挡穿刺,则可在探头上、下缘中点处做皮肤标记,移除探头后于两标记点做一连线,穿刺点即为该连线的中点位置。另外,扫查到清晰的椎间隙图像后,可先测量穿刺路径距离,确定进针深度后再实施操作。

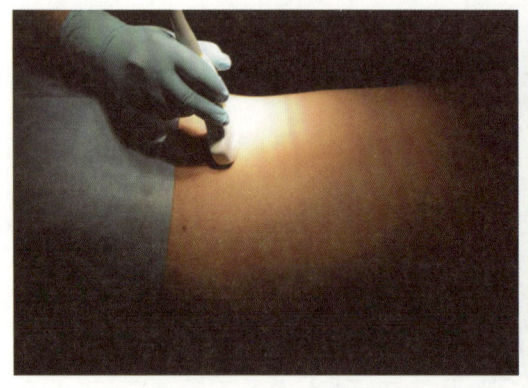

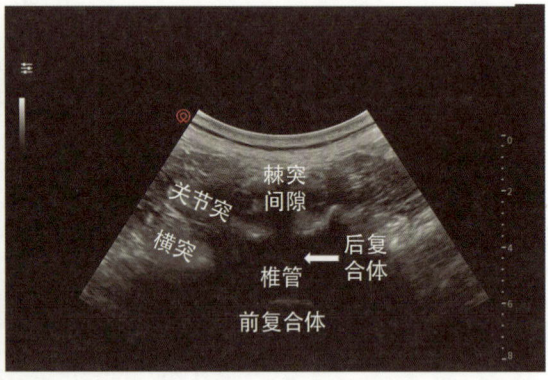

图6-5 脊柱短轴切面入路腰椎硬膜外间隙阻滞

2. 脊柱长轴切面入路

患者侧卧膝胸位或坐位,先确定目标椎体位置,可做体表标记。选用低频凸阵探头,操作前探头套无菌保护套,碘伏消毒铺单。探头以脊柱长轴切面置于背侧正中线位置扫查棘突,确定目标椎体后将探头向外侧平移1~2 cm,此时超声图像从高耸尖锐的棘突骨影逐渐显示椎板"马头"征骨影和关节突"驼峰"征,若再向外侧滑动则可见横突"三叉戟"征骨影。探头重新扫查椎板切面,可见椎板间隙难以显示椎管内影像,此时可将探头稍倾斜,使声束指向椎管,则可见椎板"马头"征图像,椎板间隙内由浅至深依次可见细短强回声"条索"状图像的黄韧带、无回声的硬膜外间隙、稍强回声细短"条索"状的背侧硬脊膜图像、无回声的椎管图像、强回声细窄"条带"状的前复合体图像等。背侧硬膜和黄韧带之间为硬膜外间隙,背侧硬脊膜与腹侧硬脊膜之间为蛛网膜下腔,其内为无回声的脑脊液(图6-6)。

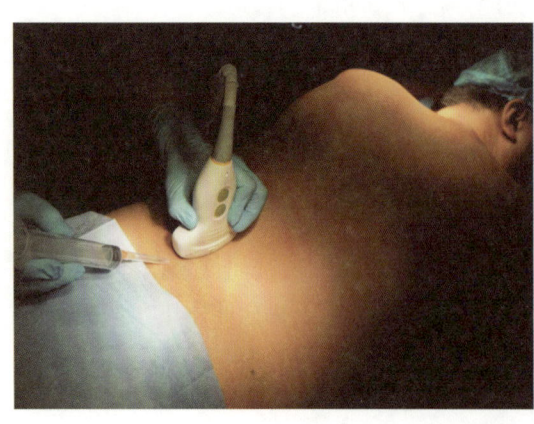

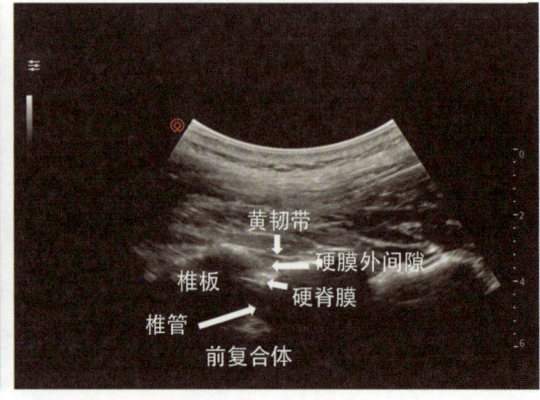

图6-6 脊柱长轴切面入路腰椎硬膜外间隙阻滞

优势手持针,对侧手持探头,实施平面内穿刺技术时保证穿刺针始终在超声图像中显示,针尖突破黄韧带后多有落空感,即到达硬膜外间隙。

(五)贴士

(1) 椎管内穿刺要严格执行无菌原则,尤其是探头无菌处理技术。

(2) 实时超声引导下穿刺时,单人操作建议选取较细的硬膜外穿刺针,也可以让助手协助操作探头,采用阻力消失技术进行操作。

(3) 腰椎椎管内阻滞技术难度和风险较高,初学者谨慎穿刺。实时超声引导穿刺要始终保持针尖位于图像上,避免进针过深,造成脊髓损伤,前、后复合体显示不清者不可盲目穿刺。建议穿刺前测量并计算穿刺路径长度。

(4) 脊柱侧凸患者建议扫查多个节段,选择结构最清晰的节段进行穿刺。肥胖患者需要测量椎管至皮肤间的距离,正确评估穿刺深度。

(5) 脊柱长轴切面操作时,穿刺路径较长,常需选择长穿刺针。另外,右利手的麻醉医师嘱患者左侧卧位,左利手的麻醉医师嘱患者右侧卧位,以方便穿刺操作。

第三节 骶管阻滞

(一)解剖概述

骶骨由 5 块骶椎融合而成,中央有一纵贯全长的管道,称为骶管。骶管向上连接椎管,向下开口形成骶管裂孔,骶管裂孔是第 4、第 5 骶椎板融合失败所致。裂孔两侧有向下突出的骶角。骶管裂孔表面覆盖有一层弹性纤维膜即骶尾韧带,是黄韧带的延续。骶骨盆面正中线的两侧,每侧各有 4 个骶前孔,骶神经前支由此穿出。骶骨的后面正中隆起为骶中嵴,两侧各有一条断续的骶中间嵴,外侧各有 4 个骶后孔,骶神经的后支由此经过(图 6-7)。

(二)适应证

肛门、会阴部和小儿下腹部手术的麻醉与镇痛。

(三)禁忌证和并发症

1. 禁忌证

穿刺部位感染、骶管囊肿,骶管肿瘤、

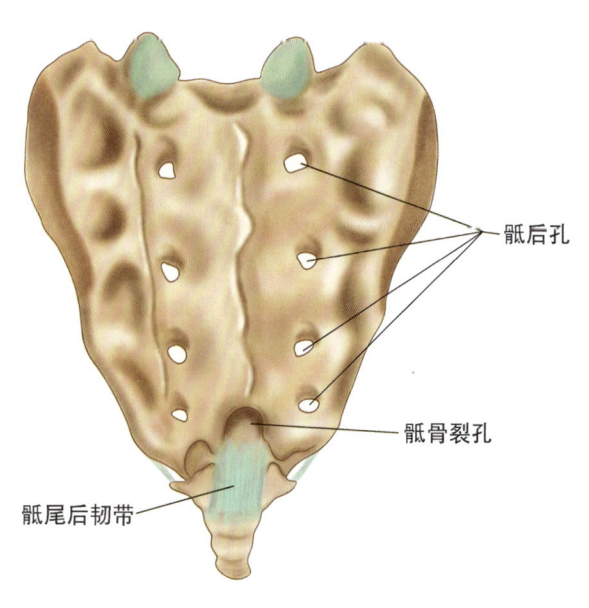

图 6-7 骶管解剖关系

脊髓栓系。

2. 并发症

局部麻醉药中毒,硬膜、神经损伤,全脊麻,骶管内血肿和感染等。

(四) 超声引导操作方法

1. 脊柱短轴切面入路

患者侧卧位或俯卧位。选用高频线阵探头,操作前探头套无菌保护套。碘伏消毒铺单,将探头以脊柱短轴切面置于骶骨角位置,超声图像可见两高耸的骶骨角骨影,两骶骨角间可见稍强"条带"状回声图像,为骶尾韧带,骶尾韧带深面无回声区域为骶管硬膜外腔隙。间隙深面的强回声骨影为骶管底部(图6-8)。

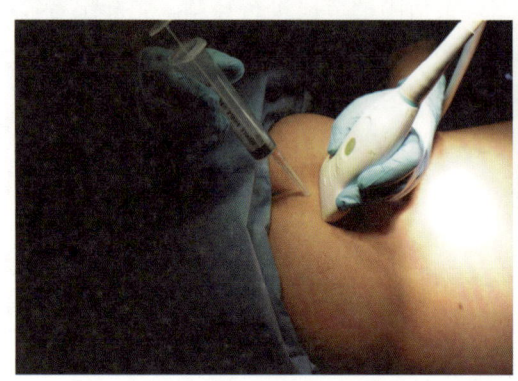

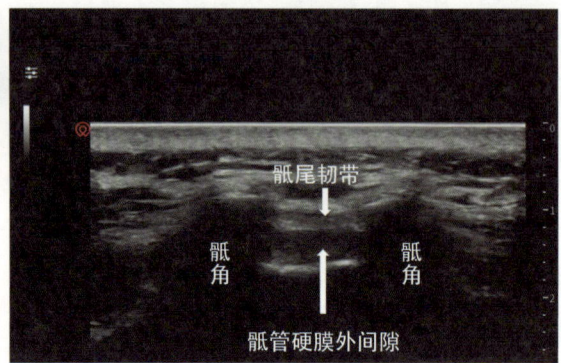

图6-8 脊柱短轴切面入路骶管阻滞

将骶管硬膜外间隙置于屏幕中央位置,从尾侧向头侧行平面外穿刺技术,针尖突破骶尾韧带时有落空感,回抽无血后注药。

2. 脊柱长轴切面入路

患者侧卧位或俯卧位。选用高频线阵探头,操作前探头套无菌保护套。碘伏消毒铺单,将探头以脊柱长轴切面置于骶管位置,超声图像头侧强回声弧形骨影为骶骨,其尾显示弧形"条索"状图像为骶骨面,两者间"火炬"形图像即为骶管硬膜外间隙,该间隙表面有呈"条带状"稍强回声表现的骶尾韧带覆盖(图6-9)。

从尾侧向头侧行平面内穿刺技术,针尖突破骶尾韧带后进入骶管内,行至骶骨骨影处,回抽无血后注药。

(五) 贴士

(1) 严格遵守无菌原则,尤其是探头无菌技术。

(2) 骶管阻滞注入药液时,或可见骶尾韧带稍向背侧膨隆,停止注药后骶尾韧带复原,此现象提示药液注入骶管硬膜外腔内。

(3) 骶管静脉丛丰富,注药前应谨慎回抽。

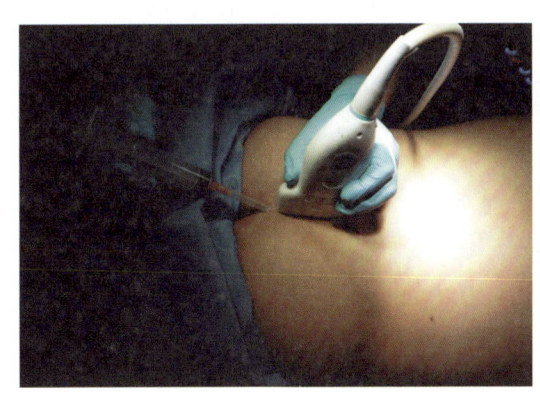

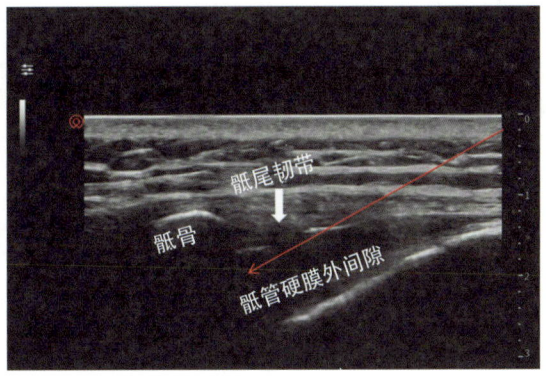

图 6-9 脊柱长轴切面入路骶管阻滞

（4）脊柱长轴切面骶骨阻滞，穿刺针不可穿刺过深。

第七章

头面喉部区域阻滞技术

第一节 耳大神经阻滞

(一) 解剖概述

耳大神经是颈丛神经的最大分支,属感觉神经,与枕小神经共同来源于 $C_2 \sim C_3$ 脊神经前支,神经发出后穿出椎前筋膜,从胸锁乳突肌后缘绕行至内侧,与颈外静脉共同向上走行并分支为前支和后支,支配耳后部、耳下部、外耳道、下颌角和腮腺的少部分皮肤感觉(图 7-1)。

(二) 适应证

耳下部手术的镇痛,常需联合其他神经阻滞共同完成,也用于耳大神经支配区域的疼痛诊疗。

(三) 禁忌证和并发症

1. 禁忌证

穿刺部位感染、凝血功能异常、局部麻醉药过敏等。

2. 并发症

神经损伤、血管损伤、局部麻醉药中毒等。

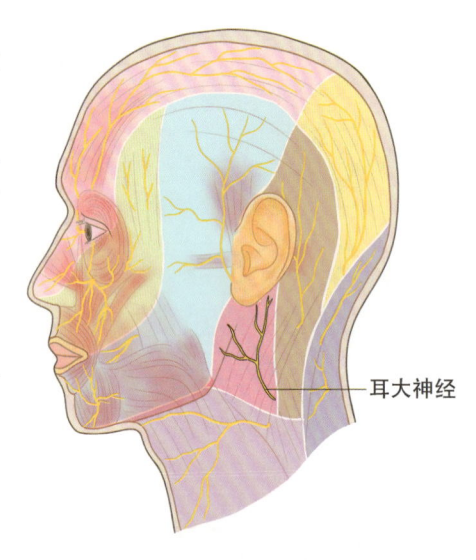

图 7-1 耳大神经解剖关系

(四) 超声引导操作方法

患者平卧位或侧卧位,平卧位时头偏向健侧。选用高频线阵探头,操作前探头套无菌保护套。碘伏消毒铺单,探头以脊柱短轴切面置于 C_3 水平胸锁乳突肌后缘位置,超声图像可见胸锁乳突肌及其外侧的头夹肌,或可见颈外静脉位于胸锁乳突肌后缘,耳大神经从胸锁乳突肌后缘绕行向上,走行于颈外静脉后方,呈低回声圆形图像(图 7-2)。

从外侧向内侧行平面内穿刺技术,针尖穿刺至耳大神经周围,回抽无血后注药。

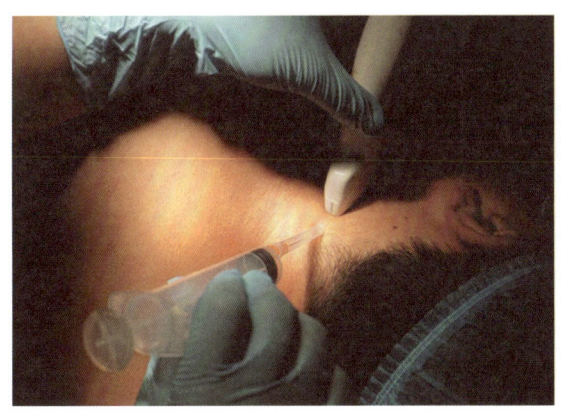

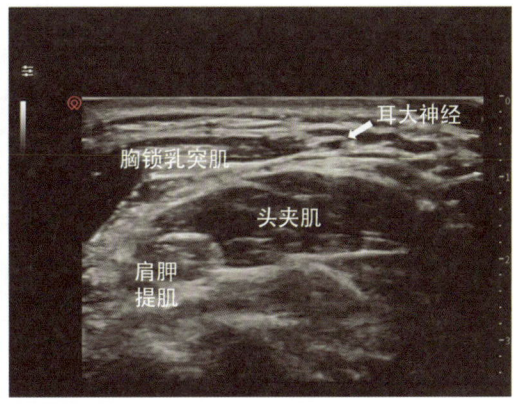

图 7-2 耳大神经阻滞

(五)贴士

(1) 颈外静脉走行浅表,是定位耳大神经的重要参照物,但超声探头稍加压即可将其压闭,因此在扫查时探头尽可能避免加压,仅贴住皮肤即可,也可涂抹较厚的无菌耦合剂以减轻压力。

(2) 若不能在 C_3 水平胸锁乳突肌后缘直接看到耳大神经图像,也可在该切面下直接将药液注射在胸锁乳突肌后缘筋膜间隙内。

第二节 枕小神经阻滞

(一)解剖概述

枕小神经来源于 $C_2 \sim C_3$ 脊神经前支,该神经发出后向上走行至头夹肌、颈夹肌表面和胸锁乳突肌后缘直至枕外侧和颞区外侧,主要支配后外侧头皮、耳郭后部、颞区后外侧皮肤等(图 7-3)。

(二)适应证

联合其他神经阻滞共同用于神经外科开颅手术、植发手术的麻醉和镇痛,也用于枕后部疼痛的诊断和治疗等。

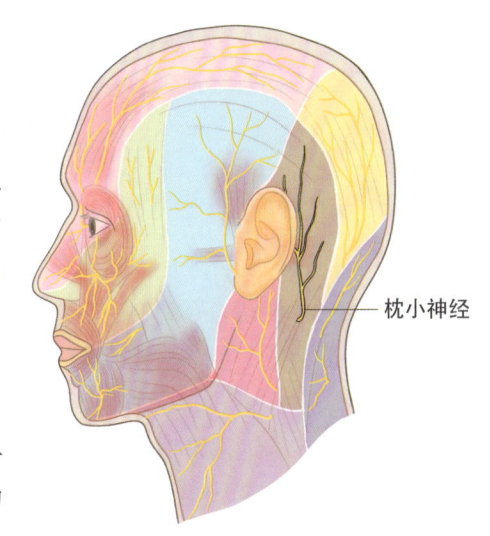

图 7-3 枕小神经解剖关系

(三) 禁忌证和并发症

1. 禁忌证

穿刺部位感染、局部麻醉药过敏等。

2. 并发症

神经损伤、局部麻醉药中毒、出血等。

(四) 超声引导操作方法

患者侧卧位或俯卧位。选用高频线阵探头，操作前探头套无菌保护套。碘伏消毒铺单，探头先以脊柱短轴切面置于枕后部枕外隆凸位置，后探头向尾侧平移，逐渐扫查颈椎棘突图像，当出现第一个棘突分叉图像时，即扫查到 C_2 水平，在 C_2 棘突处将探头向外侧水平滑动直至出现胸锁乳突肌后缘图像，超声下除胸锁乳突肌外还可见头夹肌图像，枕小神经呈低回声类圆形图像走行于胸锁乳突肌后缘筋膜间隙、头夹肌浅面（图7-4）。

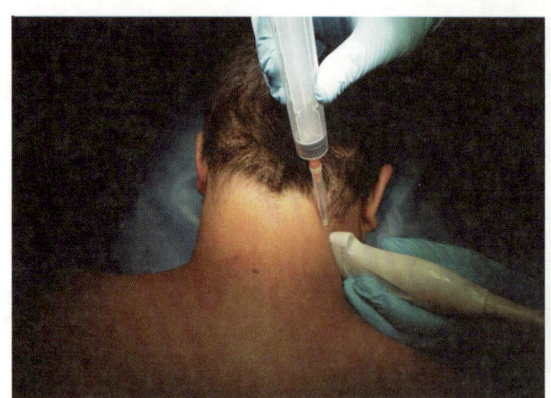

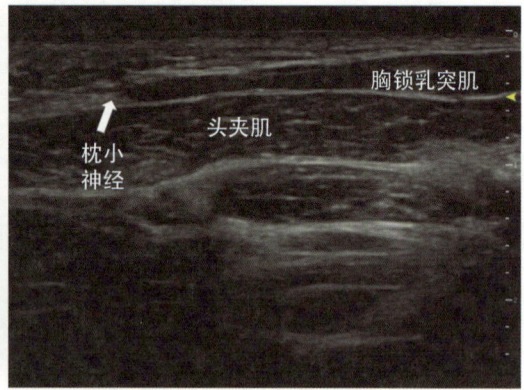

图 7-4 枕小神经阻滞

从外侧向内侧行平面内穿刺技术，针尖穿刺至胸锁乳突肌后缘筋膜间隙，回抽无血后注药。

(五) 贴士

(1) 胸锁乳突肌后缘是该阻滞技术的重要参照，扫查时先确定探头 MARK 方向，避免与斜方肌外侧缘混淆，从棘突向外侧缓慢滑动探头，在皮下首先看到斜方肌外侧缘，继续滑动可见胸锁乳突肌后缘，其深面是头夹肌，探头继续向外侧滑动可见胸锁乳突肌肌腹逐渐增厚。

(2) 若不能确定枕小神经超声图像，可将药液推注在胸锁乳突肌后缘筋膜间隙内，使其扩散浸润枕小神经完成阻滞。避免反复穿刺对枕小神经造成损伤。

(3) C_1～C_3 之间椎体间距较窄，通过扫查棘突图像确定 C_2 节段是简单快捷的方法，由

于 C_1 棘突没有分叉,因此沿棘突水平扫查到第一个分叉即为 C_2 棘突。若高频线阵探头不易观察棘突分叉,可改用低频凸阵探头扫查。

第三节 枕大神经阻滞

(一)解剖概述

枕大神经来源于 C_2 脊神经后支和 C_3 脊神经后内侧支,神经发出后在 C_1 和 C_2 椎体之间向上走行至头下斜肌和头半棘肌间的筋膜间隙,后与枕动脉伴行并继续向上走行至枕外隆突两侧,在人字缝上方与第3枕神经和枕小神经交通,支配枕后部枕外隆突两侧至颅顶的皮肤(图 7-5)。

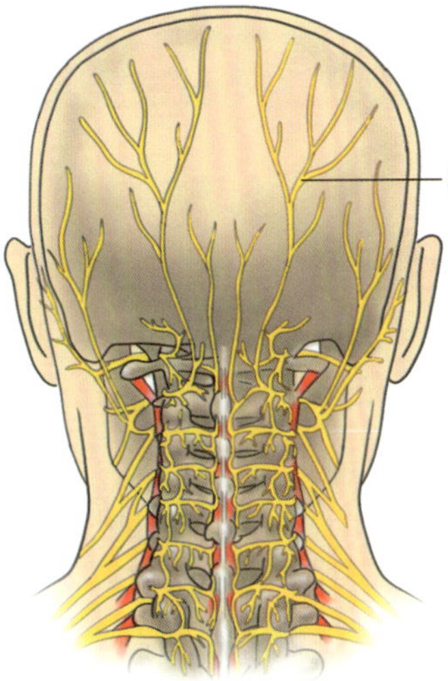

(二)适应证

联合其他头皮神经阻滞用于神经外科手术的麻醉和镇痛,也用于枕部疼痛的诊断和治疗。

(三)禁忌证和并发症

1. 禁忌证
穿刺部位感染、凝血功能异常、局部麻醉药过敏等。
2. 并发症
神经损伤、出血、局部麻醉药中毒等。

图 7-5 枕大神经解剖关系

(四)超声引导操作方法

患者俯卧位或侧卧位,俯卧位时前额垫一枕头,嘱患者颏隆突靠近锁骨以显露颈后部。选用高频线阵探头,操作前探头套无菌保护套。碘伏消毒铺单,探头以脊柱短轴切面置于枕外隆突下缘,并沿正中线向尾侧滑动探头,探头扫查到寰椎棘突时无棘突末端分叉,扫查枢椎可见第一个棘突末端分叉,即可定位 C_2 水平。在 C_2 水平从中线向患侧水平滑动探头 2~3 cm,并将探头旋转 10°左右(使探头内侧端高、外侧端低),超声图像可见头下斜肌和头半棘肌之间的筋膜间隙有类圆形低回声图像的枕大神经走行(图 7-6)。

从外侧向内侧行平面内穿刺技术,针尖穿刺至头下斜肌和头半棘肌间的筋膜间隙,回抽无血后注药。

(五)贴士

(1)对颈部较短的患者,俯卧位时在前额垫一枕头,嘱患者下颌尽量靠近锁骨,以显露

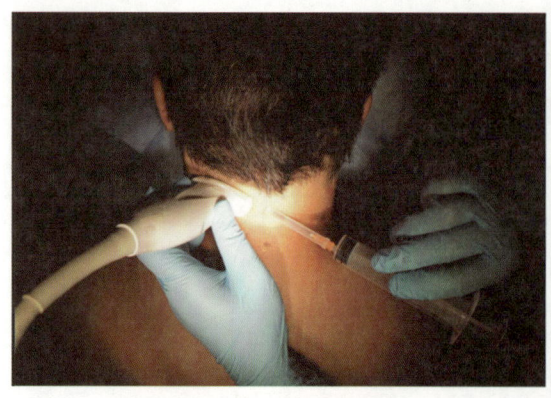

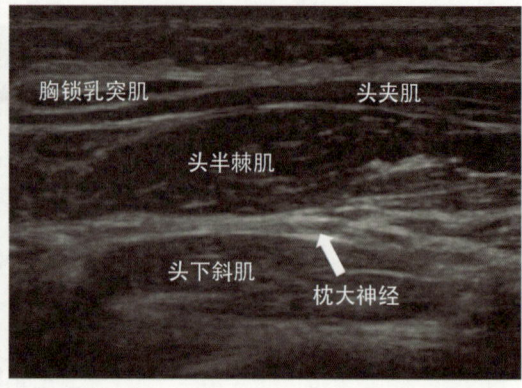

图 7-6　枕大神经阻滞

颈后部更利于扫查神经和实施阻滞。

(2) C_1～C_3 之间椎体距离较近,因此 C_2 水平也更难确定,通过超声图像确定 C_2 节段最简单的方法是扫查 C_2 棘突,若高频线阵探头不易确定 C_2 分叉的棘突图像,可改用低频凸阵探头扫查。

(3) 在 C_1～C_2 水平的斜方肌、头夹肌、头半棘肌和头下斜肌内均有枕大神经和第 3 枕神经穿过。Kariya K 等人研究发现,头半棘肌和头下斜肌之间有较厚的筋膜样隔(Fascia-like septum),将头下斜肌、头半棘肌和枕大神经分隔开。另外,在头半棘肌中间也有腱隔(Tendinous septum)将该肌分为内侧头和外侧头,枕大神经和第 3 枕神经均从内侧头穿过且距离较近。通过注射染色剂以及志愿者注射局部麻醉药和碘剂混合液后行 3D-CT 扫查都证实了以上两个解剖发现。因此,在头半棘肌内侧头注射局部麻醉药,可同时阻滞枕大神经和第 3 枕神经(该阻滞技术详见本章第四节)。

第四节　第 3 枕神经阻滞

(一) 解剖概述

第三枕神经是指 C_3 脊神经后支的内侧浅支,神经后支出椎间孔后绕行于 C_2～C_3 关节突关节下方的骨纤维管,行至后横突间肌时分支为内侧支和外侧支,其中外侧支支配头半棘肌,内侧支与 C_2 脊神经后外侧支交通并发出关节支支配 C_2～C_3 关节突关节,第 3 枕神经穿过头半棘肌、头夹肌和斜方肌成为皮支,支配枕后部正中区域,当神经走行至人字缝周围时与枕大神经和枕小神经交通(图 7-7)。

(二) 适应证

联合其他头皮神经共同用于神经外科手术的麻醉和镇痛,也用于枕后部正中区域的疼痛治疗。

(三)禁忌证和并发症

1. 禁忌证

穿刺部位感染、局部麻醉药过敏等。

2. 并发症

神经损伤、椎管内注药、脊髓损伤、出血、局部麻醉药中毒等。

(四)超声引导操作方法

1. $C_2 \sim C_3$ 关节突关节入路

患者侧卧位,选用高频线阵探头,操作前探头套无菌保护套。碘伏消毒铺单,探头以脊柱长轴切面置于颈后部外侧关节突水平,超声图像可见小的"叠瓦"状关节突关节图像,探头在关节突水平向头侧滑动至枕骨,可见图像头侧的部分枕骨图像,枕骨尾侧是 C_1 后弓,继续向下可见 $C_2 \sim C_3$ 和 $C_3 \sim C_4$ 关节突关节,第3枕神经走行于 $C_2 \sim C_3$ 关节突关节表面(图7-8)。

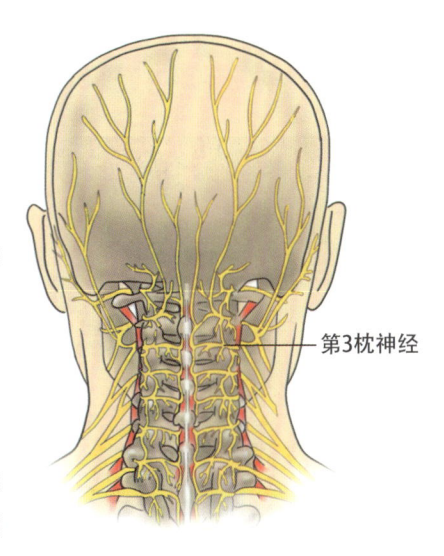

图7-7 第3枕神经解剖关系

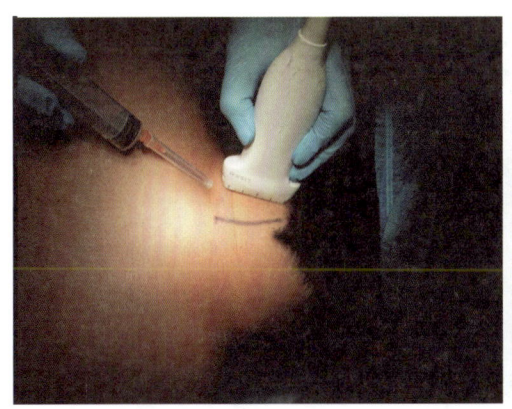

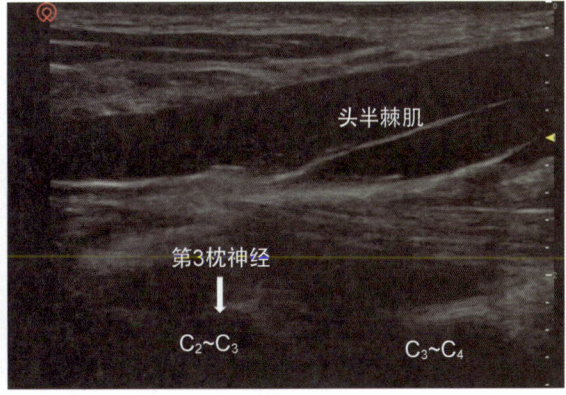

图7-8 $C_2 \sim C_3$ 关节突关节入路第3枕神经阻滞

从尾侧向头侧行平面内穿刺技术或平面外阻滞技术,针尖穿刺至 $C_2 \sim C_3$ 关节突关节表面,回抽无血后注药。

2. C_1 水平头半棘肌内侧头入路

患者俯卧位或侧卧位。选用高频线阵探头,操作前探头套无菌保护套。碘伏消毒铺单,探头以脊柱短轴切面置于颈后部枕骨位置,超声图像可见枕骨弧形骨影,探头沿中线位置向尾侧平移,逐渐扫查颈椎棘突图像,当枕骨图像消失后出现的第一个高耸的棘突骨影,即为 C_1 水平(也可继续向下扫查至第一个棘突分叉图像即为 C_2 棘突来验证 C_1 棘突)。在 C_1 水平探头向患侧平移2~4 cm扫查头半棘肌,超声图像可见椭圆形头半棘肌短轴图像,肌肉中间强回声斜线为腱隔(Tendinous septum),将头半棘肌分为内侧头和外侧头,第3枕神经和枕大神经从头半棘肌内侧头穿过(图7-9)。

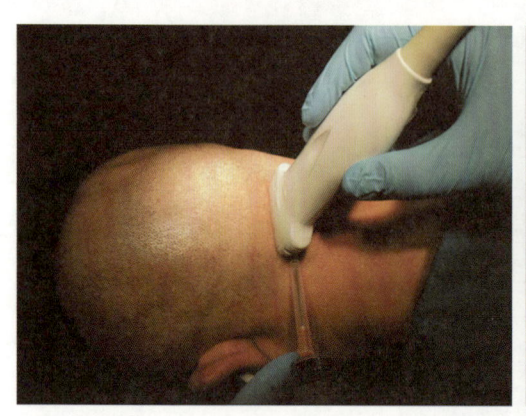

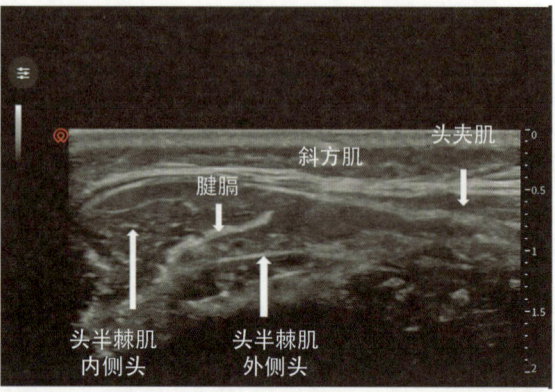

图7-9 C_1水平头半棘肌内侧头入路第3枕神经阻滞

从外侧向内侧行平面内穿刺技术,针尖穿刺至头半棘肌内侧头肌肉内,回抽无血后注药。

(五) 贴士

(1) C_1~C_3椎体间距较窄,确定椎体节段有一定难度,通过超声图像确定椎体节段最简单的方法是扫查C_2棘突,由于C_1棘突没有分叉,因此从枕骨沿中线向下扫查时,见到的第一个分叉即为C_2棘突。若高频线阵探头难以确定C_2分叉的棘突,可改用低频凸阵探头扫查。

(2) C_2~C_3关节突关节入路扫查时,探头以脊柱长轴切面扫查,从棘突向外侧平移探头可见高耸的棘突骨影、"小波浪"征的椎板骨影和"小叠瓦"征的关节突关节骨影。第3枕神经阻滞,因神经走行于C_2~C_3关节突关节表面,穿刺针需尽可能靠近关节突,因此从尾侧向头侧平面内技术实施阻滞更为安全,若需行平面外技术,操作中需十分谨慎。

(3) C_1水平头半棘肌内侧头入路,一般注射5~8 mL局部麻醉药可将第3枕神经和枕大神经同时阻滞。

第五节 喉上神经阻滞

(一) 解剖概述

喉上神经来源于下迷走神经节中部,神经向下走行至舌骨大角水平分支为内侧支和外侧支,其中内侧支为感觉支,外侧支为运动支。喉上神经内侧支形成后迅速转向内侧走行,在甲状舌骨膜处与喉上动脉共同入喉,支配声门裂以下喉黏膜的感觉。喉上神经外侧支伴随甲状腺上动脉继续向内下方走行,支配喉部部分肌肉(图7-10)。

(二) 适应证

常与环甲膜穿刺或气道表面麻醉等技术共同用于清醒插管,双侧喉上神经阻滞对术后气管插管患者耐管效果常较为满意,也可用于喉部手术的部分神经阻滞镇痛。

(三) 禁忌证和并发症

1. 禁忌证

穿刺部位感染、凝血功能异常、局部麻醉药过敏等。

2. 并发症

出血、神经损伤、气管损伤、局部麻醉药中毒等。

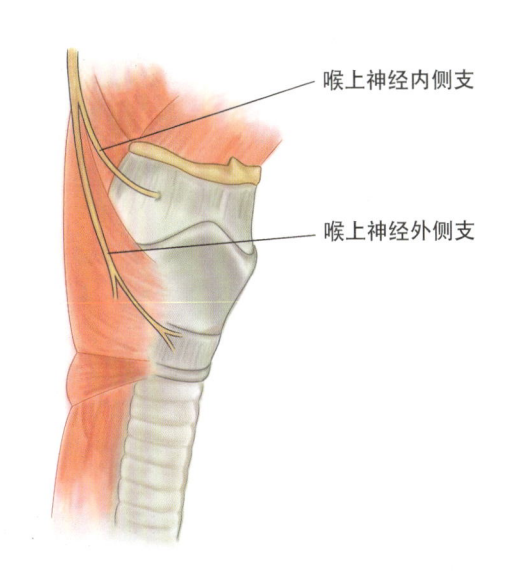

图7-10 喉上神经解剖关系

(四) 超声引导操作方法

1. 脊柱短轴切面入路

患者平卧位,头稍偏向健侧,选用高频线阵探头或曲棍球探头,操作前探头套无菌保护套。碘伏消毒铺单,探头以脊柱短轴切面置于下颌骨尾侧中线位置,可从舌体开始扫查至舌骨,超声图像显示舌体为较厚的肌肉图像,探头沿中线向尾侧滑动,直至出现弧形强回声"条索"状图像,为舌骨骨影,舌骨尾侧1~2 cm即为甲状舌骨膜(即甲舌膜)水平,后探头向患侧平移约2 cm,图像中由浅至深可见肩胛舌骨肌、胸骨舌骨肌等肌肉,肌肉深面是表现为强回声"条索"状图像的甲状舌骨膜,彩色多普勒下可见甲舌膜间有喉上动、静脉短轴彩色血流图像,喉上神经走行于喉上动脉旁(图7-11)。

从外侧向内侧行短轴平面内穿刺技术,针尖穿刺至喉上动脉周围,回抽无血后注药。

2. 脊柱长轴切面入路

患者平卧位,头稍偏向健侧,首选高频线阵探头或曲棍球探头,操作前探头套无菌保护套。碘伏消毒铺单,探头以脊柱长轴切面置于下颌骨下方中线位置,超声图像显示舌骨短轴骨影,后探头缓慢平移至患侧,超声图像仍可见舌骨骨影和肩胛舌骨肌、胸骨舌骨肌等肌肉图像,彩色多普勒下舌骨尾侧、甲舌膜表面可见喉上动脉短轴彩色血流图像,喉上神经走行于喉上动脉旁(图7-12)。

行平面外穿刺技术,针尖穿刺至喉上动脉周围,回抽无血后注药。

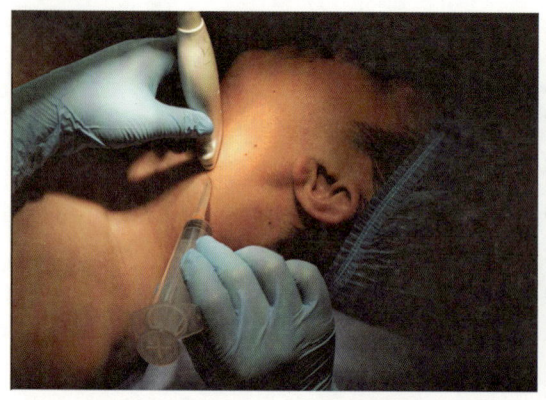

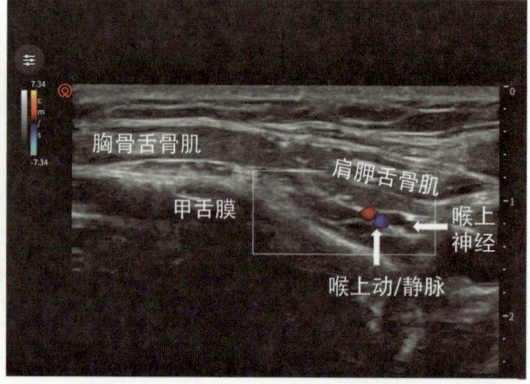

图 7-11 脊柱短轴切面入路喉上神经阻滞

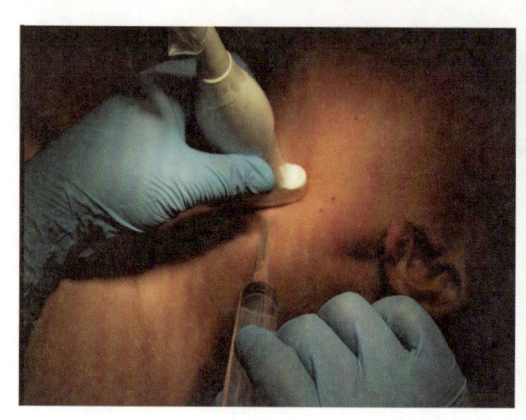

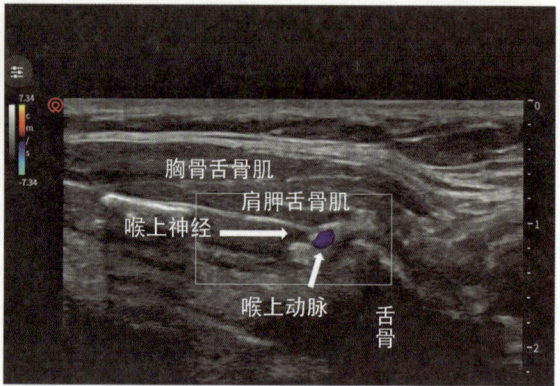

图 7-12 脊柱长轴切面入路喉上神经阻滞

(五) 贴士

(1) 喉上动脉是喉上神经阻滞的重要参照,但在彩色多普勒扫查时,有时会扫查到甲状腺上动脉。甲状腺上动脉是颈外动脉的第一个分支,而喉上动脉是甲状腺上动脉的分支之一,喉上动脉内径更小,而甲状腺上动脉走行于喉上动脉的外侧。

(2) 喉上神经阻滞一般需要行双侧阻滞,若需行平面外穿刺,则穿刺前应评估甲舌膜与皮肤的距离,预估穿刺深度,避免穿刺过深而损伤咽喉部其他组织结构。

第六节　舌咽神经阻滞

(一) 解剖概述

舌咽神经来源于延髓,属混合性神经,出颈静脉孔后形成两个神经节并向下走行至颈内动脉前方、茎突深面,其间发出若干分支,包括鼓室支、咽支、扁桃体支、舌支、颈动脉支和一些肌支并参与支配相应区域。舌咽神经与迷走神经、交感干、面神经等相交通（图7-13）。

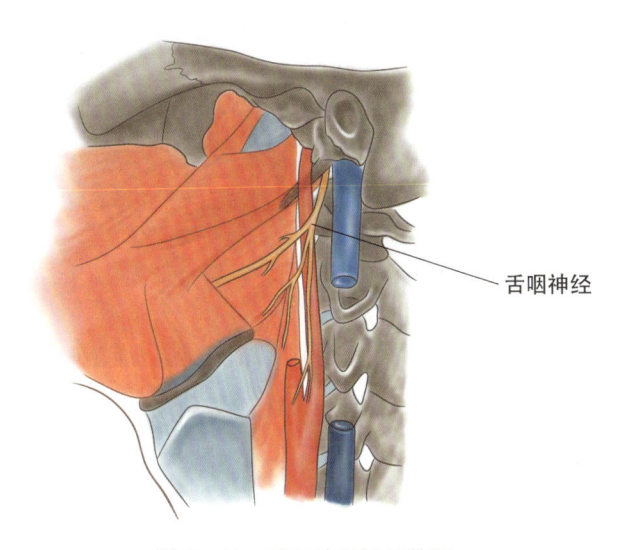

图 7-13 舌咽神经解剖关系

（二）适应证

常联合其他神经阻滞共同用于麻醉医师的气道管理，也用于咽喉、扁桃腺等手术的镇痛及相关疼痛治疗。

（三）禁忌证和并发症

1. 禁忌证

穿刺部位感染、颈上部病变（如血管瘤等）、局部麻醉药过敏、凝血功能异常等。

2. 并发症

出血、神经损伤、咽喉部损伤、迷走神经阻滞引起的症状等。

（四）超声引导操作方法

舌咽神经阻滞入路主要包括经茎突入路、经咽旁间隙入路、经口腔内入路等，其中经口腔内入路多由外科医师完成，本节仅介绍经茎突入路和经咽旁间隙入路。

1. 经茎突入路

患者平卧位，头偏向健侧。选用低频凸阵探头，操作前探头套无菌保护套。碘伏消毒铺单，先标记处患侧耳后乳突和同侧下颌角位置，探头以脊柱短轴切面置于耳下方，后稍旋转探头，使探头内侧端保持不动、外侧端指向乳突。超声图像可见三个骨性标志，即下颌骨、茎突和乳突，其中下颌骨骨影最为宽大，呈"山峰"状骨影。彩色多普勒下可见茎突和下颌骨间隙深面有颈内动短轴彩色血流图像，舌咽神经走行于颈动脉浅面（图7-14）。

从腹侧向背侧行平面内穿刺技术,针尖穿刺至舌咽神经周围,回抽无血后注药。

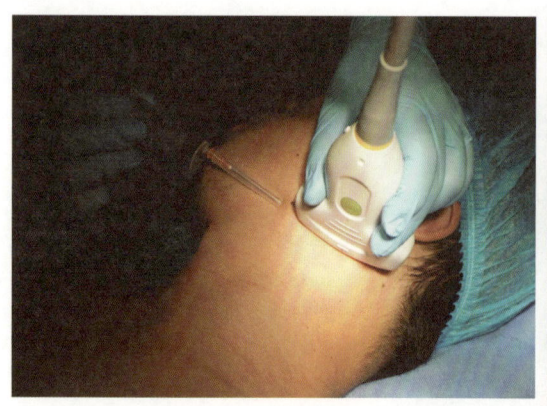

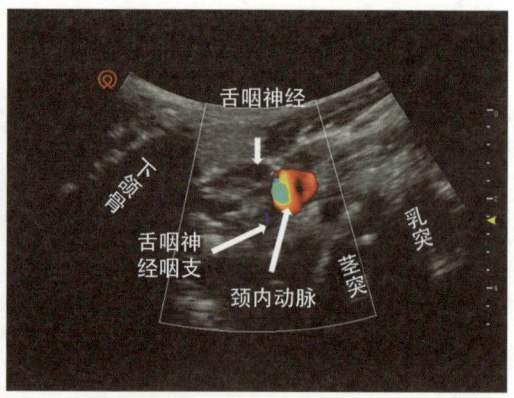

图 7‑14 经茎突入路舌咽神经阻滞

2. 经咽旁间隙入路

患者平卧位,头偏向健侧,嘱患者下颌抬高或在颈后部垫一枕头以暴露颈前区。选用高频线阵探头,操作前探头套无菌保护套。碘伏消毒铺单,先将探头以脊柱短轴切面置于舌骨下方中线位置,后将探头向患侧平移至下颌角处,此时探头尾端向尾侧倾斜,使声束扫向下颌骨深面,超声图像可见舌骨骨影,表现为强回声"弧形"征象,舌骨深面可见咽壁,呈"条索"状强回声图像,此两者为最佳参照,咽壁浅面的咽旁间隙有舌咽神经走行,下颌下腺浅面可见颈阔肌和颈筋膜(图 7‑15)。

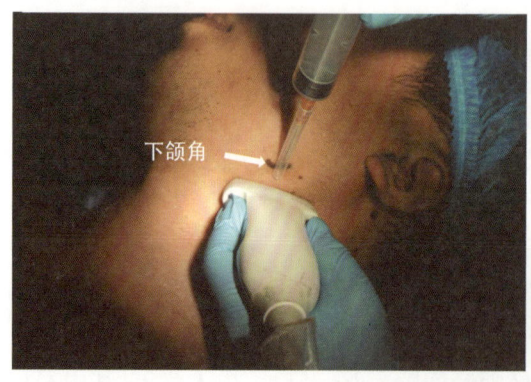

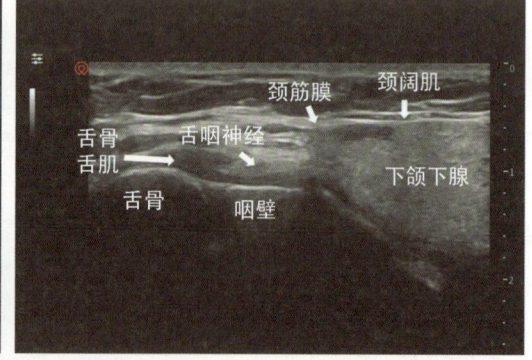

图 7‑15 经咽旁间隙入路舌咽神经阻滞

从内侧向外侧行平面内穿刺技术或行平面外穿刺技术,穿刺针避开下颌下腺和面动、静脉穿刺至咽旁间隙,回抽无血后注药。

(五) 贴士

1. 经咽旁间隙入路于 2017 年被报道,与经茎突入路相比能有效避开迷走神经、副神经、颈内动脉或静脉等周围的神经和血管,似乎更安全。但由于咽旁间隙与咽壁相邻,仍然有损伤咽壁的风险。另外,目前尚无经咽旁间隙入路局部麻醉药容量的有力证据。

2. 经茎突入路虽然有文献报道使用 3 mL 局部麻醉药实施阻滞效果理想,但因迷走神经、副神经、颈内动脉和静脉在该位置与舌咽神经距离较近,选择局部麻醉药容量需慎重。

第七节　颏神经阻滞

(一) 解剖概述

颏神经来源于三叉神经下颌支,是下颌支的分支下牙槽神经的终末支,与颏动脉共同经颏孔穿出后,一般分支为上行的两支和下行的一支,主要支配牙龈、下唇、下颌与颏部的皮肤黏膜(图 7-16)。

(二) 适应证

下颌体区域、下唇等部位手术的镇痛,也用于颏神经痛的诊断和治疗。

(三) 禁忌证和并发症

1. 禁忌证

穿刺部位感染、凝血功能异常、局部麻醉药过敏等。

2. 并发症

神经损伤、出血、局部麻醉药中毒等。

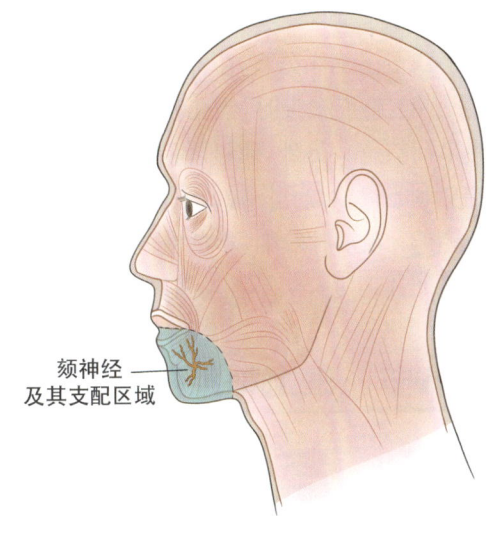

图 7-16　颏神经解剖关系

(四) 超声引导操作方法

患者平卧位,头可稍偏向健侧。选用高频线阵探头,操作前探头套无菌保护套。碘伏消毒铺单,探头以横断面置于下颌体颏结节外侧,超声图像可见连续的下颌骨骨影呈强回声线,其间出现一个小的凹陷为颏孔,彩色多普勒下可见下牙槽动脉颏支短轴彩色血流图像,颏神经与下牙槽动脉颏支共同从颏孔穿出向患者中线方向走行,颏神经呈稍低回声类圆形图像(图 7-17)。

从外侧向内侧行平面内穿刺技术,针尖穿刺至颏孔,回抽无血后注药。

(五) 贴士

(1) 目前尚无证据报道颏神经阻滞的局部麻醉药有效容量,但颏神经较细,在颏孔处尚

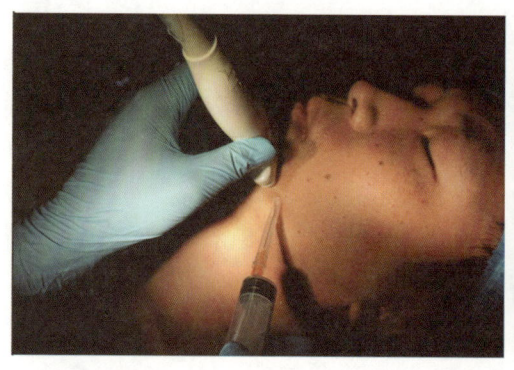

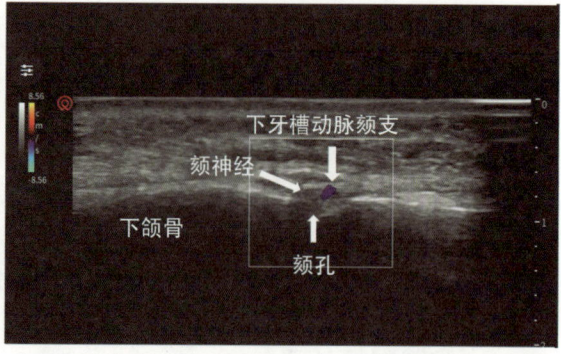

图 7-17 颏神经阻滞

未形成更多细小分支,阻滞该位置应使用较小容量的局部麻醉药。

(2) 超声扫查时,颏孔是重要参照,若横断面扫查时未见颏孔图像,探头可以矢状面缓慢来回扫查。另外,通过降低超声图像深度、局部放大技术或调节焦区(焦点)至下颌体水平都更利于寻找颏孔图像。

(3) 颏动脉较细,彩色多普勒下显示血流信号较难,若不能确定颏动脉位置,阻滞时须严格回抽确定针尖不在血管内。

第八节 眶上神经阻滞

(一) 解剖概述

眶上神经是三叉神经眼支的分支额神经的 2 个细小分支之一,额神经的另一个分支是滑车上神经。眶上神经在眶内形成分支后,沿眶内上壁走行至眶上切迹,并向外返折至额部,支配上眼睑、前额至顶骨。滑车上神经则从滑车上切迹返折至额部,分布于眶上神经支配区内侧(图 7-18)。

(二) 适应证

上眼睑、额部至顶骨手术的麻醉和镇痛,也用于眶上神经支配区域的疼痛治疗。

(三) 禁忌证和并发症

1. 禁忌证

穿刺部位感染、严重的凝血功能异常、局部麻醉药过敏等。

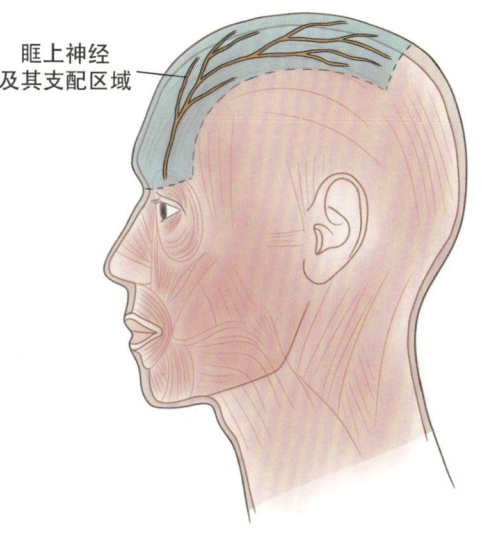

图 7-18 眶上神经解剖关系

2. 并发症

神经损伤、出血、局部麻醉药中毒、眼球损伤等。

(四) 超声引导操作方法

患者平卧位。选用高频线阵探头或曲棍球探头,操作前探头套无菌保护套。碘伏消毒铺单,探头以横断面置于眉弓处,超声图像显示完整连续的眉弓骨影,眶上切迹在眉弓间形成一个小的凹陷,彩色多普勒下可见眶上动、静脉短轴血流信号,眶上神经走行于眶上动、静脉旁。因眶上神经较细,一般较难区分,但常显示为稍低回声类圆形图像(图7-19)。

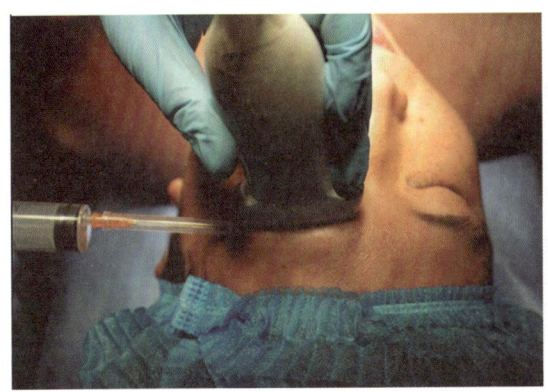

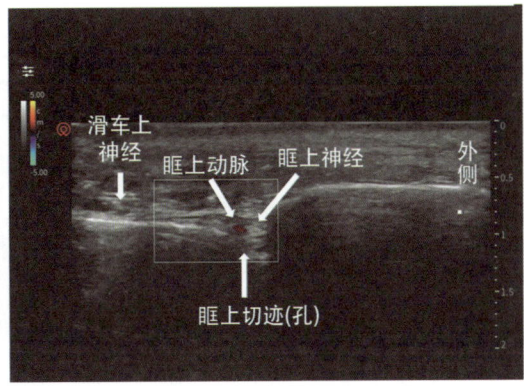

图 7-19 眶上神经阻滞

从外侧向内侧行平面内穿刺技术,针尖穿刺至眶上切迹位置(眶上动、静脉旁),回抽无血后注药。

(五) 贴士

(1)眶上切迹浅表,扫查时超声图像须降低深度,以放大图像,利于显示切迹,若切迹不易扫查,可在眉弓处将探头尾端稍向尾侧倾斜,更利于确定眶上切迹图像。另外,眶上动脉内径较小,彩色多普勒下不易显示彩色血流信号,也可直接在灰阶图像下观察动脉搏动,以确定血管位置。

(2)穿刺时,针尖到达眶上切迹浅面即可注药,避免穿刺至切迹内造成眶隔和其他肌肉组织损伤,甚至眼球的损伤。

(3)眶上神经阻滞对局部麻醉药有效容量尚无有力证据,但因该神经较细,使用少量局部麻醉药常可获得满意的镇痛效果。

(4)眶上神经内侧约1cm处有滑车上神经走行,在眶上切迹位置继续将穿刺针向内侧进入约1cm注药,可阻滞滑车上神经。

第九节　眶下神经阻滞

（一）解剖概述

眶下神经来源于三叉神经上颌支，神经发出后走行于筛骨外侧、与眶下动脉通过眶下管行至眶下孔，眶下神经出眶下孔之前还分出上牙槽前神经和上牙槽中神经两个分支，出眶下孔后继续分支为睑支、鼻支和上唇支，支配下眼睑、鼻翼外侧和唇上侧（图7-20）。

（二）适应证

面颊内侧、上唇和眶下区手术的麻醉和镇痛，也用于眶下神经支配区的疼痛治疗。

（三）禁忌证和并发症

1. 禁忌证

穿刺部位感染、严重凝血功能异常、局部麻醉药过敏等。

2. 并发症

神经损伤、出血、局部麻醉药中毒等。

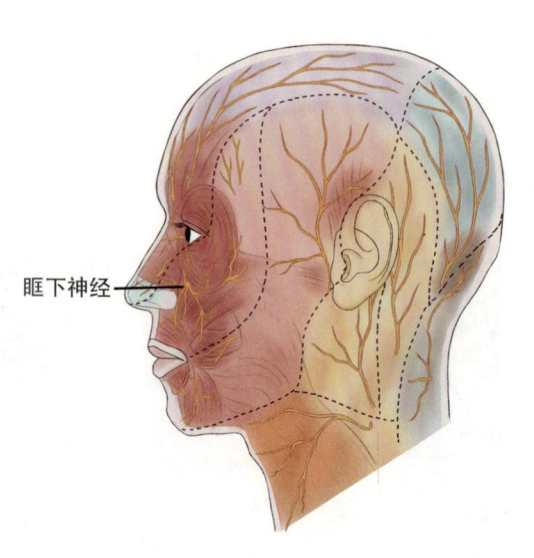

图7-20　眶下神经解剖关系

（四）超声引导操作方法

患者平卧位。选用高频线阵探头或曲棍球探头，操作前探头套无菌保护套。碘伏消毒铺单，探头以横断面置于上颌骨眶下缘位置，超声图像显示连续的强回声图像为上颌骨骨影，在上颌骨骨影间有一小的凹陷为眶下孔，彩色多普勒下或可见眶下动脉彩色血流图像，眶下神经走行于眶下动脉内上方（图7-21）。

从外侧向内侧行平面内穿刺技术，针尖穿刺至眶下孔、眶下动脉浅面，回抽无血后注药。

（五）贴士

（1）眶下神经阻滞的局部麻醉药有效容量目前尚无有力证据，但因神经较细，且眶下孔位置确切，因此使用少量局部麻醉药常可获得较为满意的镇痛效果。

（2）眶下孔与眶上切迹（孔）相比，更靠近中线，探头以横断面扫查时，下颌骨骨影图像常较为满意，探头也可以矢状面缓慢来回扫查，以找到眶下孔的理想图像。

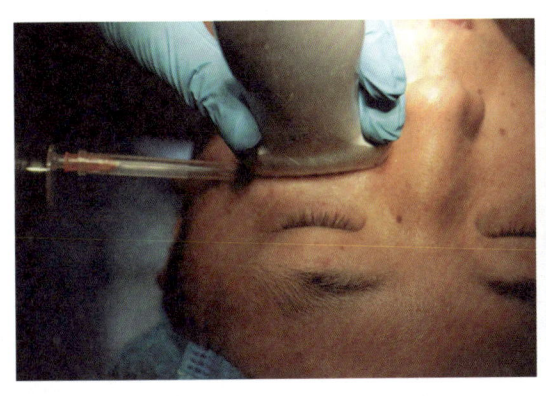

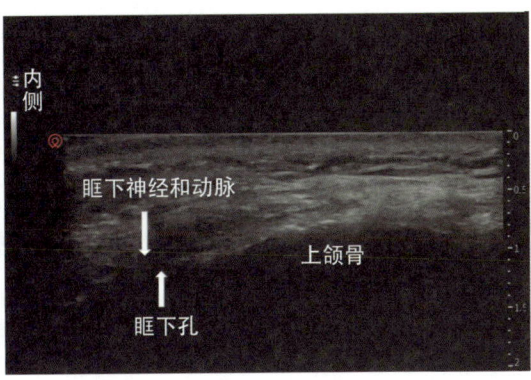

图 7-21 眶下神经阻滞

第十节 耳颞神经阻滞

（一）解剖概述

耳颞神经是三叉神经下颌支后干的分支，神经分出后从颞下颌关节向上走行，与颞浅动脉一起跨过颧骨直至耳屏上方，后继续分支为数条颞浅支进入面部。主要支配颞后区、耳屏、部分耳郭（图 7-22）。

（二）适应证

耳颞神经支配区域手术的麻醉和镇痛，也用于与耳颞神经相关的疼痛治疗。

（三）禁忌证和并发症

1. 禁忌证

穿刺部位感染、严重的凝血功能异常、局部麻醉药过敏等。

2. 并发症

出血、神经损伤、局部麻醉药中毒等。

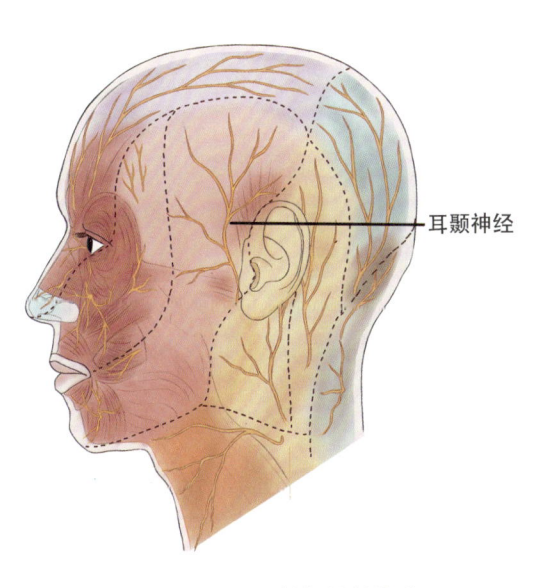

图 7-22 耳颞神经解剖关系

（四）超声引导操作方法

患者平卧位，头偏向健侧。选用高频线阵探头或曲棍球探头，操作前探头套无菌保护套。碘伏消毒铺单，探头以横断面置于患侧耳屏前方。超声图像可见呈"台阶"状颞下颌关节骨影,其浅面是颞筋膜、颞浅动脉短轴图像、颞浅静脉短轴图像和呈椭圆形"蜂窝"状图像的耳颞神经(图7-23)。

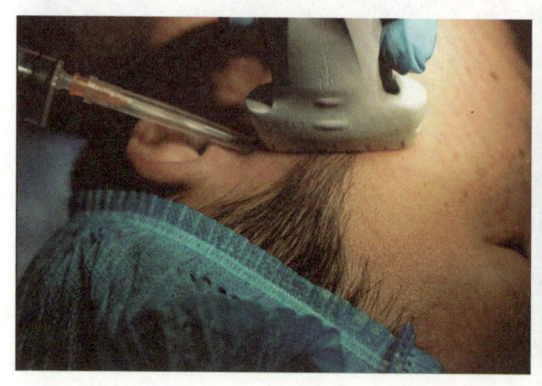

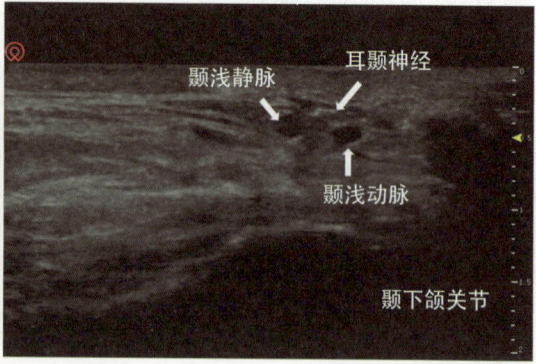

图7-23 耳颞神经阻滞

从背侧向腹侧行平面内穿刺技术或行平面外穿刺技术,针尖穿刺至颞浅动脉浅面的耳颞神经周围,回抽无血后注药。

(五) 贴士

(1) 颞浅静脉极易被压扁,超声下不易辨识,彩色多普勒也不易显示彩色血流信号,因此临床操作中常被忽视。涂较厚的耦合剂以减轻探头压力、适度增加彩色增益、调节取样框偏转角度、调节血流量程或小血管多普勒检测技术等都有助颞浅静脉的扫查。

(2) 目前耳颞神经阻滞的局部麻醉药有效容量还没有有力证据,但因解剖关系和神经特点,临床操作中常使用2~3 mL局部麻醉药实施阻滞,常可获得满意的镇痛效果。

(3) 扫查耳颞神经时,探头以横断面置于耳屏前方,若图像不佳或颞浅动脉位置不能确定,可将探头尾端向尾侧适度倾斜,以增大声束覆盖神经和血管的面积,利于获取更理想的颞浅动脉和耳颞神经图像。

第十一节 颧颞神经阻滞

(一) 解剖概述

颧颞神经是三叉神经上颌支的第一个分支,神经发出后穿过颧弓至颞窝并与颧颞动脉一起穿行颞肌至颞筋膜浅层和深层间隙,此时颧颞神经大约距离骨表面1.5~2 cm。该神经主要支配颞部皮肤感觉和泪腺(图7-24)。

(二) 适应证

颞区手术的麻醉和镇痛,也用于颧颞神经相关的疼痛治疗。

(三) 禁忌证和并发症

1. 禁忌证

穿刺部位感染、严重的凝血功能异常、局部麻醉药过敏等。

2. 并发症

出血、神经损伤、局部麻醉药中毒等。

(四) 超声引导操作方法

患者平卧位,头偏向一侧,显露患侧颞区。选用高频线阵探头或曲棍球探头,操作前探头套无菌保护套。碘伏消毒铺单,探头以横断面置于颧弓上缘并向颧骨额突方向滑动,直至看到颧骨额突高耸的骨影,后探头向头侧平移约 2 cm,超声远场图像显示颧骨额突、蝶骨和颞骨骨影,近场图像可见颞肌、颞筋膜浅层和深层以及耳前肌,浅层和深层的颞筋膜间隙常有颧颞动、静脉走行,颧颞神经走行于颧颞动脉旁,呈圆形稍低回声图像(图 7-25)。

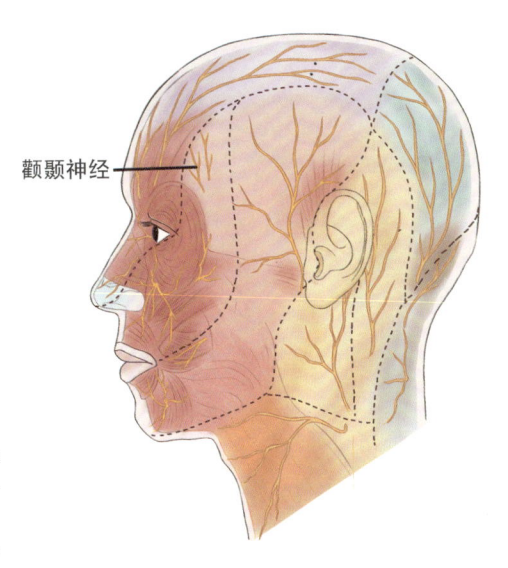

图 7-24 颧颞神经解剖关系

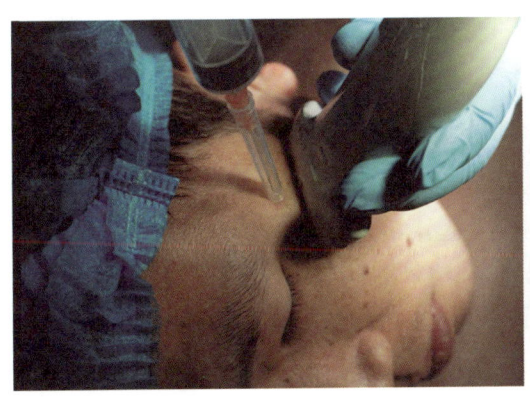

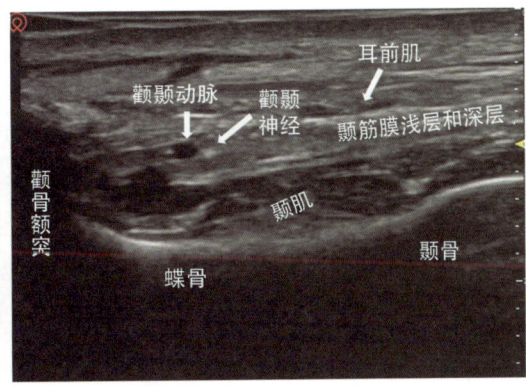

图 7-25 颧颞神经阻滞

从背侧向腹侧行平面内穿刺技术或行平面外穿刺技术,针尖穿刺至颧颞动脉旁,回抽无血后注药。

(五) 贴士

(1)颧颞神经阻滞的局部麻醉药有效容量目前尚无有力证据,但因颧颞神经内径较小,因此以颧颞动脉、颞筋膜浅层和深层作为参照,在神经周围注射少量局部麻醉药,常能获得满意的镇痛效果。

(2)若不能确定颧颞动脉位置,可将药液注射在颞肌浅面的颞筋膜间隙内,通过筋膜间隙扩散浸润神经。

第八章

超声新技术

第一节 3D/4D超声技术

近年来,在3D超声和实时3D超声(即4D超声)引导下,利用特殊设计和动态调控的空间全息声场进行精准诊疗,已经成为医学超声的前沿发展方向之一,而3D或4D超声引导下的介入操作,在一些方面也获得了进展。这一方向的关键突破点,就在于高性能的二维超声面阵换能器,以及与之配套的超声控制系统和软件算法。

随着集成电路技术的飞速发展,超声控制系统采用多通道独立控制发射与接收信号采集已成为大势所趋,国内多家超声公司也已经掌握了设计制造此类硬件系统的技术。高密度二维超声面阵换能器的研制,以及利用该换能器进行动态三维超声成像与全息超声治疗技术的研发成为部分国内超声企业的新优势(图8-1)。

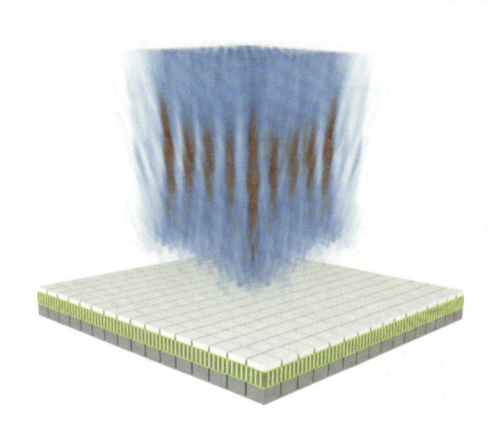

图8-1 全息声场示意图

目前广泛应用的2D超声能显示两个维度的图像,并随着探头的移动,实时获取不同位置的图像,但3D或实时3D(即4D)超声能显示三个维度的图像,尤其是在机械3D技术逐渐被电子3D技术取代的情况下,结合计算机强大的运算能力,图像延迟的问题可得到进一步改善。对于脊柱和深部组织的扫查和实时引导穿刺有了新技术的支持和可发展的空间(图8-2)。

第二节 弹性成像技术

随着超声弹性成像技术的发展,声波在不同性质组织间的传播速度存在差异,这给利用超声弹性成像技术评估疾病提供了理论基础,通过超声设备可获取不同组织(尤其是肿物)的硬度信息来对其性质进行评估。目前主要的弹性成像技术分为应力式弹性成像(SE)和剪

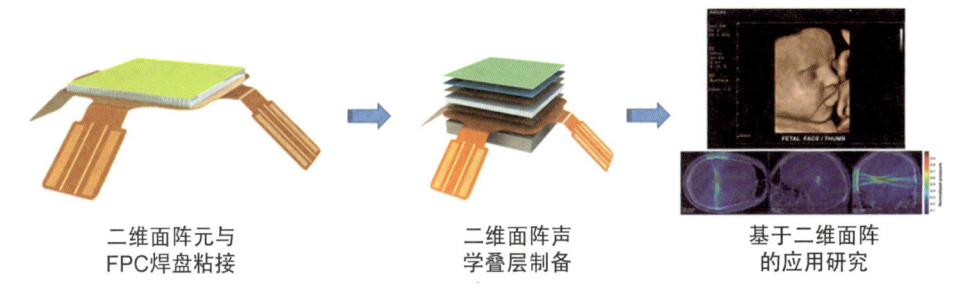

图 8-2　阵元引线、声学叠层制备与粘接和应用研究工艺流程

切波弹性成像(SWE)，这两种技术主要用于实质性器官的肿物评估，如乳腺、甲状腺、肝脏等部位的肿物，作为常规超声诊断技术的补充部分。

应力式弹性成像(SE)也叫作静态弹性成像，是检查者通过对探头施加一定的压力，使目标组织或器官发生一定形变，超声设备再获取不同组织的硬度数据，从而得到诊断信息的一种方法，属定性和半定量技术，操作者从获取的直径比、面积比、EI 评分、应变率与应变率比值等参数来诊断疾病。目前 POC 超声设备多具备应力式弹性成像技术，检查时，超声设备根据组织间压力形变进行颜色编码，得到硬质的蓝色、软质的红色或介于两者间的绿色图像，并依据不同颜色占比做出 EI 评分得到诊断依据，结合直径比、面积比或应变率与应变率比值来诊断肿物的性质或恶性程度。

剪切波弹性成像(SWE)是通过探头对目标组织发射剪切波，这些剪切波在组织内横向传播的过程中被超声设备获取并计算剪切波传播速度或杨氏模量数据，属定量技术。剪切波弹性成像技术分为点式剪切波弹性成像技术和二维剪切波弹性成像技术，目前只有较高端的超声设备搭载剪切波弹性成像技术，通过测量剪切波速度、Ratio 值等参数来进行诊断。

弹性成像技术在肌骨系统的应用目前较少，还有待发展，当前主要用于肌腱相关的诊断和康复指导，如跟腱断裂患者的术前和术后评价。但随着技术的进步和学术的发展，相信在未来，弹性成像技术能广泛地用于疼痛科、康复科和骨科的患者，对肌骨系统的术前评估和术后评价，可实现组织弹性指标的量化，会成为一种从影像学角度量化评价的新的标准化指导建议。

第三节　人工智能(AI)技术

随着计算机技术的发展，人工智能(AI)技术在众多领域都得到应用，而在医学领域，AI 技术的大数据应用称为超声组学技术。一些国内自主品牌的超声技术公司正在研究开发的适用于浅表肿瘤的 AI 智能诊断系统已经问世，主要用于乳腺癌、甲状腺癌、肝肿瘤或血管瘤等。然而，建立人工智能超声应用的过程十分繁杂，以乳腺癌人工智能应用为例，AI 的研究内容和系统创建过程如下。

(一) 实时动态超声图像下病变自动识别与捕获技术

1. 基于关键点技术的标准切面图采集

采用 Anchor-free 的技术,利用沙漏网络的技术,形成热力图,然后再通过如 CornerNet 等,获得 bbox 的两个角作为关键点和中心点。

为了形成这个关键点检测,需要医学专家提供必要的优质图片,采集优质超声数据,实现不同的基于关键点的标准化"标准切面",对获取的不同"标准切面"进行评分,选取分数接近的切面作为标准切面;并在此基础上修正评价系统,使得该系统能够识别符合条件的切面,并作为最终的标准切面(图8-3)。

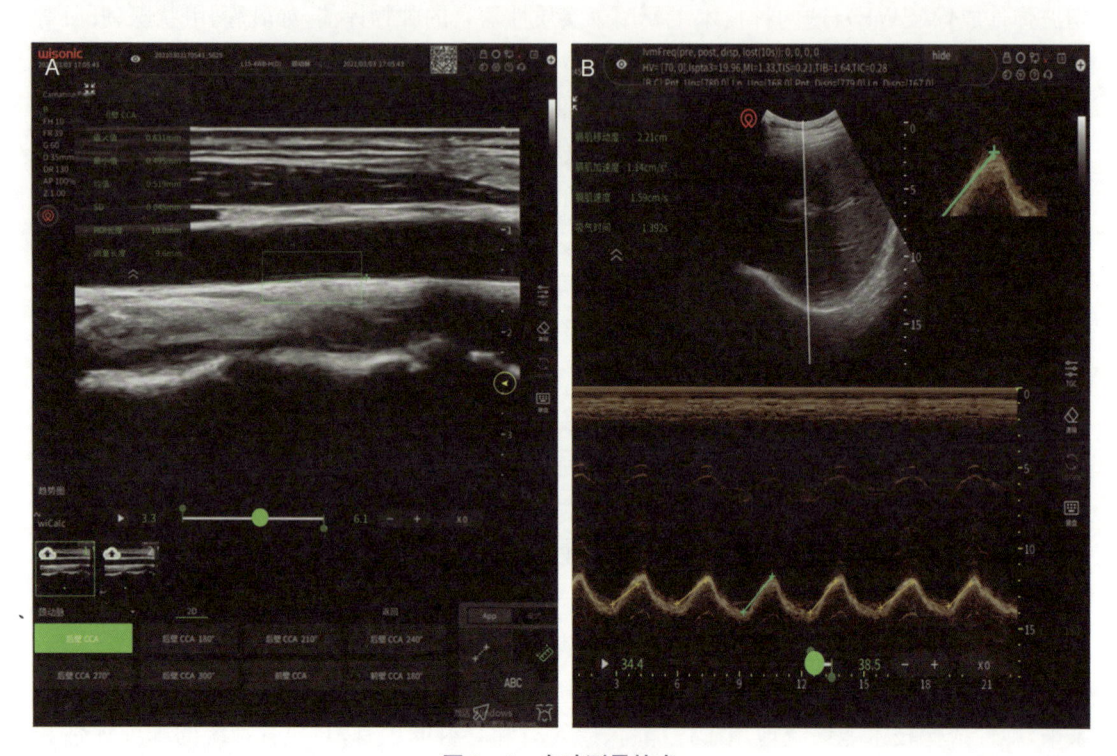

图8-3 自动测量技术
A. 自动颈内静脉测量。B. 自动膈肌测量

2. 获取乳腺结节检测技术研究

探究了目前自然图像领域中性能最优的五种基于深度学习的目标检测算法,包括基于候选区域的两阶段方法 Faster R-CNN with FPN,Mask R-CNN with FPN,以及基于回归的一阶段方法 RetinaNet 和 YOLO v3,anchor-Free 的 CenterNet。搭建并实现了这些算法并在采集来的乳腺超声影像上进行实验,对实验中用于训练网络的实验数据以及算法的评价指标进行了介绍,并根据乳腺超声目标检测的实际问题对传统的医学评价指标进行了调整。对比五种算法的优缺点,选择最佳的方法来进行改进。实现动态图像的检测技术,并在此技术上,进行模型压缩技术,实现实时动态检测(图8-4)。

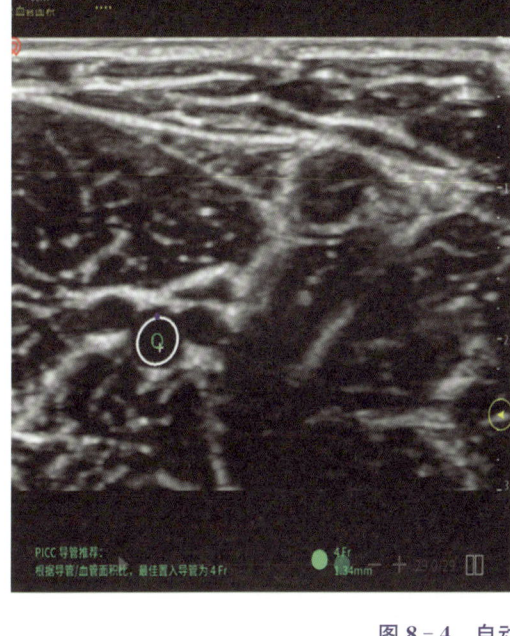

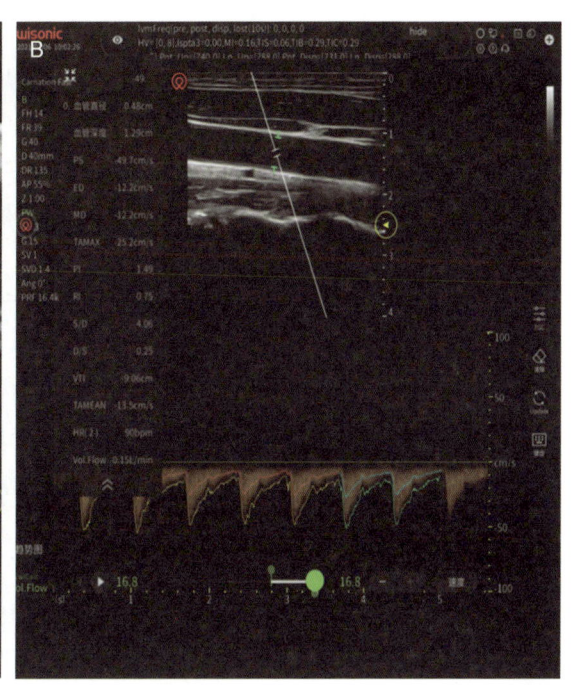

图 8-4 自动血管相关测量技术

A. 自动血管面积测量。B. 自动血流流速测量

(二) 超声迁移学习方法和医疗数据标注方法研发

1. 基于主动式学习技术的高质量数据获取

高质量的医学图像标注是医学图像 AI 的基础,而医疗数据的标注是一项非常困难的工作。深度主动学习的目的就是从众多的数据中挑选出有价值的数据让医生来标注,实现用少量有价值的数据训练模型,达到理想的目标,采用五种不确定性的采样方法(Uncertainly Sampling Methods)来研究医学图像价值问题。

A. Least confidence:此方法是寻找未标注数据集中,最难判别类别的数据,也就是说现有的分类器没有足够的自信心。这样的数据应该被人工标注,因为它的信息量很大。

B. Margin:边缘采样(Margin Sampling,MS)是另一种较为常见的基于支持向量机(Support Vector Machine,SVM)的主动学习方法。MS选点策略是选出距离分类界面最近的样本点,因为样本点距分类界面越近,分类模型对该样本的确信度就越低。

C. Token entropy。

D. Sequence entropy。

E. N-best SE。

2. 迁移相关数据、扩大样本的数量

高精度网络的训练过程采用迁移学习的方式,先训练分类任务获得预训练权重值,在预训练权重的基础上训练目标检测任务,通过微调得到最终的权重参数。具体训练步骤为,首先通过水平翻折,调节色相、饱和度、亮度的方法,对训练数据集进行数据增强。然后采用 224×224 的输入尺度,将主干网络在标准的 1 000 类 ImageNet 上训练分类任务 160 轮,训练后上调预训练分类网络的输入尺度为 448×448,并使用同样的参数继续训练 10 轮,该过程能够令网络针对新的高分辨率输入来微调卷积核权重值,最终得到主干网络的预训练权重值。

3. AI 嵌入设备的检测优化深度学习算法研发及算法优化技术研发

(1) AI 检测算法优化技术研究

智能的优化算法包括:模拟退火算法、遗传算法、禁忌搜索、神经优化算法和混沌搜索等,从不同的角度利用不同的搜索机制和策略实现全局优化性能。优化算法最终能够使我们的系统,或者说我们需要的应用达到优化的性能。尝试这几种完善算法的方式,来比较检测的效果。

(2) 超声设备嵌入 AI 算法的框架设计

人工智能算法之优化算法、优化技术是一种以数学为基础,用于解决各种工程问题优化的应用技术。人工智能和模式识别都需要用到优化技术。使用优化技术可以提高效率与效益,节省资源。

(3) 模型压缩技术

深度模型压缩方法,它们主要分为四类:① 参数修剪和共享(parameter pruning and sharing);② 低秩因子分解(low-rank factorization);③ 转移/紧凑卷积滤波器(transferred/compact convolutional filters);④ 知识蒸馏(knowledge distillation)(图 8-5)。

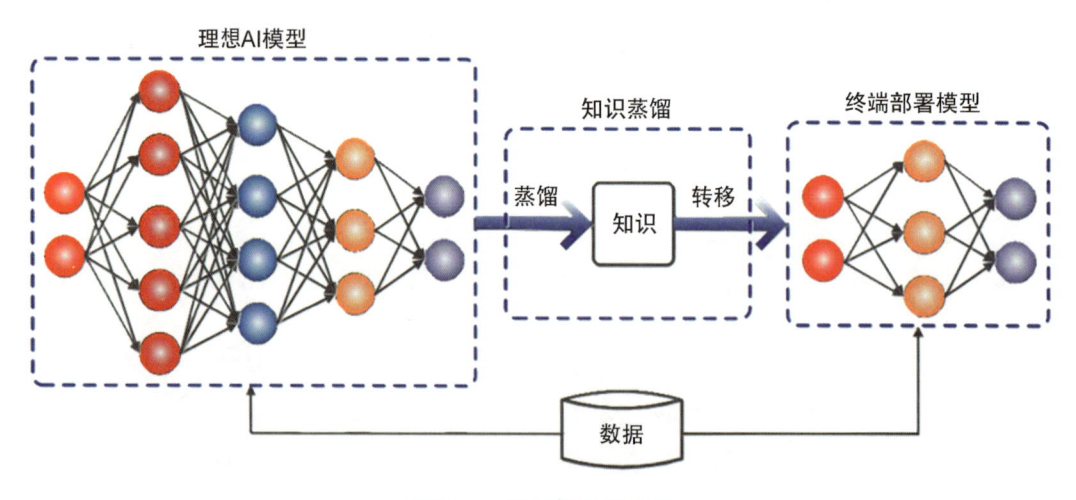

图 8-5 知识蒸馏示意图

基于参数修剪和共享的方法针对模型参数的冗余性,试图去除冗余和不重要的项。基于低秩因子分解的技术使用矩阵/张量分解来估计深度学习模型的信息参数。基于传输/紧凑卷积滤波器的方法设计了特殊的结构卷积滤波器来降低存储和计算复杂度。知识蒸馏方法通过学习一个蒸馏模型,训练一个更紧凑的神经网络来重现一个更大的网络的输出。一般来说,参数修剪和共享,低秩分解和知识蒸馏方法可以用于全连接层和卷积层的 CNN。但另一方面,使用转移/紧凑型卷积核的方法仅支持卷积层。低秩因子分解和基于转换/紧凑型卷积核的方法。

除了对乳腺肿瘤的人工智能超声诊断外,目前 AI 技术已用于"神经自动识别""膈肌自动测量""心排量自动计算""自动速度时间积分计算""下腔静脉自动分析""静脉置管自动导引""血管血流量自动测量""肝纤维化自动分级""子宫内膜蠕动波""卵泡或子宫内膜实时自动测量""甲状腺结节检测和智能云端诊断""肝脏肿物检测和智能云端诊断"等领域。

第四节　超声远程会诊技术

超声远程会诊技术,是近年来发展迅猛的超声新技术之一。该技术需有强大的网络环境作为保障,另外需要超声云平台和终端视频功能。超声设备搭载云功能后,从最早的基于 3G 的图片或视频云分享,到基于 4G 的远程实时会诊,目前已发展到基于 5G 的远程会诊技术。作为远程会诊技术的核心,超声云工作站尤为重要(图 8-6)。

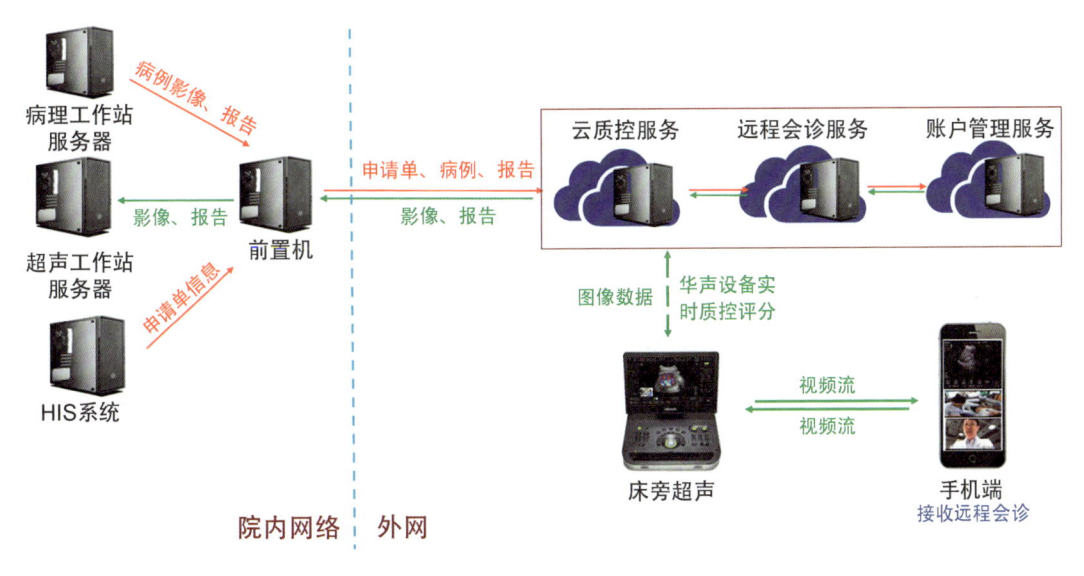

图 8-6　5G 远程会诊与质控系统

"5G 超声空中诊室"通过超声远程会诊的方式,实现对实力薄弱地区的帮扶。同步也完善了远程会诊功能,实现了一对多、远程控制等功能。另外,在新冠疫情下的超声检查,尤其是重症医学的超声评估,在有了远程会诊技术后,很大程度上满足了疫区防控的要求。而搭载机械臂的远程会诊,更是可以实现超声医师不在床旁,通过操控持有机械臂的探头来完成相关检查,甚至是介入性操作(图 8-7)。

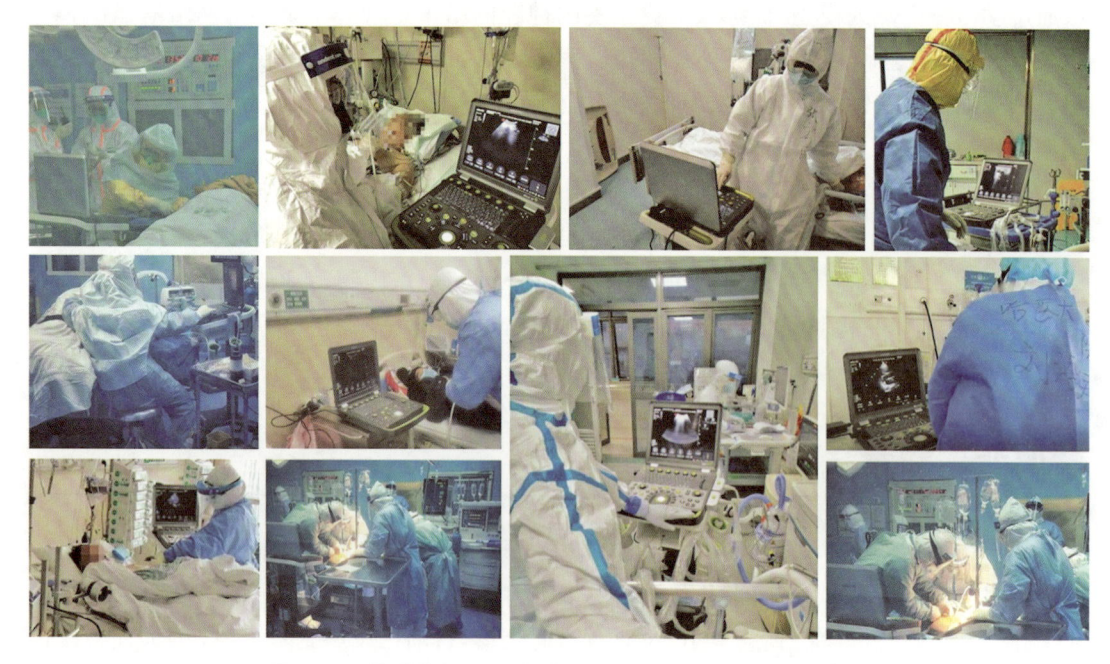

图 8-7 抗疫期间 POC 超声的临床应用和远程会诊应用